INTER ECN

UE

ECN

Collection dirigée par L. LE

PSYCHIATRIE
PEDOPSYCHIATRIE

Carole RUAULT

Sébastien SANGES

Editions Vernazobres-Grego

99 bd de l'Hôpital
75013 Paris - Tél : 01 44 24 13 61
www.vg-editions.com

Oct. 2013 - ISBN : 978-2-8183-1008-3

« I only found it because I was looking for it. »
Sir Arthur Conan Doyle,
Silver Blaze in *The Memoirs of Sherlock Holmes*.

S'orienter

Sommaire général

Chapitre	UE	N°	INTITULE	OBJECTIFS	PAGE
1	1	10	Violences sexuelles	• Prise en charge immédiate	5
2	1	11	Soins psychiatriques sans consentement	• Loi de juillet 2011 • Ordonnance de placement provisoire	11
3	3	53	Développement psychomoteur du nourrisson et de l'enfant	• Diagnostic • Attitude thérapeutique et suivi	21
4	3	56	Sexualité normale et ses troubles	• Diagnostic • Identification de l'organicité • Abord de la sexualité	35
5	3	59	Troubles mentaux	• Classifications	43
6	3	60	Offres de soins en psychiatrie	• Organisation	47
7	3	61	Trouble schizophrénique	• Diagnostic • Attitude thérapeutique et suivi	51
8	3	62	Trouble bipolaire	• Diagnostic • Attitude thérapeutique et suivi	61
9	3	63	Trouble délirant persistant	• Diagnostic • Attitude thérapeutique et suivi	73
10	3	64	Trouble dépressif, trouble anxieux généralisé, trouble panique, trouble phobique, trouble obsessionnel compulsif, état de stress post-traumatique, trouble de l'adaptation, trouble de la personnalité	• Diagnostic • Attitude thérapeutique et suivi	79
11	3	65	Troubles envahissants du développement	• Diagnostic • Prise en charge • Syndrome autistique	101
12	3	66	Troubles du comportement de l'adolescent	• Diagnostic • Prévention • Prise en charge	111
13	3	67	Troubles psychiques de la grossesse et du post-partum	• Facteurs de risque • Signes précoces • Prise en charge	115
14	3	68	Troubles psychiques du sujet âgé	• Diagnostic • Attitude thérapeutique et suivi	121
15	3	69	Troubles des conduites alimentaires	• Diagnostic • Attitude thérapeutique et suivi	127

16	3	70	Troubles somatoformes	• Diagnostic • Attitude thérapeutique et suivi	143
17	3	71	Techniques de psychothérapie	• Principes de base	149
18	3	72	Psychotropes	• Prescription • Surveillance	155
19	3	73	Addiction au tabac	• Prévention et dépistage • Diagnostic • Evaluation du retentissement • Attitude thérapeutique et suivi	171
20	3	74	Addiction à l'alcool	• Prévention et dépistage • Diagnostic • Evaluation du retentissement • Attitude thérapeutique et suivi	181
21	3	75	Addiction aux médicaments psychotropes	• Prévention et dépistage • Diagnostic • Evaluation du retentissement • Attitude thérapeutique et suivi	195
22	3	76	Addiction au cannabis, à la cocaïne, aux amphétamines, aux opiacés, aux drogues de synthèse	• Prévention et dépistage • Diagnostic • Evaluation du retentissement • Attitude thérapeutique et suivi	205
23	3	77	Addictions comportementales	• Diagnostic • Evaluation du retentissement • Prise en charge	221
24	3	78	Dopage	• Dépistage • Diagnostic • Prise en charge • Principes de lutte	225
25	4	108	Troubles du sommeil	• Diagnostic • Attitude thérapeutique et suivi	233
26	5	117	Handicap psychique	• Evaluation • Orientation • Prise en charge	245
27	5	141	Deuil normal et pathologique	• Diagnostic • Prévention • Accompagnement	251
28	11	346	Agitation et délire aigu	• Diagnostic • Situations d'urgence et prise en charge	257
29	11	347	Crise d'angoisse aiguë et attaque de panique	• Diagnostic • Situations d'urgence et prise en charge	267
30	11	348	Risques et conduites suicidaires	• Diagnostic • Prévention • Prise en charge	273

Chapitre 1

VIOLENCES SEXUELLES

UE 1

Item 10

- **Connaître les différents types de violences, l'épidémiologie et la législation**
- **Décrire la prise en charge immédiate d'une personne victime de violences sexuelles**

NOTIONS CLES, ZEROS ET SYNTHESE

- **Somatique : traumatisme, IST, grossesse**
- **Psychologique : ESPT, suicide, dépression**
- **Médicolégal : CMI, photographies, plainte, signalement, prélèvement ADN, recherche de toxiques**

ITEMS ECN TRANSVERSAUX

35	Contraception
56	Sexualité normale et ses troubles
62	Trouble bipolaire
64	Diagnostiquer : un trouble dépressif, un trouble anxieux généralisé, un trouble panique, un trouble phobique, un trouble obsessionnel compulsif, un état de stress post – traumatique, un trouble de l'adaptation (de l'enfant à la personne âgée), un trouble de la personnalité
348	Risque et conduite suicidaires chez l'enfant, l'adolescent et l'adulte : identification et prise en charge
362	Exposition accidentelle aux liquides biologiques : conduite à tenir

CONFERENCE DE CONSENSUS ET RECOMMANDATIONS

2011	HAS	Repérage et signalement de l'inceste par les médecins : reconnaître les maltraitances sexuelles intrafamiliales chez le mineur
2003	FFP	Conséquences des maltraitances sexuelles : les reconnaître, les soigner, les prévenir

ANNALES ECN

2009	Patiente de 19 ans consultant aux urgences avec sa sœur (désignée personne de confiance) à 9h00. Elle était dans une soirée où elle a bu quelques verres puis ne se rappelle plus de rien mais elle s'est retrouvée déshabillée dans sa voiture plusieurs heures après. Elle pense avoir été violée. Elle ne prend pas de contraception. 1) Eléments à rechercher à l'interrogatoire ? 2) Signes spécifiques à rechercher à l'examen clinique ? 3) Examen somatique normal et diagnostic de viol confirmé. Examens complémentaires à demander et dans quel but ? 4) Mesures thérapeutiques ? 5) Conduite à tenir sur le plan judiciaire ? Justifiez. 6) Le père demande ce qu'il s'est passé, si sa fille a été violée, si elle est encore vierge. Que lui répondre ? 7) Suivi à la sortie des urgences ?

POINTS REPERES

- **Les VIOLENCES SEXUELLES regroupent différentes infractions punies par le Code Pénal** :
  - **VIOL** : « acte de pénétration sexuelle, de quelque nature qu'il soit, commis sur la personne d'autrui par violence, contrainte, menace ou surprise »
  - **AGRESSION SEXUELLE** : « atteinte sexuelle commise avec violence, contrainte, menace ou surprise »
  - **HARCELEMENT SEXUEL** : « fait de harceler autrui en donnant des ordres, proférant des menaces, imposant des contraintes ou exerçant des pressions graves dans le but d'obtenir des faveurs de nature sexuelle, par une personne abusant de l'autorité que lui confèrent ses fonctions »
  - **EXHIBITION SEXUELLE** *(cf. item 40.)* : « exhibition sexuelle imposée à la vue d'autrui dans un lieu accessible aux regards du public »
- **Le viol est un crime et relève de la cour d'assise. Les 3 autres infractions sexuelles sont des délits et relèvent du tribunal correctionnel.**
- **Pour l'ENVEFF (Enquête sur les Violences Envers les Femmes en France), en 2000, 11% des femmes déclarent avoir subi au moins une agression sexuelle dans leur vie. Pour l'ODAS (Office Décentralisé de l'Action Sociale), en 2002, la maltraitance sexuelle est la 1ère maltraitance chez l'enfant.**

1 CLINIQUE DES VIOLENCES SEXUELLES

1.1 FACTEURS DE RISQUE

CONFERENCE DE CONSENSUS ET RECOMMANDATIONS

FACTEURS DE RISQUE DES MALTRAITANCES SEXUELLES (FFP 2003)

- **Facteurs de risque** :
  - Difficultés relationnelles intrafamiliales
  - Situations de séparation et de divorce
  - Autres : précarité, alcoolisme, jeune âge de la mère, pathologie mentale et maltraitance physique pour l'enfant, ATCD de maltraitance pour les parents
- **Facteurs protecteurs** :
  - Soutien social
  - Accompagnement parental

1.2 MANIFESTATIONS CLINIQUES – COMPLICATIONS

CONFERENCE DE CONSENSUS ET RECOMMANDATIONS

RECONNAITRE LES MALTRAITANCES SEXUELLES (FFP 2003)

Les signes devant faire évoquer une maltraitance sexuelle sont **aspécifiques** : c'est leur **accumulation**, leur **répétition**, leur **persistance**, ou l'existence d'une **rupture avec l'état antérieur** qui doit éveiller les soupçons.

CONSEQUENCES SOMATIQUES	CONSEQUENCES PSYCHIATRIQUES	CONSEQUENCES SOCIALES
• **Traumatismes génito-anaux** • **Traumatismes d'autre localisation** (ecchymose, fracture, hématome) • **IST** • **Grossesse**	*Chez l'adolescent et l'adulte :* • **ESA et/ou ESPT** • **Trouble anxieux** • **Episode dépressif** • **Trouble du sommeil** • **Trouble des conduites sexuelles** • **TCA** • **Conduites addictives** • **Automutilation, suicide** • **Troubles somatoformes** *Chez l'enfant :* • **Troubles fonctionnels non spécifiques** d'apparition récente : douleurs abdominales, plaintes somatiques, malaises, troubles du sommeil, cauchemars… • **Troubles du comportement** : comportements « sexualisés » inappropriés, jeux sexuels violents, agression sexuelle d'autres enfants, régression, peurs inexpliquées…	• **Fléchissement scolaire** ou professionnel • Difficultés sociales, familiales et conjugales

2 PRISE EN CHARGE DES VIOLENCES SEXUELLES

CONFERENCE DE CONSENSUS ET RECOMMANDATIONS

ACCUEIL DE LA VICTIME DE MALTRAITANCES SEXUELLES (FFP 2003)

- **Délai** :
  - Immédiatement si agression < 72 h
  - En urgence si agression entre 72 h et 14 jours
  - Dès que possible si agression > 14 jours
- **Lieu** : en l'absence d'urgence absolue (nécessité de protection ou de soins immédiats), il est préférable d'adresser la victime dans des centres spécialisés habilités à la réalisation de constatations médico-judiciaires :
  - Unité médico-judiciaire (UMJ)
  - Unité de consultation médico-judiciaire (UCMJ)
  - Centre de victimologie
  - Service clinique hospitalier expérimenté

La prise en charge de la victime de violences sexuelles est ***multidisciplinaire*** et comporte 3 grands axes :

- **Prise en charge psychiatrique** :
  - Diagnostic et traitement des complications psychiatriques (ESPT, ***suicide***)
- **Prise en charge médicale** :
  - Diagnostic et traitement des complications somatiques (traumatismes, IST, grossesse)
- **Prise en charge médico-légale** :
  - Recherche des circonstances aggravantes (*cf.*)
  - Réalisation de prélèvements destinés à l'identification de l'agresseur
  - Etablissement d'un certificat initial descriptif
  - Encouragement au dépôt de plainte
  - ***Signalement judiciaire***

CONFERENCE DE CONSENSUS ET RECOMMANDATIONS

CIRCONSTANCES MEDICO-LEGALES AGGRAVANTES (FFP 2003 + Code Pénal)

Les facteurs d'aggravation sont déterminés par le Code Pénal et doivent être recherchés à l'interrogatoire, car ils majorent les sanctions encourues par l'agresseur :

- Qualité de la victime : mineur < 15 ans, majeur vulnérable (âgé, handicapé)
- Qualité de l'agresseur : ascendant légitime, personne abusant de son autorité
- Modalités de l'agression : avec torture, en groupe, sous menace/usage d'une arme
- Conséquences de l'agression : mort, mutilation, infirmité, blessure

	PRISE EN CHARGE PSYCHIATRIQUE	PRISE EN CHARGE MEDICALE	PRISE EN CHARGE MEDICO-LEGALE
PRISE EN CHARGE DIAGNOSTIQUE	**ENTRETIEN INDIVIDUEL** : Entretien non suggestif, ni intrusif, ni humiliant Attitude d'écoute, de réassurance et d'empathie Climat de confiance, de sécurité Poser clairement et simplement les questions, avec tact • Incitation à la **verbalisation** (lutte contre la loi du silence) • Recherche de **complications psychiatriques et sociales** : évaluation du ***risque suicidaire*** • Recherche d'antécédents psychiatriques • Evaluation de l'**environnement de la victime** **ENTRETIEN AVEC L'ENTOURAGE** : en respectant le secret médical	**INTERROGATOIRE** : • Antécédents médico-chirurgicaux • Antécédents gynéco-obstétricaux • **DDR** • **Contraception** • Activité sexuelle antérieure • Grossesse en cours **EXAMEN PHYSIQUE** : Préparé à l'avance avec la victime Prudent, respectueux, avec annonce préalable des gestes Réalisé par un praticien expérimenté En présence du parent du même sexe Dans des locaux respectant l'intimité et permettant de ne pas être dérangé Avec des gants Schéma daté et signé Recherche de **complications somatiques** : • **Examen général** : stigmates de violence, développement staturo-pondéral et pubertaire • **Examen endo-buccal** • ***Examen génital*** : perforation hyménale • ***Examen anal*** : rupture sphinctérienne *Chez la petite fille, l'examen gynécologique se limitera à l'inspection des OGE. Si des prélèvements sont nécessaires, ils seront réalisés sous AG.* **EXAMENS COMPLEMENTAIRES** : • Dosage des **β-HCG** plasmatiques • **Sérologies** VIH, VHB, VHC, TPHA-VDRL • **Prélèvements bactériologiques** (recherche de gonocoque, chlamydia, mycoplasme) • Bilan pré-ARV (NFS, créatininémie, BHC, amylase-lipase)	**INTERROGATOIRE** : • **Information** de la victime : procédures médicolégales, droits • **Description** complète de l'agression : date, heure, lieu, agresseur(s), témoins, type d'agression… • **Circonstances aggravantes** • Délai écoulé depuis l'agression • Virginité antérieure • Toilette ou changement de vêtements avant l'examen **EXAMEN PHYSIQUE** : Recherche de stigmates de violence sexuelle à consigner sur un schéma daté signé **EXAMENS COMPLEMENTAIRES** : • **Prélèvements** de sperme (écouvillonnage génital, anal, endo-buccal), cheveux, poils, matériel sous les ongles de la victime, vêtements tachés **+ analyses génétiques destinés à l'identification de l'agresseur** 4 prélèvements par site Le plus tôt possible, avant 3j pour le sperme Sans toilette préalable Conservés sous scellé en cas de réquisition • **Recherche de toxiques dans le sang et les urines**
PRISE EN CHARGE THERAPEUTIQUE	**PSYCHOTHERAPIE** : • Thérapie de soutien • TCC si ESPT ou trouble de la personnalité • Association de victimes **CHIMIOTHERAPIE** : • Anxiolytiques (BZP) si manifestations anxieuses • ISRS si ESPT	**TRAITEMENT CURATIF** des lésions traumatiques **TRAITEMENT PREVENTIF** : • **Prévention de la grossesse** : contraception d'urgence *(cf. 35)* - Progestatifs de 3ème génération (lovenorgestrel) avant 3j - DIU avant 7j • **Prévention de l'infection à VIH** : trithérapie antirétrovirale après avis d'un spécialiste des accidents d'exposition sexuelle *(cf. item 362)* • **Prévention de l'infection à VHB** : Ig IV ± vaccination (selon statut vaccinal) *(cf. item 163)* • **Prévention des infections à gonocoque et chlamydia** : azithromycine dose unique ± ceftriaxone dose unique *(c. 158)* **TRAITEMENT SYMPTOMATIQUE** : • Antalgiques • Arrêt de travail	**MESURES MEDICO-LEGALES ASSOCIEES** : • **Certificat médical initial descriptif** *(cf. item 9.)* : - en réponse à une réquisition du Procureur de la République - et/ou à la demande de la victime • **Dépôt de plainte** à la police : à expliquer et encourager • **Signalement judiciaire** au Procureur de la République *(cf. item 55.)* : - Systématique pour les mineurs et les majeurs protégés (le médecin est délie du secret médical) - Avec l'accord de la victime pour les majeurs non protégés

NOTIONS CLES

DEPÔT DE PLAINTE ET SIGNALEMENT JUDICIAIRE

- Le dépôt de plainte et le signalement judiciaire sont 2 procédures médico-légales dont les principes et objectifs diffèrent.
- Le **dépôt de plainte** a pour but de **sanctionner l'agresseur** en engageant des poursuites contre lui. Il se fait à l'initiative du patient, auprès des forces de l'ordre (police ou gendarmerie).
- Le **signalement judiciaire** a pour but de **protéger la victime** en déclenchant une enquête destinée à corriger les dysfonctionnements ayant conduit à l'agression. Il se fait à l'initiative du médecin, auprès du Procureur de la République.
- Ces 2 procédures sont complémentaires et ne se substituent pas l'une à l'autre.

Item 10 — FICHE DE SYNTHESE

- **Prise en charge MEDICALE : traumatisme, IST, grossesse**
- **Prise en charge PSYCHOLOGIQUE : ESA/ESPT, risque suicidaire, dépression**
- **Prise en charge MEDICO-LEGALE : CMI, plainte, signalement, prélèvement ADN, recherche de toxiques sanguins et urinaires**

Chapitre 2

SOINS PSYCHIATRIQUES SANS CONSENTEMENT

UE 1

Item 11

- **Principes de la loi de juillet 2011 : argumenter les indications, les modalités d'application et les conséquences de ces procédures.**
- **Hospitalisation par ordonnance de placement provisoire : argumenter les indications, les modalités d'application et les conséquences de ces procédures**

NOTIONS CLES, ZEROS ET SYNTHESE

- **SPDT – SPDRE**
- **Loi de juillet 2011**
- **2 certificats médicaux + demande de tiers**
- **Certificat unique + arrêté du préfet**
- **Certificats : 24h, 72h, J8, mensuels**
- **Risque suicidaire**
- **Etablissement du secteur**
- **Hospitalisation libre chaque fois que possible**
- **Information du patient**
- **Pas de SPDT si délire paranoïaque**

ITEMS ECN TRANSVERSAUX

9	Certificats médicaux. Décès et législation. Prélèvements d'organes et législation
348	Risque et conduite suicidaires chez l'enfant, l'adolescent et l'adulte : identification et prise en charge
346	Agitation et délire aigus
61	Trouble schizophrénique de l'adolescent et de l'adulte
62	Trouble bipolaire de l'adolescent et de l'adulte
63	Trouble délirant persistant
64	Diagnostiquer : un trouble dépressif, un trouble anxieux généralisé, un trouble panique, un trouble phobique, un trouble obsessionnel compulsif, un état de stress post – traumatique, un trouble de l'adaptation (de l'enfant à la personne âgée), un trouble de la personnalité

CONFERENCE DE CONSENSUS ET RECOMMANDATIONS

2011	loi	Hospitalisation sous contrainte
2009	HAS	Guide ALD n°23 : Troubles bipolaires (annexe 6)
2005	HAS	Modalités de prise de décision concernant l'indication en urgence d'une hospitalisation sans consentement d'une personne présentant des troubles mentaux

ANNALES ECN

2010	Patiente de 24 ans présentant un délire chronique paranoïde (thème persécutif et dysmorphophobique, mécanisme hallucinatoire et syndrome d'automatisme mental), des éléments dissociatifs (néologisme, bizarrerie, hermétisme), un repli autistique ancien datant de l'adolescence avec retentissement socio-professionnel, et des troubles du comportement (hétéro-agressivité et crise suicidaire). 5) CAT en cas de refus d'hospitalisation ?
2007	Patient de 33 ans, accueilli aux urgences pour un AVP, présentant un syndrome maniaque (exaltation de l'humeur avec familiarité, accélération psychomotrice avec logorrhée et hyperactivité, insomnie sans fatigue et désinhibition), un syndrome délirant aigu congruent à l'humeur (thèmes mégalomaniaque et persécutif, mécanismes interprétatif et intuitif) et un comportement hétéro-agressif, refusant l'hospitalisation. A noter un bref épisode de DTS. Examen normal. 4) Sur quel(s) critère(s) hospitaliser cette malade contre son gré ? 5) Procédure à mettre en œuvre pour cette hospitalisation ? 6) Rédiger le certificat initial correspondant.
2004	Patient de 59 ans présentant un syndrome de Korsakoff (amnésie antérograde et rétrograde, fabulations, fausses reconnaissances, anosognosie, DTS), un syndrome cérébelleux et une neuropathie sensitivomotrice longueur-dépendante dans un contexte d'alcoolisme chronique. Fugues répétées au cours de l'hospitalisation. 6) Formalités à accomplir pour hospitalisation sans consentement ?

POINTS REPERES

- La ***loi du 5 juillet 2011*** prévoit 2 types d'hospitalisation en service de psychiatrie :
  - **HOSPITALISATION CONSENTIE** (80%), en secteur **libre**
  - **HOSPITALISATION SOUS CONTRAINTES = SANS CONSENTEMENT** (20%), en secteur **fermé**, pour laquelle 4 types d'entrée sont possibles :
    - **SOINS PSYCHIATRIQUES A LA DEMANDE D'UN TIERS** (SPDT, ancien HDT)
    - **SOINS PSYCHIATRIQUES EN PERIL-IMMINENT** (SPPI, procédure en l'absence de tiers)
    - **SOINS PSYCHIATRIQUES A LA DEMANDE D'UN TIERS EN URGENCE** (pas à l'ECN)
    - **SOINS PSYCHIATRIQUES SUR DECISION DU REPRESENTANT DE L'ETAT** (SPDRE, ancien HO)
- La **commission départementale des hospitalisations psychiatriques** (CDHP) veille à ce que le patient bénéficie effectivement de soins et que le maintien à l'hôpital ne relève pas de la rétention arbitraire (nécessité d'***informer*** le patient et sa famille)

1 ÉVALUATION INITIALE

1.1 DEROULEMENT DE L'EVALUATION INITIALE

CONFERENCE DE CONSENSUS ET RECOMMANDATIONS

EVALUATION MEDICO-PSYCHO-SOCIALE AVANT SPDT/SPDRE (HAS 2005)

- **Evaluation somatique** :
  - Vigilance, glycémie capillaire
  - PA, FC, FR, SpO_2
  - Température
- **Evaluation psychiatrique** : dans un lieu calme et sécurisé
  - Risque suicidaire
  - ATCD auto- ou hétéro-agressifs
  - Troubles du comportement et/ou de l'adaptation
  - Evaluation des fonctions cognitives (mémoire, orientation)
  - Evaluation du contenu (idées délirantes, hallucinations) et du cours de la pensée (désorganisation, incohérence, tachy- ou bradypsychie)
- **Evaluation sociale et familiale** :
  - Qualité et capacités de compréhension et de soutien de l'entourage
  - Epuisement physique et psychique de l'entourage
- ***Evaluation de la capacité à consentir*** :
  - Capacité à recevoir une information adaptée
  - Capacité à comprendre et à écouter
  - Capacité à raisonner
  - Capacité à exprimer librement sa décision
  - Capacité à maintenir sa décision dans le temps

1.2 CONCLUSION DE L'EVALUATION INITIALE

L'évaluation initiale conclut ou non à l'indication d'une hospitalisation sans consentement.

CONFERENCE DE CONSENSUS ET RECOMMANDATIONS

PRINCIPALES INDICATIONS A L'HOSPITALISATION SOUS CONTRAINTES (HAS 2005)

- ***Risque suicidaire***
- Risque d'atteinte potentielle à autrui
- Prise d'alcool ou de toxiques
- Délire ou hallucinations
- Troubles de l'humeur
- Incurie

2 HOSPITALISATIONS SOUS CONTRAINTES

	SPDT	SPPI	SPDRE
INDICATIONS	<u>2 critères obligatoires</u> • **Troubles mentaux rendant impossible le consentement du malade** • **Nécessité de soins immédiats et d'une surveillance constante en milieu hospitalier**	<u>2 critères obligatoires</u> • **Troubles mentaux rendant impossible le consentement du malade** • **Nécessité de soins immédiats et d'une surveillance constante en milieu hospitalier** <u>ET 2 critères supplémentaires cumulatifs</u> • **Impossibilité d'obtenir une demande de soins par un tiers** • **Existence d'un péril imminent avec danger immédiat pour la vie du patient (≠ de la vie d'autrui → SPDRE)**	<u>3 critères obligatoires</u> • **Absence de consentement du malade du fait de troubles mentaux** • **Nécessité de soins immédiats et d'une surveillance constante en milieu hospitalier** • **ET compromission grave de *l'ordre public* ou de la *sureté* des personnes**
Exemples	Episode maniaque, dépression mélancolique délirante Bouffée délirante aigue, décompensation de schizophrénie Troubles graves de la personnalité (borderline, histrionique) Troubles graves du comportement (hallucination, discordance) ! Pas de SPDT si délire paranoïaque (expose le tiers)	Episode maniaque, dépression mélancolique délirante Bouffée délirante aigue, décompensation de schizophrénie Troubles graves de la personnalité (borderline, histrionique) Troubles graves du comportement (hallucination, discordance)	Délires paranoïaques : interprétatif, revendication, passionnel Bouffée délirante aigue violente Décompensation de schizophrénie avec hétéro-agressivité
MODALITES – DEMANDEUR	**TIERS** = toute personne agissant dans l'intérêt du patient (membre de la famille ou autre personne pouvant justifier de l'existence de relations antérieures à la demande *sauf personnel soignant de l'établissement)*	**Directeur de l'établissement d'accueil**	**Arrêté PREFECTORAL** - Immédiat si procédure de droit commun - Dans les 24h si procédure d'urgence **Arrêté provisoire du MAIRE** - Inutile si procédure de droit commun - En urgence si procédure d'urgence
MODALITES – ADMISSION	<u>**4 documents nécessaires :**</u> • **1er CERTIFICAT MEDICAL** : - **Par un médecin extérieur à l'établissement d'accueil** - Devant être thésé, inscrit au Conseil de l'Ordre - Ne devant pas être parent ou allié au 4ème degré avec le patient, le tiers, le directeur de l'établissement, le rédacteur du 2ème certificat - Valable 15 jours - Identification du médecin, du patient, date, signature - Description de l'état mental du patient (**SANS** préciser le diagnostic) - Atteste l'impossibilité de consentement et la nécessité de soins immédiats - Termine par « en application de l'article L-3212-1 du code de santé publique » • **2ème CERTIFICAT MEDICAL** : - Par un médecin faisant partie de l'établissement d'accueil (du ***<u>secteur</u>***) - Idem au 1er certificat • **DEMANDE manuscrite D'ADMISSION par un TIERS** : - Manuscrite, sur papier libre, signée par le tiers, datée - Valable 15 jours • **CARTES D'IDENTITE** du patient et du tiers	<u>**2 documents nécessaires :**</u> • **CERTIFICAT MEDICAL (1 seul)** : - **Par un médecin extérieur à l'établissement d'accueil** (du secteur) - Devant être thésé, inscrit au Conseil de l'Ordre - Ne devant pas être parent ou allié au 4ème degré avec le patient, le tiers, le directeur de l'établissement, le rédacteur du 2ème certificat - Valable 15 jours - Identification du médecin, du patient, date, signature - Description de l'état mental du patient (SANS préciser le diagnostic) - Atteste l'impossibilité de consentement et la nécessité de soins immédiats - Atteste l'impossibilité d'obtenir une demande de tiers et le péril-imminent - Termine par « en application de l'article L-3212-2 du code de santé publique » • **DEMANDE D'ADMISSION** : - Rédigée par le directeur de l'établissement (qui doit s'efforcer de prévenir la famille dans les 24h, et doit le notifier dans le dossier médical)	<u>**2 documents nécessaires :**</u> • **CERTIFICAT MEDICAL CIRCONSTANCIE (1 seul)** : - **Par un psychiatre extérieur à l'établissement d'accueil** (du secteur) - Devant être thésé, inscrit au Conseil de l'Ordre - Ne devant pas être parent ou allié au 4ème degré avec le patient, le tiers, le directeur de l'établissement, le rédacteur du 2ème certificat - Valable 15 jours - Identification du médecin, du patient, date, signature - Description de l'état mental du patient (**SANS** préciser le diagnostic) - Atteste la nécessité de soins immédiats **et** la compromission de l'ordre public - Termine par « en application de l'article L-3213-1 du code de santé publique » • **ARRETE PREFECTORAL de SPDRE** : - Prononcé par le préfet de département - Au vu du certificat médical circonstancié

<table>
<tr><td>SOINS et OBSERVATION (72h)</td><td colspan="2"><u>En hospitalisation complète :</u>
• Dans les 24h suivant l'admission :
- Examen somatique complet
- Certificat médical d'un psychiatre (précise l'état et l'évolution du patient)
• Dans les 72h suivant l'admission :
- Certificat médical d'un psychiatre (précise l'état et l'évolution du patient), émanant, dans le cas de SPPI, d'un psychiatre différent de l'auteur du certificat des 24h
- Attention, en cas de procédure d'urgence, psychiatre différent de celui ayant rédigé le certificat des 24h
• A la fin de la période d'observation :
- Proposition de la forme de la prise en charge par le psychiatre
- Décision acceptée par le directeur

Attention, nouveauté : le PROGRAMME de SOINS :
- Les soins psychiatriques peuvent être prodigués hors hospitalisation complète (= soins sous contrainte en ambulatoire : hospitalisation partielle, consultations, ateliers…)
Etablissement du programme par le psychiatre (type, lieu, périodicité)</td></tr>
<tr><td>MAINTIEN</td><td colspan="2"><u>Certificats médicaux :</u>
• Certificat de J8 :
- Précise l'état et l'évolution du patient ; confirme ou infirme les SPDT
- Enclenche la saisine du JLD (juge de la liberté et de la détention)
• Certificats mensuels
- Modalités identiques, commençant 1 mois après le certificat de J8
- A répéter au besoin tous les moins pour le maintien des SPDT

<u>Juge des libertés et de la détention (JLD)</u>
• Avis conjoint de 2 psychiatres
- Qui décident de la nécessité de continuer les soins (avis adressé au directeur)
- Le directeur suit cette décision et demande avant le 12eme jour la saisine du JLD
• Saisine du 15eme jour : AUDIENCE et jugement par le JLD
- Au plus tard le 15ème jour, après saisine par le directeur
- Au tribunal de grande instance ou à l'hôpital (salle d'audience ou visioconférence)
- Le JLD valide ou invalide la mesure en cours (sans pouvoir la modifier)
- Peut lever l'HC après un délai de 24h permettant la réalisation d'un programme de soins
• Saisine du 6eme mois
- Nouvelle saisine du JLD par le directeur si patient toujours présent
- En l'absence de saisine dans les délais: mainlevée de l'hospitalisation complète immédiate
• Puis saisine <u>tous les 6M</u></td></tr>
<tr><td>SORTIE</td><td><u>Plusieurs possibilités</u>
• Par décision du médecin
- Certificat médical de levée de SPDT s'il n'est plus nécessaire
- Modification pour un programme de soins (en hospitalisation partielle, consultations externes...)
• Par décision d'un tiers :
- Demande de levée par l'entourage (!! le directeur peut si opposer en cas de péril imminent)
• Autres:
Non renouvellement des certificats (décision du JLD)</td><td><u>Plusieurs possibilités</u>
• Par décision préfectorale
- Après certificat médical circonstancié
• Par décision judiciaire :
- Par le JLD au tribunal de grande instance
• dans le cas des SPDRE judiciaires :
- Après expertises concordantes de 2 psychiatres extérieurs à l'établissement
- Attestant que le patient n'est plus un danger pour lui ni autrui</td></tr>
</table>

NOTIONS CLES

- **Les SPDT N'EXISTENT PAS CHEZ LES MINEURS** : il suffit d'obtenir l'accord des parents
- **POUR LES PSYCHOSES PARANOÏAQUES, PREFERER LES SPDRE AUX SPDT** lorsqu'une hospitalisation sous contraintes est nécessaire (tiers = persécuteur désigné)

SPDT en urgence :
• Seulement en cas d'immédiateté du danger pour la vie du patient
• Un seul certificat médical suffit (le 2eme en pratique), associé à la demande de tiers
• Pouvant émaner d'un médecin exerçant ou non dans l'établissement d'accueil
• Le certificat des 24h et des 72h ne peut pas émaner du même psychiatre
• Il doit mentionner (en plus de l'article L-3212-1) l'article L-3212-3

SPDRE en urgence :
• Seulement en cas de péril imminent pour la **sureté des personnes**
• Certificat médical rédigé par TOUT médecin (psychiatre ou non) ou par notoriété publique
• Arrêté provisoire par le maire (commissaire a Paris) au vu du certificat médical
• Puis arrêté du préfet dans les 24h sur avis médical ou notoriété publique (sinon la mesure est caduque après 48h)
• Certificats de 24h et 72h peuvent être réalisés par le même médecin de l'établissement
• Il doit mentionner (en plus de l'article L-3213-1) l'article L-3213-3

CERTIFICAT MEDICAL DE SPDT (procédure normale)	**CERTIFICAT MEDICAL DE SPDT (procédure de péril imminent)**
Je, soussigné *[identité du médecin]* docteur en médecine, certifie avoir examiné ce jour *[identité du patient]* né le *[date de naissance du patient]* domicilié à *[adresse du patient]* et avoir constaté les troubles suivants : *[description sans diagnostic]* Ces troubles rendent impossible son consentement. Son état impose des soins immédiats et une surveillance constante en milieu hospitalier. En conséquence, ceci justifie son HDT d'après l'***article L.3212-1 du CSP*** Je certifie ne pas être parent ou allié avec le patient, ni avec le tiers. Fait à *[lieu de rédaction]*, le *[date du jour]* *[Signature]*	Je, soussigné *[identité du médecin]* docteur en médecine, certifie avoir examiné ce jour *[identité du patient]* né le *[date de naissance du patient]* domicilié à *[adresse du patient]* et avoir constaté les troubles suivants : *[description sans diagnostic]* Ces troubles rendent impossible son consentement. Son état impose des soins immédiats et une surveillance constante en milieu hospitalier. Il existe un péril imminent pour la santé du malade. En conséquence, ceci justifie son HDT d'après l'***article L.3212-3 du CSP*** Je certifie ne pas être parent ou allié avec le patient, ni avec le tiers. Fait à *[lieu de rédaction]*, le *[date du jour]* *[Signature]*

CERTIFICAT MEDICAL DE SPDRE **(procédure normale)**	**CERTIFICAT MEDICAL DE SPDRE** **(procédure d'urgence)**
Je, soussigné *[identité du médecin]* docteur en médecine, certifie avoir examiné ce jour *[identité du patient]* né le *[date de naissance du patient]* domicilié à *[adresse du* patient*]*	Je, soussigné *[identité du médecin]* docteur en médecine, certifie avoir examiné ce jour *[identité du patient]* né le *[date de naissance du patient]* domicilié à *[adresse du patient]*
et atteste que son comportement révèle des troubles mentaux manifestes : *[description sans diagnostic]*	et atteste que son comportement révèle des troubles mentaux manifestes : *[description sans diagnostic]*
Son comportement compromet l'ordre public et/ou la sûreté des personnes.	Son comportement constitue un danger imminent pour la sûreté des personnes
En conséquence, ceci justifie son HO d'après l'***article L.3213-1 du CSP***	En conséquence, ceci justifie son HO d'après l'***article L.3213-3 du CSP***
Je certifie ne pas être parent ou allié avec le patient.	Je certifie ne pas être parent ou allié avec le patient.
Fait à *[lieu de rédaction]*, le *[date du jour]*	Fait à *[lieu de rédaction]*, le *[date du jour]*
[Signature]	*[Signature]*

3 ORDONNANCE DE PLACEMENT PROVISOIRE

Cf. pédiatrie : item 55

3.1 INDICATION

L'ordonnance de placement provisoire (OPP) permet au juge des enfants de placer un **MINEUR** dans une structure susceptible d'assurer son **accueil** et son **hébergement** quel que soit le statut de cette structure (judiciaire, social, médicosocial ou sanitaire). Il peut donc s'agir d'institutions de soins psychiatriques si nécessaire, à des fins d'évaluation et/ou de traitement spécialisé.

En cas de suspicion de maltraitance sur l'enfant, si les parents refusent l'hospitalisation, une OPP peut être demandée après **information** des parents sur la procédure.

3.2 MODALITES D'APLLICATION

Obtention d'une OPP :

- **Signalement judiciaire** au **Procureur de la République**
- Après **certificat médical descriptif** et refus de l'hospitalisation par les parents

L'hospitalisation a lieu sans attendre la réponse du Procureur de la République, sans appel possible.

Le signalement est adressé par écrit au Procureur de la République, par fax puis par lettre recommandée avec accusé de réception, après appel téléphonique et après avoir prévenu l'administrateur de garde. Un double est conservé dans le dossier médical.

3.3 CONSEQUENCES

Permet l'accueil et l'hébergement du mineur à visée protectrice en cas de maltraitance avec refus d'hospitalisation de la part des parents.

Permet également une évaluation et une prise en charge thérapeutique du mineur si besoin.

Item 11

FICHE DE SYNTHESE

SOINS PSYCHIATRIQUES A LA DEMANDE D'UN TIERS :

- **Loi de juillet 2011**
- **Article L.3212-1 du CSP (+ Article L.3212-3 si péril imminent)**
- **Troubles mentaux + nécessité de soins + impossibilité de consentement**
- **2 certificats médicaux de moins de 15 jours (dont 1 au moins par un médecin extérieur à l'établissement d'accueil) + demande du tiers + cartes d'identité + examen somatique à 24h + certificats médicaux à 24 et 72h**
- **Pas de SPDT chez les mineurs et les paranoïaques**

SOINS PSYCHIATRIQUES A LA DEMANDE D'UN TIERS en urgence :

- **1 demande de tiers + 1 certificat médical (reste pareil)**

SOINS PSYCHIATRIQUES EN PERIL-IMMINENT :

- **Loi de juillet 2011**
- **Pas de tiers**
- **Mention recherche d'un tiers dans les 24h**
- **1 certificat médical + examen somatique à 24h + certificats médicaux à 24 et 72h**

SOINS PSYCHIATRIQUES A LA DEMANDE DU REPRESENTANT DE L'ETAT :

- **Loi de juillet 2011**
- **Article L.3213-1 du CSP**
- **Troubles mentaux + nécessité de soins + compromission de l'ordre public**
- **1 certificat médical (par un médecin extérieur à l'établissement d'accueil) + arrêté préfectoral prononcé au vu du certificat médical + examen somatique à 24h + certificats médicaux à 24 et 72h**

Notes personnelles

Chapitre 3

DÉVELOPPEMENT PSYCHOMOTEUR

UE 3

Item 53

- **Diagnostiquer une anomalie du développement somatique, psychomoteur, intellectuel et affectif**
- **Repérer précocement les dysfonctionnements relationnels et les troubles de l'apprentissage**
- **Argumenter l'attitude thérapeutique et planifier le suivi dans les situations courantes**

NOTIONS CLES, ZEROS ET SYNTHESE

- **Développement somatique (sommeil, alimentation, sphincters)**
- **Développement psychomoteur (langage, intelligence, motricité)**
- **Eliminer l'organicité (*déficit auditif*)**
- **PEC psychologique + psychomoteur + orthophonique + scolaire**

ITEMS ECN TRANSVERSAUX

43	Problèmes posés par les maladies génétiques
45	Alimentation et besoins nutritionnels du nourrisson et de l'enfant
54	L'enfant handicapé : orientation et prise en charge
69	Troubles du comportement alimentaire de l'enfant et de l'adulte
108	Troubles du sommeil de l'enfant et de l'adulte
118	Principales techniques de rééducation et de réadaptation

CONFERENCE DE CONSENSUS ET RECOMMANDATIONS

2006	AFSSAPS	Bon usage de la desmopressine dans l'énurésie nocturne isolée chez l'enfant
2005	HAS	Propositions portant sur le dépistage individuel chez l'enfant de 28 jours à 6 ans, destinées aux médecins généralistes, pédiatres, médecins de PMI et médecins scolaires
2003	ANAES	Evaluation des systèmes d'alarme dans le traitement de l'énurésie nocturne primaire mono symptomatique

ANNALES ECN

A ce jour, aucun dossier de l'ECN ne porte sur cet item.

POINTS REPERES

- **Le DEVELOPPEMENT du nourrisson et de l'enfant peut être décomposé en plusieurs dimensions, nécessairement intriquées :**
  - **DEVELOPPEMENT SOMATIQUE** :
    - **Développement du SOMMEIL**
    - **Développement de l'ALIMENTATION**
    - **Développement du CONTRÔLE SPHINCTERIEN**
  - **DEVELOPPEMENT PSYCHOMOTEUR** :
    - **Développement de l'INTELLIGENCE = développement cognitif**
    - **Développement de la MOTRICITE = développement psychomoteur *stricto sensu***
    - **Développement du LANGAGE**
  - **DEVELOPPEMENT AFFECTIF lié à la relation précoce parents-enfants**
- **Le développement de chacune de ces dimensions peut se dérouler de façon défavorable et donner lieu à un certain nombre de pathologies. Les troubles du développement somatique sont le plus souvent isolés** (insomnie isolée, anorexie isolée, énurésie isolée…) ; **les troubles du développement psychomoteur sont plus fréquemment associés entre eux** (retard global de développement psychomoteur) **et aux troubles du développement somatique.**
- **Les étiologies des troubles du développement sont variées. Les troubles du développement somatique sont le plus souvent idiopathiques ; les troubles du développement psychomoteur peuvent être plus fréquemment secondaires, notamment à un déficit sensoriel (*auditif*).**
- **Parmi les causes de troubles du développement psychomoteur, les TROUBLES ENVAHISSANTS DU DEVELOPPEMENT (TED) sont à bien connaître pour l'ECN** (*cf. item 65*).

1 DÉVELOPPEMENT SOMATIQUE : SOMMEIL

1.1 ASPECTS NORMAUX

REPERES CHRONOLOGIQUES	
0 MOIS	Sommeil de 20 heures/j Répartition en ≈ 8 phases
6 MOIS	Sommeil de 16 à 18 heures/j Répartition en ≈ 2-3 phases
12 MOIS	Sommeil de 13 heures/j Répartition nocturne prédominante (10 heures d'affilée)
24 MOIS	Sommeil de 13 heures/j Répartition en nuits quasi-normales avec siestes en début d'après-midi
72 MOIS	Sommeil de 10 heures/j Répartition en 1 nuit de sommeil
A partir de 16 ANS	Sommeil normal : **6 à 10 heures/j**

NOTIONS CLES

COMPORTEMENTS NORMAUX AVANT 5 ANS
- Difficultés d'endormissement (lutte contre le sommeil = désir de rester éveillé)
- Rites du coucher (présence de la mère, histoire ou chansons, peluche…)
- Peur du noir
- Peur d'animaux ou de monstres imaginaires
- Désir de dormir avec les parents

1.2 ASPECTS PATHOLOGIQUES *(cf. item 108.)*

DYSSOMNIES :

- **Insomnies** :
  - Insomnie du 1er trimestre : liée à des facteurs environnementaux (chambre bruyante…), une anxiété parentale (réveils multiples), une incohérence de soins, une cause organique
  - Insomnie des 2ème et 3ème années : liée à une crainte de quitter la vie familiale
- **Hypersomnies** : liée à une cause organique (toxiques, HTIC, syndrome de Kleine-Levin, narcolepsie…)
- **Apnées du sommeil, mort subite** *(cf. item 340.)*

PARASOMNIES :

- **Somnambulisme**
- **Terreurs nocturnes**
- **Cauchemars**

2 DÉVELOPPEMENT SOMATIQUE : ALIMENTATION

2.1 ASPECTS NORMAUX *(cf. item 45.)*

REPERES CHRONOLOGIQUES	
0 MOIS	Alimentation lactée, liquide
6 MOIS	Alimentation diversifiée, liquide
12 MOIS	Alimentation solide et liquide Peut boire seul
24 MOIS	Alimentation solide Peut boire et manger seul

2.2 ASPECTS PATHOLOGIQUES *(cf. item 69.)*

- **ANOREXIE**
    - **Anorexie d'opposition** (2ème trimestre) : conduite de refus alimentaire, parfois lié à la modification des repas
    - **Anorexie d'inertie** (1er trimestre) : désinvestissement alimentaire, lié à une carence affective
- **VOMISSEMENTS PSYCHOGENES** (2ème trimestre) : parfois lié à la modification des repas
- **MERYCISME** (3ème trimestre) : régurgitation des aliments suivie d'un long mâchonnement, lié à une carence affective
- **PICA** : consommation répétée de substances non nutritives, lié à une intoxication au plomb (saturnisme) ou une carence affective

3 DÉVELOPPEMENT SOMATIQUE : CONTRÔLE SPHINCTÉRIEN

3.1 ASPECTS NORMAUX

REPERES CHRONOLOGIQUES		
	SPHINCTER URETRAL	**SPHINCTER ANAL**
0 MOIS	Miction réflexe	Défécation réflexe
12 MOIS	Miction consciente et volontaire	Défécation consciente et volontaire
24 MOIS	**Propreté diurne**	Maîtrise du sphincter anal
36 MOIS	**Propreté nocturne**	

3.2 ASPECTS PATHOLOGIQUES

	ENURESIE	ENCOPRESIE
DEFINITION	**Mictions répétées, involontaires** chez l'**enfant > 6 ans** généralement nocturnes	**Défécations répétées, involontaires** chez l'**enfant > 4 ans** généralement diurnes et par périodes discontinues au moins 1 fois par mois pendant 6 mois
EPIDEMIOLOGIE	Garçons	Garçons
CLASSIFICATION	**ENURESIE PRIMAIRE** : si l'enfant n'a jamais été continent, ou continence < 1 an **ENURESIE SECONDAIRE** : si continence >1 an	**ENCOPRESIE PRIMAIRE** : si l'enfant n'a jamais été continent, ou continence < 1 an **ENCOPRESIE SECONDAIRE** : si continence >1 an
ETIOLOGIES	**Pathologie *multifactorielle*** *Facteurs somatiques :* • Immaturité vésicale • Pathologies périnatales (prématurité, grossesse pathologique, accouchement difficile…) • Prédisposition génétique *Facteurs psychologiques :* • Facteur déclenchant (séparation, scolarisation) • Bénéfices secondaires	Encoprésie réactionnelle (évènement familial…) Dépression Psychose
DIAGNOSTICS DIFFERENTIELS	**Infections urinaires** *(cf. item 157.)* **Incontinence urinaire** • Abouchement ectopique de l'urètre • Epispadias • Obstacle sur les voies urinaires • Syndrome de la queue de cheval **Syndrome polyuro-polydipsique** • Diabète insulino-dépendant • Diabète insipide • Potomanie **Epilepsie**	**Diarrhée aiguë et chronique** **Incontinence anale** (Σ de la queue de cheval)
EVOLUTION PRONOSTIC	Bon pronostic Régression spontanée en moins d'un an	Bon pronostic Régression spontanée avant l'adolescence
TRAITEMENT	**CONFERENCE DE CONSENSUS ET RECOMMANDATIONS** **MESURES GENERALES** : **règles hygiéno-diététiques** • Suppression des couches • Diminution des apports hydriques en soirée • Calendrier des mictions volontaires et involontaires • Eviction des sanctions **PSYCHOTHERAPIE** : • **TCC** : **système d'alarme** anti-énurésie (source sonore activée par le contact entre l'urine et un capteur électrique placé dans les sous-vêtements) **CHIMIOTHERAPIE** : si enfant > 6 ans • *En 1ère intention :* **ADH de synthèse** (desmopressine) le soir au coucher (baisse de la production d'urine) • *En 2ème intention :* **ADTc** (imipramine) *Stratégie thérapeutique :* 1. Desmopressine pendant 3 mois 2. Si échec au 3ème mois : desmopressine + alarme pendant 3 mois 3. Si échec au 6ème mois : ADTc	**MESURES GENERALES** : **conseils éducatifs** • Apprentissage d'une hygiène de défécation • Déculpabilisation **PSYCHOTHERAPIE** individuelle et familiale **Laxatifs** si constipation associée

4 DÉVELOPPEMENT SOMATIQUE : PRISE EN CHARGE

4.1 TROUBLES DU DEVELOPPEMENT SOMATIQUE ISOLES

Bien souvent, les troubles ne concernent que l'un des 3 domaines du développement somatique. Leur prise en charge est détaillée dans d'autres items :

- Troubles du sommeil : *cf. item 108.*
- Troubles du comportement alimentaire : *cf. item 69.*
- Troubles du contrôle sphinctérien : *cf. section 3.2 du présent chapitre*

4.2 TROUBLES DU DEVELOPPEMENT SOMATIQUE ET PSYCHOMOTEUR

Moins fréquemment, les troubles du développement somatique sont associés à des troubles du développement psychomoteur, qui passent en général au premier plan. Leur prise en charge est alors identique à celle détaillée dans la section 8 du présent chapitre.

5 DÉVELOPPEMENT PSYCHOMOTEUR : INTELLIGENCE

5.1 ASPECTS NORMAUX

REPERES CHRONOLOGIQUES	
0-2 ANS	Période sensori-motrice
2-7 ANS	Période pré-opératoire
7-12 ANS	Période des opérations concrètes
12-16 ANS	Période des opérations formelles

NOTIONS CLES

METHODES D'EVALUATION DE L'INTELLIGENCE

- **Tests psychométriques** :

ÂGE	PARAMÈTRE MESURÉ	VALEUR OBTENUE	TEST PRATIQUÉ
0-3 ans	**Âge de développement**	QD = Quotient de développement QD = (âge de développement / âge chronologique) x 100	Test de Brunet-Lézine
3-6 ans	**Âge mental**	QI = Quotient intellectuel QI = (âge mental / âge chronologique) x 100 QI global = QI verbal + QI performance	WPPSI
6-16 ans			WISC-R
16-79 ans			WAIS-R

- **Echelles de niveau d'adaptation sociale** : évaluation du comportement adaptatif de l'individu dans son milieu naturel, à l'aide de score spécifique

5.2 ASPECTS PATHOLOGIQUES

- ***RETARD MENTAL*** : « fonctionnement intellectuel global significativement inférieur à la moyenne (**QD ou QI < 70**), associé à des altérations du fonctionnement adaptatif, débutant avant 18 ans » *(DSM-IV-TR)*
  - **Retard mental léger** : QD ou QI entre 50 et 70
  - **Retard mental moyen** : QD ou QI entre 35 et 50
  - **Retard mental grave** : QD ou QI entre 20 et 35
  - **Retard mental profond** : QD ou QI entre 0 et 20
- **SURDON = PRECOCITE INTELLECTUELLE**

6 DÉVELOPPEMENT PSYCHOMOTEUR : MOTRICITÉ

6.1 ASPECTS NORMAUX

REPERES CHRONOLOGIQUES

	TONUS	POSTURE	LOCOMOTION	PREHENSION	SOCIABILITE	GRAPHISME
0 MOIS 1 MOIS 2 MOIS	Hypertonie périph. Attitude en flexion		Gesticulation spontanée asymétrique	Préhension involontaire (*grasping* réflexe)	**Sourire réponse**	
3 MOIS 4 MOIS 5 MOIS		**Tient sa tête**	Se soulève du lit	**Préhension volontaire cubito-palmaire**	**Poursuite oculaire horizontale** sur 180°	
6 MOIS 7 MOIS 8 MOIS	Hypertonie périph. Attitude en extension	**Tient assis** avec appui (6 mois) sans appui (8 mois)	Rampe **Se retourne dos-ventre**	Préhension volontaire digito -palmaire (pince inf. : I-V)	**Reconnaissance des visages familiers**	
9 MOIS 10 MOIS 11 MOIS 12 MOIS	Hypotonie périph.	**Tient debout** avec appui (9 mois) sans appui (12 mois)	Marche à 4 pattes	Préhension volontaire radio-digitale (**pince sup. : I-II**)	Attention conjointe **Peur de l'étranger** Fait les marionnettes, bravo, au revoir	
18 MOIS	Normotonie	Tient debout sans appui	**Marche** (12-18 mois)	Lâcher volontaire	Mange seul	
24 MOIS			Court Monte les escaliers	Latéralisation	Joue auprès des autres	Traits Gribouillis
36 MOIS			Tricycle		Joue avec les autres S'habille seul	Ronds Croix
48 MOIS			Saute sur un pied			Carré
72 MOIS			Bicyclette		Va aux toilettes seul	Triangle Prénom

NOTIONS CLES

REFLEXES ARCHAÏQUES

- **Réflexes d'embrassement = réflexe de Moro** : extension-abduction symétrique des bras, déclenchée par une stimulation labyrinthique
- **Réflexe de succion** : tétée à l'introduction d'un objet dans la bouche
- **Réflexe de redressement et de marche automatique** : redressement et mouvements des membres inférieurs à la stimulation plantaire
- **Réflexe d'agrippement = « *grasping* »** : flexion des doigts à la stimulation palmaire
- **Réflexe d'allongement croisé** : flexion-abduction du membre inférieur après stimulation plantaire controlatérale
- **Points cardinaux =** rotation de la tête à la stimulation de la commissure des lèvres ou de la joue

LEUR PERSISTANCE AU-DELA DE 5 MOIS EST *PATHOLOGIQUE*

6.2 ASPECTS PATHOLOGIQUES

- **RETARD PSYCHOMOTEUR** : retard dans les acquisitions de tonus ou de posture
- ***DYSPRAXIE*** **= TROUBLE DE L'ACQUISITION ET DE LA COORDINATION** :
  trouble spécifique du développement, caractérisé par des difficultés d'acquisition de la motricité fine, lié
  à des perturbations de l'organisation du schéma corporel et des représentations spatio-temporelles,
  responsable d'une tendance aux maladresses, aux imprécisions, d'une lenteur et d'une inhibition motrices
- **INSTABILITE PSYCHOMOTRICE** = TDAH *(cf. item 66.)*
- **TICS** : mouvements involontaires, rapides, non rythmiques, transitoires, généralement augmentés par le stress et diminués par la relaxation et le sommeil
  - **Tics transitoires de l'enfance** : tics moteurs ou verbaux, apparaissant avant 12 ans, disparaissant en moins d'un an
  - **Tics chroniques** : tics moteurs ou verbaux, apparaissant avant 5 ans, persistant plus d'un an, régressant spontanément à l'adolescence
  - **Maladie des tics multiples = maladie de Gilles de la Tourette**

NOTIONS CLES

MALADIE DE GILLES DE LA TOURETTE

- *Epidémiologie : garçons entre 7 et 15 ans*
- *Physiopathologie :* origine multifactorielle (génétique, immunologique, neurobiochimique)
- *Manifestations cliniques : syndrome réunissant de façon persistante :*
  - Des **tics moteurs** multiples et souvent complexes, intéressant surtout la sphère oro-faciale
  - Des **tics verbaux**, avec notamment une **écholalie** et une **coprololalie**
- *Complications : **TOC**, déficit attentionnel, régression intellectuelle*
- *Prise en charge thérapeutique :*
  - Chimiothérapie : neuroleptiques à faibles doses (risperidone, halopéridol)
  - Psychothérapie : TCC (relaxation), hypnose
  - Association de malades

- **STEREOTYPIES :** comportements répétitifs, persistants, sans but précis, généralement symptomatiques de pathologies graves (autisme, schizophrénie, retard mental profond…)

7 DÉVELOPPEMENT PSYCHOMOTEUR : LANGAGE

7.1 ASPECTS NORMAUX

REPERES CHRONOLOGIQUES	
PHASE PRE-LINGUISITIQUE	
0 MOIS	Cris
2 MOIS	Vocalisations (babil, jasis, lallations)
6 MOIS	Syllabes
PHASE LINGUISTIQUE	
12 MOIS	**Premiers mots** (associe 2 syllabes)
18 MOIS	« **Non** » (18-24 mois)
24 MOIS	Premières phrases (associe 2 mots) + « Prénom »
36 MOIS	Syntaxe (associe 3 mots) + « **Je** »
72 MOIS	Langage oral courant + langage écrit

CONFERENCE DE CONSENSUS ET RECOMMANDATIONS

DEPISTAGE DES TROUBLES DU LANGAGE (HAS 2006)

Dépistage systématique pour les enfants de 28 jours à 6 ans, même en l'absence de plaintes, par médecin de ville ou médecin scolaire :

- A 3 ans : interrogatoire des parents (« fait-il des phrases ? », « emploie-t-il des articles ? », « conjugue-t-il les verbes ? »)
- A 4 ans : utilisation d'échelles spécifiques (entre autres, échelle ERTL4 = Epreuve de Repérage des Troubles du Langage à 4 ans)
- A 6 ans : utilisation d'échelles spécifiques (entre autres, échelle ERTLA 6 = Epreuve de Repérage des Troubles du Langage et des Apprentissages à 6 ans)

7.2 ASPECTS PATHOLOGIQUES

TROUBLES DU LANGAGE ORAL

- **TROUBLES DE L'ACQUISITION DU LANGAGE ORAL** :
  - **Retard simple de langage** : décalage dans l'élaboration du langage par rapport à la chronologie normale des acquisitions, en l'absence de toute affection organique (***déficit auditif***) ou psychiatrique (retard global du développement…)
  - **Retard de parole = trouble phonologique** : persistance au-delà de l'âge de 4 ans des altérations phonétiques et phonologiques observées normalement vers 3 ans (persistance du « parler bébé » : confusion et substitution de phonèmes voisins, omissions des syllabes finales, distorsions diverses…)
  - ***Dysphasie*** : trouble de la structure du langage, en l'absence de toute affection organique (***déficit auditif***) ou psychiatrique (***retard global de***

développement), marqué cliniquement par une hypospontanéité verbale, un langage limité, un trouble de la compréhension et de la discrimination phonétique
- **Surdimutité** : absence totale de langage, liée à une surdité

- **TROUBLES DE L'ELOCUTION ET/OU DE LA VERBALISATION**
  - **Trouble de l'articulation** : altération systématique d'un ou plusieurs phonèmes (zozotement…)
  - **Bégaiement** : trouble de l'élocution et de la fluidité verbale, caractérisé par la répétition ou prolongation involontaire de syllabes
  - **Mutisme** : suspension ou disparition de la parole chez un enfant qui l'avait acquise antérieurement

TROUBLES DU LANGAGE ECRIT
- **TROUBLES DE L'ACQUISITION DU LANGAGE ECRIT** :
  - **Retard simple de lecture** : décalage dans l'acquisition des différentes étapes de la lecture par rapport à la chronologie normale, régressant après un redoublement scolaire
  - **Dyslexie** : déficit sévère et durable dans les processus d'acquisition de la lecture chez un enfant d'intelligence normale, normalement scolarisé, persistant malgré un redoublement scolaire
  - **Dysorthographie** : trouble sévère des acquisitions orthographiques, souvent consécutif à une dyslexie

8 DÉVELOPPEMENT PSYCHOMOTEUR : PRISE EN CHARGE

8.1 PRISE EN CHARGE DIAGNOSTIQUE

DIAGNOSTIC POSITIF : CARACTERISER LE RETARD DE DEVELOPPEMENT

Evaluation des acquisitions (intelligence, motricité et langage)
par l'interrogatoire (entretien orienté avec les parents)
puis par l'examen clinique (observation directe de l'enfant ; bilan psychologique, bilan psychomoteur, bilan orthophonique *(cf. ci-après)*)

- ***Retard global ou isolé*** ?
  - **Retard global = homogène** : concernant tous les aspects du développement psychomoteur
  - **Retard isolé = dissocié = hétérogène** : concernant un seul aspect du développement psychomoteur
- ***Retard fixé ou évolutif*** ?
  - **Retard fixé** : acquisitions psychomotrices insuffisantes, voire absentes
  - **Retard évolutif** : arrêt ou régression des acquisitions psychomotrices, après une période initiale normale

DIAGNOSTIC DES COMPLICATIONS : EVALUER LE RETENTISSEMENT

- ***Bilan psychologique*** avec tests psychométriques et évaluation du QD/QI
- ***Bilan psychomoteur***
- ***Bilan orthophonique***
- ***Bilan pédagogique***
- ***Bilan éducatif***

NOTIONS CLES

ORIENTATION DEVANT UNE BAISSE DU QUOTIENT INTELLECTUEL

QI global bas et…

- QI verbal = QI performances ⇒ Retard mental, retard global de développement
- QI verbal > QI performances ⇒ Retard psychomoteur isolé ou prédominant (***dyspraxie***)
- QI verbal < QI performances ⇒ Retard de langage isolé ou prédominant (retard simple, ***dysphasie***)

DIAGNOSTIC ETIOLOGIQUE : ***ELIMINATION D'UNE ORGANICITE (déficit auditif)***

<table>
<tr><th></th><th>RETARD GLOBAL</th><th>RETARD ISOLE</th></tr>
<tr><td>RETARD FIXE</td><td>ORIGINE CONSTITUTIONNELLE
• Malformations crânio-cérébrales (15%) :
- Hydrocéphalie malformative
• Anomalies chromosomiques (15%) :
- Trisomie 21 (et autres trisomies : 13, 15, 16, 18)
- Syndrome de l'X-fragile
- Syndrome de Klinefelter
- Syndrome de Turner
• Maladies géniques :
- Phacomatoses : sclérose tubéreuse de Bourneville…
- Encéphalopathies métaboliques : phénylcétonurie, hypothyroïdie…
ORIGINE ACQUISE
• Causes anténatales :
- Embryopathies infectieuses (TORSCH)
- Embryopathies toxiques (alcool, anticonvulsivants…)
• Causes périnatales :
- Souffrance fœtale aiguë et chronique
- Détresse respiratoire néo-natale
- Ictère nucléaire
- Prématurité (leucomalacie péri-ventriculaire, hémorragie intra-ventriculaire…)
• Causes post-natales :
- Encéphalites infectieuses
- Traumatisme crânien (HSD)
- Convulsions
- Troubles envahissants du développement (cf. section 9)
- Carences affectives, maltraitance
ORIGINE INCONNUE (30 à 40%)</td><td rowspan="2">RETARD MOTEUR ISOLE
• Avec anomalie neurologique centrale : IMOC (= infirmité motrice d'origine cérébrale)
• Avec anomalie neurologique périphérique : neuropathie
• Avec anomalie musculaire : myopathie
• Sans anomalies cliniques : dyspraxie
RETARD DE LANGAGE ISOLE
• Déficit auditif ou visuel
• Dysphasie
• Retard simple de langage
• Mode d'entrée dans un TED
RETARD MENTAL ISOLE
Le retard mental isolé est rare, car il retentit habituellement très vite sur les acquisitions linguistiques et motrices.
Les cas de retard mental isolé sont donc en fait des retards mentaux légers (suffisamment pour ne pas perturber les autres acquisitions), répondant aux mêmes étiologies que le retard global de développement.</td></tr>
<tr><td>RETARD EVOLUTIF</td><td>ENCEPHALOPATHIES D'INSTALLATION PROGRESSIVE
• Encéphalopathies métaboliques
- Anomalies du métabolisme des acides aminés (hyper-ammoniémie…)
- Anomalies du métabolisme des acides organiques
• Encéphalopathies dégénératives
- Leucodystrophie
- Maladies mitochondriales, lysosomiales, peroxysomiales…
• Encéphalopathies épileptogènes
- Epilepsies de la petite enfance (syndrome de West…)</td></tr>
</table>

NOTIONS CLES

BILAN ETIOLOGIQUE D'UN RETARD DE DEVELOPPEMENT PSYCHOMOTEUR

- *En 1ère intention :* de façon systématique
  - ***Bilan auditif*** : consultation ORL pédiatrique, audiogramme ± PEA
  - **Bilan visuel** : consultation ophtalmo-pédiatrique, fond d'œil, acuité visuelle
  - **Bilan neurologique** : consultation neuro-pédiatrique
  - **Bilan génétique** : consultation génétique, caryotype standard et recherche de X-fragile en biologie moléculaire
- *En 2ème intention :* selon contexte clinique
  - **IRM cérébrale** (± ETF si réalisable)
  - **EEG de sieste**
  - Sérologie TORSCH
  - Bilan thyroïdien (TSH, T3, T4)
  - Bilan neurométabolique (chromatographie des acides aminés…)

8.2 PRISE EN CHARGE THERAPEUTIQUE

MISE EN CONDITION :

- Prise en charge **ambulatoire**

TRAITEMENT SYMPTOMATIQUE :

Prise en charge ***multidisciplinaire*** et coordonnée, ***individualisée*** (avec **projet personnalisé d'interventions**) et **impliquant la famille**

- **Soutien *psychologique*, psychothérapie**
- **Rééducation *psychomotrice***
- **Rééducation *orthophonique***
- **Scolarité** en milieu ordinaire (avec AVS) ; en milieu spécialisé (CLIS, SEGPA, ULIS) si nécessaire
- **Maintien à domicile** ; hospitalisation (HDJ) ou institutionnalisation si nécessaire

TRAITEMENT ETIOLOGIQUE : aussi souvent que possible

SURVEILLANCE régulière **sur le secteur du domicile** (en **CAMSP**, **CMPP**, cabinet de praticiens libéraux coordonnés, service de pédo-psychiatrie, service de pédiatrie…)

- **Réévaluation régulière du fonctionnement** (bilans psychologique, psychomoteur et orthophonique /12-18 mois)

9 DÉVELOPPEMENT AFFECTIF : RELATION PRECOCE PARENTS-ENFANTS

9.1 ASPECTS NORMAUX

REPERES CHRONOLOGIQUES		
	STADE ORAL	
0-18 MOIS	Attachement	Sourire réponse (3ème mois) Peur de l'étranger (8ème mois)
	STADE ANAL	
18-36 MOIS	Désir de maîtrise Autonomisation	« Non » (18ème mois) Marche (12-18ème mois)
	STADE PHALLIQUE	
36-72 MOIS	Affirmation de soi Esprit de curiosité	« Je » (36ème mois) « Pourquoi ? » (36ème mois)
	CONFLIT OEDIPIEN	

9.2 ASPECTS PATHOLOGIQUES

SITUATIONS A RISQUE de perturbations de la relation parents-enfants :

- Grossesse non désirée
- Grossesse pathologique
- Conditions socio-professionnelles
- Conflits conjugaux, carence parentale
- Troubles psychologiques ou psychiatriques maternels
- Toxicomanie
- Prématurité
- Pathologie néo-natale
- Diagnostic de malformation ou de handicap

NOTIONS CLES

PRINCIPES DE PREVENTION

- Contact physique privilégié (« peau à peau »), même en cas d'hospitalisation
- Mise au sein précoce à la naissance
- Participation active de la mère aux soins de puériculture
- Intégration du père dans la relation affective mère-enfant

Item 53

FICHE DE SYNTHESE

DEVELOPPEMENT SOMATIQUE = sommeil + alimentation + sphincters

- **Enurésie (primaire ou secondaire) : RHD + alarme + ADH ou ADTc**

DEVELOPPEMENT PSYCHOMOTEUR = intelligence + motricité + langage

ACQUISITIONS	NORMES	LIMITES
Tenue de tête	3 mois	5 mois
Réflexes archaïques	5 mois	6 mois
Préhension volontaire	4-5 mois	7 mois
Tenue assise	6 mois	10 mois
Marche	12-18 mois	24 mois
Dit 5 mots	15 mois	36 mois

- **Retard mental : QI ou QD < 70**
- **TED : troubles des interactions sociales + comportements restreints et répétitifs + troubles de la communication verbale et non verbale**

PRISE EN CHARGE

- **Diagnostic positif : retard global ou isolé, fixé ou évolutif**
- **Diagnostic des complications : bilan psychologique, psychomoteur, orthophonique, scolaire, éducatif**
- **Diagnostic étiologique : bilan auditif, visuel, neurologique, génétique**

Chapitre 4

SEXUALITÉ NORMALE ET SES TROUBLES

UE 3

Item 56

- **Identifier les principaux troubles de la sexualité**
- **Dépister une affection organique en présence d'un trouble sexuel**
- **Savoir aborder la question de la sexualité au cours d'une consultation**

NOTIONS CLES, ZEROS ET SYNTHESE

- **Dysfonction sexuelle / Paraphilie**
- **Eliminer l'organicité**
- **Loi du 17 juin 1998**
- **Médecin coordonnateur**
- **Suivi socio-judiciaire**
- **Injonction de soins**

ITEMS ECN TRANSVERSAUX

10	Accueil d'un sujet victime de violences sexuelles
89	Déficit neurologique récent
122	Troubles de l'érection
218	Athérome
242	Adénome hypophysaire

CONFERENCE DE CONSENSUS ET RECOMMANDATIONS

2010	ANM	Rapport de l'Académie Nationale de Médecine : la prévention médicale de la récidive chez les délinquants sexuels
2009	HAS	Prise en charge des auteurs d'agression sexuelle à l'encontre de mineurs de moins de 15 ans
2002	∅	Recommandations du groupe de travail mené par le Ministère de la Justice et le Ministère de la Santé sur « la prise en charge des auteurs d'infractions sexuelles soumis à une injonction de soins dans le cadre d'une mesure de suivi socio-judiciaire »
2001	FFP	Psychopathologies et traitements actuels des auteurs d'agressions sexuelles

ANNALES ECN

A ce jour, aucun dossier de l'ECN ne porte sur cet item.

POINTS REPERES

- **La SANTE SEXUELLE est définie par l'OMS comme un état de « bien-être physique, émotionnel, mental et sociétal relié à la sexualité », « non réduit à l'absence de maladies, de dysfonctions ou d'infirmités ».**
- **L'ACTE SEXUEL NORMAL se déroule en 5 phases :**

	HOMME	FEMME
PHASE DE DESIR	Apparition d'un **imaginaire sexuel** (idées érotiques) Apparition de l'**envie** du rapport sexuel	
PHASE D'EXCITATION	Sensations subjectives de plaisir sexuel, accompagnées de **modifications physiologiques** : Intumescence pénienne **Erection**	Intumescence des OGE Congestion vasomotrice du pelvis **Lubrification et élargissement vaginal**
PHASE DE PLATEAU	**Réalisation de l'acte sexuel**	
PHASE D'ORGASME	Sensation de **plaisir intense**, accompagnée de contractions des muscles périnéaux et des OG : **Ejaculation** Contraction du sphincter anal	**Contractions vaginales** Contraction du sphincter anal
PHASE DE RESOLUTION	Sensation de **bien-être général**, avec détente musculaire et **extinction des signes d'excitation** : **Période réfractaire** (délai nécessaire avant répétition de l'acte)	Pas de période réfractaire (possibilité de répétition immédiate de l'acte)

- **Les TROUBLES DE LA SEXUALITE sont classifiés en 3 catégories par le DSM-IV-TR :**
  - **DYSFONCTION SEXUELLE** : perturbations persistantes et répétées d'une phase du déroulement normal de l'acte sexuel, pouvant être « de tout temps » ou acquise, généralisée ou situationnelle, psychogène ou mixte
  - **PARAPHILIE** : fantaisies imaginatives sexuelles, impulsions sexuelles ou comportements déviant par rapport aux normes sociétales :
    - Procurant un plaisir sexuel intense
    - Impliquant :
      - Objets inanimés
      - Humiliation ou souffrance
      - Personnes non consentantes ou enfant (« inapte à consentir »)
    - Répétés et persistant ≥ 6 mois
    - Responsable d'une souffrance cliniquement significative ou d'une altération du fonctionnement social, professionnel
  - **TROUBLE DE L'IDENTITE SEXUELLE = TRANSSEXUALISME** : conviction intense et persistante d'appartenir au sexe opposé au sien

1 DYSFONCTIONS SEXUELLES

1.1 ETIOLOGIES

DYSFONCTIONS SEXUELLES PRIMITIVES : isolées (« psychogènes »), parfois dans le cadre de :

- Stress psychosocial (problèmes de couple, difficultés professionnelles...)
- Maltraitance, agression sexuelle, viol

DYSFONCTIONS SEXUELLES SECONDAIRES à :

- Affection ORGANIQUE :
  - Neurologique : atteinte médullaire, neuropathie périphérique
  - Endocrinienne : hypogonadisme central ou périphérique
  - Vasculaire : artériopathie de la bifurcation aortique = syndrome de Leriche (athérome, vascularite...)
- Affection PSYCHIATRIQUE :
  - Troubles de l'humeur : dépression
  - Troubles anxieux
  - Psychoses : schizophrénie
  - Troubles de la personnalité : histrionique
- Prise de TOXIQUES :
  - Médicaments : psychotropes, antalgiques centraux, anti-hypertenseurs
  - Drogues : alcool, opiacés

NOTIONS CLES

Il existe TOUJOURS UNE COMPOSANTE PSYCHOGENE dans les dysfonctions sexuelles, même en cas d'affection organique, psychiatrique ou toxique avérée : c'est pourquoi on parle de dysfonction sexuelle psychogène ou mixte.

1.2 DIAGNOSTICS PRINCIPAUX

- **TROUBLES DU DESIR** :
  - **Baisse du désir sexuel** : déficience ou absence de fantaisies imaginatives d'ordre sexuel ou du désir d'activité sexuelle
  - **Aversion sexuelle** : aversion et évitement actif des contacts sexuels génitaux avec le partenaire sexuel

- **TROUBLES DE L'EXCITATION** :
  - **Frigidité** : incapacité d'atteindre ou de maintenir jusqu'à l'accomplissement de l'acte une réactivité sexuelle adéquate (absence de congestion vasomotrice pelvienne, d'intumescence des OGE, de lubrification et d'élargissement vaginal)
  - **Troubles de l'érection = dysfonction érectile** *(cf. item 122.)* : incapacité d'atteindre ou de maintenir un état d'érection jusqu'à l'accomplissement de l'acte sexuel

- **TROUBLES DE L'ORGASME** :
  - **Retard à l'orgasme, anorgasmie** : retard persistant et répété ou absence d'orgasme suivant une période d'excitation normale (chez l'homme, on pourra parler d'éjaculation retardée et d'anéjaculation anorgasmique)
  - **Ejaculation précoce** : survenue répétée et persistante d'un orgasme et d'une éjaculation lors de stimulations sexuelles minimes, avant pendant ou juste après la pénétration, et avant que le sujet ne souhaite éjaculer

- **TROUBLES SEXUELS DOULOUREUX** :
  - **Dyspareunie** : douleur génitale associée aux rapports sexuels (chez la femme comme chez l'homme)
  - **Vaginisme** : contractions involontaires des muscles du tiers inférieur du vagin, lors d'une tentative de pénétration

1.3 PRISE EN CHARGE DIAGNOSTIQUE

DIAGNOSTIC POSITIF :

- ***Diagnostic clinique***

  ⇒ Aucun examen paraclinique n'est nécessaire au diagnostic positif

DIAGNOSTIC DES COMPLICATIONS :

- **Evaluation de la souffrance psychique, du retentissement conjugal et socio-professionnel**

DIAGNOSTIC ETIOLOGIQUE :

- ***Elimination systématique d'une organicité*** : examen neurologique et cardiovasculaire, avec examens complémentaires orientés par la clinique
- **Recherche d'une cause psychiatrique** : symptômes dépressifs, anxieux, psychotiques

1.4 PRISE EN CHARGE THERAPEUTIQUE

MISE EN CONDITION

- **Prise en charge ambulatoire**

TRAITEMENT CURATIF :

- **PSYCHOTHERAPIE** : sexothérapie (= TCC centrée sur la dysfonction sexuelle) individuelle et de couple
- **CHIMIOTHERAPIE** : rarement utilisables
  - *Dysfonction érectile* : inhibiteurs de la 5-phospho-diestérase *(cf. item 122.)*
  - *Ejaculation précoce* : inhibiteurs sélectifs de la sérotonine, clomipramine

TRAITEMENT ETIOLOGIQUE : aussi souvent que possible

SURVEILLANCE

2 PARAPHILIES

2.1 ETIOLOGIES

PARAPHILIES PRIMITIVES : isolées

PARAPHILIES SECONDAIRES à :

- Affection SOMATIQUE :
  - Neurologique : syndrome frontal, démence
  - Endocrinienne : hyper-testostéronémie (souvent iatrogène)
- Affection PSYCHIATRIQUE :
  - Psychoses : schizophrénie
  - Troubles de la personnalité : antisociale, borderline, narcissique
  - Troubles du développement : retard mental, TED
- Prise de TOXIQUES :
  - Médicaments : psychotropes, agonistes dopaminergiques
  - Drogues : testostérone (dopage)

2.2 DIAGNOSTICS PRINCIPAUX

- **VOYEURISME** : excitation sexuelle provoquée par l'observation à leur insu, de personnes dans leurs activités intimes (nues, pendant des rapports sexuels...)
- **EXHIBITIONNISME** : excitation sexuelle obtenue par exposition de ses organes génitaux à des personnes étrangères, dans des lieux publics
- **MASOCHISME** : jouissance sexuelle subordonnée à une souffrance ou une humiliation infligée par autrui
- **SADISME** : jouissance sexuelle obtenue par une souffrance ou une humiliation infligée à autrui
- **FETICHISME** : déviation de l'instinct sexuel vers un objet inanimé (sous-vêtements...)
- **TRANSVESTISME FETICHISTE** : excitation sexuelle provoquée par le port de vêtements de l'autre sexe
- **FROTTEURISME** : excitation sexuelle provoquée par le frottement à une personne non consentante

- **PEDOPHILIE** : activité sexuelle avec un enfant pré-pubère ou au début de la puberté (patient âgé ≥ 16 ans et ayant ≥ 5 ans de plus que la victime)
- **PARAPHILIES NON SPECIFIEES** : zoophilie, nécrophilie, coprophilie, urophilie, scatophilie téléphonique...

2.3 PRISE EN CHARGE DIAGNOSTIQUE

Le diagnostic de paraphilie est très souvent posé dans un contexte d'agression sexuelle. L'évaluation initiale d'un agresseur sexuel est réalisée par le **médecin coordonnateur**, avant son jugement et le prononcé de la sentence (**EXPERTISE PRE-SENTENTIELLE**).

CONFERENCE DE CONSENSUS ET RECOMMANDATIONS

EVALUATION INITIALE D'UN AGRESSEUR SEXUEL (HAS 2009)

INTERROGATOIRE

- **Informations générales** : sexe, profession, niveau socio-culturel...
- **ATCD personnels** : ATCD psychiatriques et neurologiques, ATCD de conduites suicidaires ou addictives, traitements, dysfonction sexuelle, évènements de vie
- **ATCD familiaux** : ATCD psychiatriques (troubles des conduites sexuelles)
- **Qualité des relations interpersonnelles** : empathie, maturité affective, impulsivité
- **Recherche de pathologies psychiatriques** : troubles de la personnalité, troubles de l'humeur, troubles anxieux, psychoses, addictions...
- **Description de la (ou des) paraphilie(s)** : âge et sexe de la victime, matériel pornographique, âge et circonstances de début, description des fantasmes, recherche d'autres paraphilies associées, prise en charge antérieure, qualité de l'*insight* (compréhension à l'égard du délit et conscience de la responsabilité personnelle), distorsion cognitive, capacité de verbalisation et de mentalisation
- **Description du passage à l'acte** : nature, âge, sexe et nombre de victimes, liens avec la victime, lieux, mode opératoire, utilisation de psychoactifs, préméditation...

EXAMEN SOMATIQUE

- **Examen neurologique**, notamment neuro-cognitif
- Signes d'hyper-testostéronémie

EXAMEN PSYCHOLOGIQUE

par l'interrogatoire ou au moyen d'échelles spécifiques

Au terme de l'évaluation initiale, le médecin coordonnateur doit déterminer s'il y a **indication à des soins**, et le cas échéant, en déterminer les **modalités**.

2.4 PRISE EN CHARGE THERAPEUTIQUE

MISE EN CONDITION :

La demande de soins est rarement spontanée et se fait souvent dans le cadre d'une condamnation pénale pour agression sexuelle.

CONFERENCE DE CONSENSUS ET RECOMMANDATIONS

SUIVI SOCIO-JUDICIAIRE ET INJONCTION DE SOINS (Ministère 2002)

- Selon la **LOI DU 17 JUIN 1998**, la cour d'assises ou le tribunal correctionnel peut condamner l'agresseur sexuel à un **SUIVI SOCIO-JUDICIAIRE**. Le suivi socio-judiciaire est une peine qui prévoit pour le condamné l'obligation de se soumettre, sous contrôle du tribunal d'application des peines, à des mesures de surveillance et d'assistance destinées à prévenir la récidive. Le suivi socio-judiciaire peut être exécuté à la place ou à la suite d'une peine de prison.
- Lorsque la peine de suivi socio-judiciaire est prononcée, le médecin coordonnateur réalise alors une **EXPERTISE POST-SENTENTIELLE**, selon les mêmes modalités que l'expertise pré-sententielle. A la lumière de ces 2 expertises, le médecin coordonnateur doit déterminer s'il y a indication à des soins, et le cas échéant, en déterminer les modalités.
- Lorsque le médecin coordonnateur conclut à l'indication de soins, le tribunal d'application des peines peut associer au suivi socio-judiciaire une **INJONCTION DE SOINS**. En cas d'injonction de soins, ***aucun traitement ne peut être entrepris sans le consentement du condamné***. Celui-ci encourt cependant la mise à exécution d'une peine de prison ou le non-octroi de mesures d'aménagement de peine, s'il refuse les soins proposés.
- Lorsque la mesure de suivi socio-judiciaire s'ajoute à une peine de prison, l'injonction de soins ne s'applique qu'à la libération du condamné (l'établissement pénitentiaire permettant d'assurer un suivi médical et psychologique adapté).

TRAITEMENT CURATIF et PREVENTIF de la récidive du passage à l'acte :

CONFERENCE DE CONSENSUS ET RECOMMANDATIONS

PRISE EN CHARGE DES AGRESSEURS SEXUELS (FFP 2001, HAS 2009, ANM 2010)

- **PSYCHOTHERAPIE** adaptée à la problématique du patient :
  - **Thérapie de soutien**
  - **TCC** (individuelle ou en groupe) : acceptation de sa propre responsabilité ; reconstruction des étapes ayant conduit à l'agression ; amélioration de l'empathie, des capacités sociales déficientes, de la gestion des émotions
- **CHIMIOTHERAPIE**
  - Psychotropes : **ISRS** (paroxétine) à visée anti-impulsive
  - Traitement hormonal : **castration chimique** par **agonistes de la LH-RH** ou **anti-androgènes** avec le consentement du patient, après s'être assuré de l'achèvement de la puberté et de l'absence d'anomalies hormonales

TRAITEMENT ETIOLOGIQUE : aussi souvent que possible

SURVEILLANCE

Il s'agira souvent de la surveillance effectuée dans le cadre d'un suivi socio-judiciaire (qui peut durer 10 à 30 ans selon les cas, voire à vie). Elle est effectuée régulièrement par le médecin coordonnateur.

CONFERENCE DE CONSENSUS ET RECOMMANDATIONS

DEFINITION ET RÔLES DU MEDECIN COORDONNATEUR (FFP 2001, HAS 2009)

- Selon la loi du 17 juin 1998, le médecin coordonnateur est un psychiatre ou médecin ayant suivi une formation appropriée, désigné par le juge d'application des peines, qui intervient dans le suivi socio-judiciaire en dehors de la prison.
- Il assure l'interface entre le patient, le juge d'application des peines et le médecin traitant. Ses missions sont les suivantes :
    - **Evaluation régulière du condamné** dans le cadre du suivi socio-judiciaire : observance, efficacité et tolérance des traitements ; risque de récidive
    - **Conseil du médecin traitant** (et incitation du condamné à en choisir un, le cas échéant)
    - **Transmission au juge d'application des peines des éléments nécessaires au contrôle de l'injonction de soins**
    - **Information du condamné** (notamment sur la possibilité de poursuivre le suivi au-delà de la mesure qui a été prononcée)

Item 56 — FICHE DE SYNTHESE

DYSFONCTIONS SEXUELLES

- **Etiologies : psychogènes ou mixtes (neurologiques, endocriniennes, vasculaires, psychiatriques, toxiques)**
- **Diagnostic : élimination systématique d'une organicité**
- **Traitement : sexothérapie**

PARAPHILIE

- **Etiologies : isolées ou secondaires (neurologiques, psychiatriques, toxiques)**
- **Diagnostic : expertise par médecin coordonnateur**
- **Traitement : TCC + ISRS + castration chimique, souvent sur injonction de soins dans le cadre d'un suivi socio-judiciaire**
- **Pas de traitement sans accord du patient**

Chapitre 5

TROUBLES MENTAUX

UE 3

Item 59

- **Connaître les bases des classifications des troubles mentaux de l'enfant à la personne âgée**

NOTIONS CLES, ZEROS ET SYNTHESE

- **DSM-IV-TR**
- **CIM-10**
- **Nosographie**

ITEMS ECN TRANSVERSAUX

61	Trouble schizophrénique
62	Trouble bipolaire
63	Trouble délirant persistant
64	Diagnostiquer : un trouble dépressif, un trouble anxieux généralisé, un trouble panique, un trouble phobique, un trouble obsessionnel compulsif, un état de stress post – traumatique, un trouble de l'adaptation (de l'enfant à la personne âgée), un trouble de la personnalité
70	Troubles somatoformes
347	Crise d'angoisse aiguë, attaque de panique

CONFERENCE DE CONSENSUS ET RECOMMANDATIONS

A ce jour, aucune conférence de consensus ne porte sur cet item.

ANNALES ECN

A ce jour, aucun dossier de l'ECN ne porte sur cet item.

POINTS REPERES

- En psychiatrie, la **nosographie** (classification des maladies) a connu son plein essor en XXe siècle. L'uniformisation de la nosographie sur le plan international est apparue dans la seconde moitié du siècle.
- La nosographie moderne est une approche **qualitative** ou **catégorielle** : un critère est soit présent, soit absent (différent des approches quantitatives ou dimensionnelles).
- Deux classifications sont actuellement utilisées :
  - Le Diagnostic and Statistical Manual of mental disorders, 4e edition (5e sortie en anglais en mai 2013) : **DSM-IV-TR**
  - La Classification Internationale des Maladies, 10e édition : **CIM-10**

1 DSM-IV-TR

- Publié par l'American Psychiatric Association (APA), il repose sur des critères statistiques d'inclusion et d'exclusion, indépendants de toute hypothèse étiopathogénique.

NOTIONS CLES

- Il s'agit de la classification de référence

- Le DSM-IV-TR comprend 5 axes :
  - **Axe I** : Les troubles psychiatriques caractérisés
  - **Axe II** : Les troubles de la personnalité
  - **Axe III** : Pathologies somatiques
  - **Axe IV** : Facteurs de stress environnementaux
  - **Axe V** : Niveau d'adaptation sociale

2 CIM-10

- Cette classification d'inspire du DSM et est très utilisée en Europe, même s'il ne s'agit pas de la classification de référence en cas de publication internationale.
- Elle comporte 4 versions :
  - Version médico-administrative : un code est attribué à chaque maladie, ce qui permet une gestion administrative et statistique simplifiée
  - Version clinique : assortie de critères cliniques de diagnostic
  - Version recherche
  - Version multifactorielle

- Le chapitre 5 se focalise principalement sur les "troubles mentaux et du comportement" et se sépare en 10 principaux groupes :
  - **F0** : Troubles mentaux organiques, y compris les troubles symptomatiques
  - **F1** : Troubles mentaux et du comportement liés à l'utilisation de substances psycho-actives
  - **F2** : Schizophrénie, troubles schizotypiques et troubles délirants
  - **F3** : Troubles de l'humeur (affectifs)
  - **F4** : Troubles névrotiques, troubles liés à des facteurs de stress et troubles somatoformes
  - **F5** : Syndromes comportementaux associés à des perturbations physiologiques et à des facteurs physiques
  - **F6** : Troubles de la personnalité et du comportement chez l'adulte
  - **F7** : Retard mental
  - **F8** : Troubles du développement psychologique
  - **F9** : Troubles du comportement et troubles émotionnels apparaissant habituellement durant l'enfance et l'adolescence
  - Plus un groupe sans autre indication

Item 59 — **FICHE DE SYNTHESE**

MALADIES PSYCHIATRIQUES

- **Addiction**
- **TCA**
- **Troubles somatoformes**
- **Troubles anxieux**
  - **Attaque de panique**
  - **Trouble panique**
  - **Trouble anxieux généralisé**
  - **Troubles phobiques**
  - **ESPT**
  - **TOC**
  - **Troubles de d'adaptation**
- **Troubles psychotiques**
  - **Aigu (< 6 mois)**
    - **BDA**
    - **Pharmacopsychose**
    - **Manie / mélancolie délirante**
    - **Psychose du post-partum**
    - **Entrée dans la schizophrénie**
    - **Décompensation d'un trouble délirant chronique**
    - **Cause organique**
  - **Chronique (> 6 mois)**
    - **Avec syndrome dissociatif :**
      - **Schizophrénie**
    - **Sans syndrome dissociatif :**
      - **Délires paranoïaques**
      - **Psychose hallucinatoire chronique**
      - **Paraphrénie**
- **Troubles de l'humeur**
  - **Episode dépressif majeur**
    - **Unique**
    - **Trouble unipolaire (répétés)**
  - **Trouble bipolaire**
    - **Type 1 (manie)**
    - **Type 2 (hypomanie)**
    - **Type 3 (virage maniaque)**

Chapitre 6

OFFRE DE SOINS EN PSYCHIATRIE

UE 3

Item 60

- **Décrire l'organisation de l'offre de soins en psychiatrie, de l'enfant à la personne âgée**

NOTIONS CLES, ZEROS ET SYNTHESE

- **Secteur**
- **Centre médico-psychologique**
- **Hospitalisation**

ITEMS ECN TRANSVERSAUX

1	La relation médecin-malade
9	Certificats médicaux. Décès et législation. Prélèvements d'organes et législation
11	Soins psychiatriques sans consentement

CONFERENCE DE CONSENSUS ET RECOMMANDATIONS

A ce jour, aucune conférence de consensus ne porte sur cet item.

ANNALES ECN

A ce jour, aucun dossier de l'ECN ne porte sur cet item.

POINTS REPERES

- Il existe 3 **ACTEURS** dans un système de santé :
    - L'**offre de soins** (professionnels et établissements de santé
    - La **demande de soins** (population)
    - Le système de **financement** et de **gestion** (assurance maladie)
- **FILIERE DE SOINS** : système du **médecin traitant**, qui définit le **parcours de soins**
- **RESEAU DE SOINS** : dispositif de collaboration multidisciplinaire sur la base du volontariat, dans une zone géographique donnée, de professionnels de santé, centré sur une pathologie et un mode de prise en charge.

1 PSYCHIATRIE HOSPITALIERE

1.1 SECTEURS

- ***Définition*** *:* zone géographique, au sein de laquelle les habitants dépendent d'un service psychiatrique donné.
- ***ROLES*** d'un secteur vis-à-vis de la population qu'il a à charge :
    - Prophylaxie
    - Dépistage
    - Soins
    - Réadaptation
    - Surveillance psychiatrique
- ***ACTEURS*** d'un secteur :
    - Une équipe de médecins, infirmiers, aides-soignants, psychologues, ergothérapeutes, assistantes sociales…
    - Plusieurs plateformes d'intervention :
        - Une unité d'hospitalisation (« hôpital de secteur »)
        - Un centre médico-psychologique de suivi ambulatoire
        - Une unité d'urgences psychiatriques référente
        - Parfois des hôpitaux de semaines ou de jour, permettant un suivi intermédiaire
- Le suivi sectoriel ne se substitue par obligatoirement à l'exercice privé

NOTIONS CLES

- Seuls les services de secteur peuvent prendre en charge les ***SPDT*** et ***SPDRE***

1.2 SERVICES HOSPITALO-UNIVERSITAIRES

- ***Activités*** :
  - Soins
  - Enseignement
  - Recherche
- Certains services sont « sectorisés », d'autres sont « hors secteur »

1.3 UNITES POUR MALADES DIFFICILES (UMD)

- Etablissements spécialisés dans la prise en charge des patients **dangereux**, pour eux-mêmes ou pour autrui, nécessitant de soins spécifiques.

1.4 CLINIQUES PRIVEES

- ***Rôles*** :
  - Assurer les soins initiaux
  - Assurer les soins de suite après une hospitalisation (post-cure)

2 PSYCHIATRIE LIBERALE

- Environ la moitié des psychiatres français ont une activité exclusivement libérale.
- Cette activité n'est pas contradictoire avec un suivi sectoriel.
- Pour les patients ayant un suivi exclusivement libéral, le psychiatre libéral est au **centre de la prise en charge**, assurant la coordination entre le médecin traitant et les éventuelles structures d'hospitalisation ou de suivi ambulatoire.

Item 60 — FICHE DE SYNTHESE

PSYCHIATRIE HOSPITALIERE

- **Secteurs**
- **Services hospitalo-universitaires**
- **Unités pour malades difficiles**
- **Cliniques privées**

PSYCHIATRIE LIBERALE

Notes personnelles

Chapitre 7

TROUBLE SCHIZOPHRENIQUE

UE 3

Item 61

- Diagnostiquer un trouble schizophrénique
- Argumenter l'attitude thérapeutique et planifier le suivi à tous les stades de la maladie

NOTIONS CLES, ZEROS ET SYNTHESE

- **Schizophrénie / Délires chroniques non schizophréniques**
- **Triade : dissociation + délire chronique paranoïde + repli**
- **Triade : neuroleptiques + psychothérapie + sociothérapie**
- **Risque suicidaire**
- **Hospitalisation sous contraintes (SPDT/SPDRE)**
- **Mesures de protection juridique (sauvegarde, curatelle/tutelle)**

ITEMS ECN TRANSVERSAUX

11	Soins psychiatriques sans consentement
62	Trouble bipolaire
64	Diagnostiquer : un trouble dépressif, un trouble anxieux généralisé, un trouble panique, un trouble phobique, un trouble obsessionnel compulsif, un état de stress post – traumatique, un trouble de l'adaptation (de l'enfant à la personne âgée), un trouble de la personnalité
72	Prescription et surveillance des psychotropes
117	Handicap psychique
346	Agitation et délire aigu

CONFERENCE DE CONSENSUS ET RECOMMANDATIONS

2012	HAS	Antipsychotiques de seconde génération
2011	HAS	Dangerosité psychiatrique : étude et évaluation des facteurs de risque de violence hétéro-agressive chez les personnes ayant des troubles schizophréniques ou des troubles de l'humeur
2010	AFSSAPS	Mise au point : suivi cardio-métabolique des patients traités par antipsychotiques
2007	HAS	Guide ALD n°23 : Schizophrénies
2003	FFP	Schizophrénies débutantes : diagnostic et modalités thérapeutiques

ANNALES ECN

2010	Patiente de 24 ans présentant un délire chronique paranoïde (thème persécutif et dysmorphophobique, mécanisme hallucinatoire et syndrome d'automatisme mental), des éléments dissociatifs (néologisme, bizarrerie, hermétisme), un repli autistique ancien datant de l'adolescence avec retentissement socio-professionnel, et des troubles du comportement (hétéro-agressivité et crise suicidaire). 1) Diagnostic le plus probable ? 2) Informations complémentaires à rechercher ? 3) Autres diagnostics envisageables ? 4) Mesures thérapeutiques immédiates ? 5) CAT en cas de refus d'hospitalisation ? 6) Projet thérapeutique à long terme ? 7) CAT en cas de prise de 15 kg après 1 an de traitement ?

POINTS REPERES

- **Les DELIRES CHRONIQUES sont des délires durant plus de 6 mois.**
- **Les délires chroniques sont classifiés selon l'existence d'éléments dissociatifs et déficitaires :**
  - **SCHIZOPHRENIE** : délire chronique avec éléments dissociatifs et déficitaires
  - **DELIRES CHRONIQUES NON SCHIZOPHRENIQUES** : *cf. item 63*
- **La schizophrénie est le plus fréquent des délires chroniques** (1% de la population) **et débute chez l'adulte jeune** (sex-ratio = 1, âge moyen = 15-35 ans). **Sa pathogénie est probablement multifactorielle** (génétique, neurobiologique, neuro-développementale, socio-environnementale).

1 DIAGNOSTIC

1.1 MANIFESTATIONS CLINIQUES

Triade caractéristique :

- ***Syndrome dissociatif*** : relâchement des processus associatifs qui permettent le fonctionnement mental
- ***Syndrome délirant*** : signes productifs = positifs = de type 1
- ***Repli autistique*** : signes déficitaires = négatifs = de type 2

SYNDROME DISSOCIATIF	SYNDROME DELIRANT	REPLI AUTISTIQUE
DISSOCIATION *INTELLECTUELLE* = IDEO-COGNITIVE *Altération du cours de la pensée :* • **Barrage** • **Fading** *Altérations du langage :* • **Echolalie** • **Néologisme, paralogisme** • **Schizophasie** *Altérations du système logique :* • **Hermétisme** = impénétrabilité • **Diffluence de la pensée** • **Pensée magique** • **Rationalisme morbide** **DISSOCIATION *AFFECTIVE* = IDEO-AFFECTIVE** • **Froideur affective** = émoussement affectif (au maximum : athymhormie) • **Ambivalence affective** **DISSOCIATION *COMPORTEMENTALE* = IDEO-MOTRICE = PSYCHOMOTRICE** • **Bizarrerie** • **Maniérisme** • **Stéréotypie, échomimie** • **Apragmatisme, incurie** • **Catatonie**	**DELIRE CHRONIQUE *PARANOÏDE*** *Ancienneté :* chronique (> 6 mois) *Thèmes :* multiples • **Persécution**, mégalomanie, mysticisme • **Influence** (dans le cadre d'un syndrome d'automatisme mental) • **Dépersonnalisation** • **Déréalisation** • **Dysmorphophobie** (signe du miroir) *Mécanismes :* multiples • **Hallucinations** - Hallucinations acoustico-verbales - Hallucinations intrapsychiques (dans le cadre d'un automatisme mental) • **Interprétations** • **Intuitions-imagination** *Systématisation :* **non systématisé** *Adhésion :* variable (totale) *Participation affective :* pauvre	• **Repli sur soi**, **isolement** affectif et social • **Détachement du réel** • Vie dans un **monde intérieur** • **Pauvreté du contact**, avec inadaptation sociale • **Anhédonie**, **aboulie**

1.2 FORMES CLINIQUES

- **Forme simple = indifférenciée** : coexistence des symptômes délirants, dissociatifs et déficitaires sans prédominance particulière
- ***Forme paranoïde*** : prédominance du syndrome délirant (la plus fréquente)
- ***Forme hébéphrénique*** : prédominance du syndrome dissociatif et du repli
- **Forme héboïdophrénique = pseudo-psychopathique** : présence de troubles du comportement (conduites antisociales)
- **Forme dysthymique = trouble schizo-affectif** : présence de troubles thymiques (dépressifs et/ou maniaques)
- **Forme pseudo-névrotique** : présence de troubles d'allure névrotique (TOC, troubles anxieux, troubles phobiques, hystérie…)

1.3 EVOLUTION – PRONOSTIC – COMPLICATIONS

MODES DE DEBUT :

- **Début brutal** (rare) : sans prodromes
  - Episode psychotique aigu (BDA)
  - Trouble de l'humeur atypique
  - Etat confuso-onirique
  - Troubles des conduites : crise clastique, agression, TS, auto-mutilatons…
- ***Début progressif*** (fréquent) : insidieux, sur ≥ 6 mois, en 4 phases

CONFERENCE DE CONSENSUS ET RECOMMANDATIONS

LES 4 PHASES DE LA SCHIZOPHRENIE DEBUTANTE (FFP 2003)

- PHASE PRE-MORBIDE : avant les prodromes
- PHASE PRODROMIQUE : apparition de prodromes, qui peuvent être :
  - Troubles névrotiques (anxiété, TOC, hystérie)
  - Troubles thymiques (syndrome dépressif)
  - Troubles de la volition (apathie, perte de motivation)
  - Troubles cognitifs (attention, concentration)
  - Troubles somatiques (impressions corporelles bizarres)
  - Troubles du comportement (retrait social, fléchissement scolaire ou prof.)
- PHASE SYMPTOMATIQUE AVEREE : 1er épisode délirant
- PHASE DE REMISSION : au décours de l'épisode, avec symptômes résiduels

EVOLUTION : variable selon la forme clinique et la prise en charge thérapeutique

- **Guérison** *(1/4)* ⇒ Persistance de signes cliniques discrets
- **Evolution chronique**, d'un seul tenant (forme hébéphrénique) *(1/4)*
- **Evolution *processuelle*** par poussées, avec rémission partielle (forme paranoïde) *(1/2)*
  ⇒ Aggravation des signes déficitaires ; appauvrissement et enkystement du délire

COMPLICATIONS :

- ***Désinsertion socio-professionnelle***
- **Conduites auto-agressives** (***crise suicidaire***) ou **hétéro-agressives**
- ***Conduites addictives***
- ***Dépression*** (lors des phases de rémission)

FACTEURS DE MAUVAIS PRONOSTIC :

MODE DE DEBUT	TERRAIN
Début précoce (< 18 ans) Mode de début progressif Absence de facteur déclenchant identifiable	ATCD familiaux Entourage de mauvaise qualité (isolement…) Bas niveau socio-culturel Trouble de la personnalité préexistant
CLINIQUE	**TRAITEMENT**
Forme hébéphrénique *(bon pronostic : paranoïde)* Evolution chronique Absence de critique du délire	Prise en charge tardive Rupture thérapeutique Mauvaise observance Mauvaise réponse à la chimiothérapie

CONFERENCE DE CONSENSUS ET RECOMMANDATIONS

Facteurs associés à la VIOLENCE HETERO-AGRESSIVE chez les patients ayant des troubles schizophréniques (HAS 2011)

Facteurs généraux	**Facteurs spécifiques**
Facteurs sociodémographiques	**Diagnostic actuel**
- Âge jeune < 40 ans - Genre masculin - Statut économique précaire - Faible niveau d'éducation - Célibat	- Schizophrénies de forme **paranoïde** - Abus ou dépendance aux **substances psycho-actives** comorbide - **Personnalité antisociale** comorbide (héboïdophrénie)
Antécédents	**Symptômes**
- Antécédents personnels et familiaux judiciaires, de violence envers autrui ou d'incarcération - Antécédents d'abus ou de dépendance à l'alcool - Antécédents de « troubles des conduites » dans l'enfance ou à l'adolescence - Antécédents de victimation - Retard mental	- Symptomatologie psychotique positive - Idées délirantes de persécution, de mégalomanie, de mysticisme, syndrome d'influence - Rêveries diurnes d'agresser autrui, idéation et pratiques perverses - Idées, fantasmes et propos de violence - Menaces écrites ou verbales évoquant un scénario de passage à l'acte en cours de constitution - Fascination pour les armes - Méfiance et réticence - Participation émotionnelle intense - Retrait social, émoussement affectif, désorganisation - Idées suicidaires - Symptomatologie dépressive - Dysfonctionnement frontal
Facteurs contextuels	**Facteurs liés aux soins**
- Être victime de violence dans l'année - Divorce ou séparation dans l'année - Sans emploi dans l'année	- Défaut d'accès aux soins - Incapacité à demander de l'aide - Déni des troubles et faiblesse de l'*insight* - Longue durée de psychose non traitée - « Pseudo-alliance thérapeutique » - Rupture du suivi psychiatrique - **Non-observance** médicamenteuse - Insuffisance du suivi au décours immédiat d'une hospitalisation

1.4 DIAGNOSTICS DIFFERENTIELS

PATHOLOGIES ORGANIQUES	PATHOLOGIES PSYCHIATRIQUES
Toxiques **Epilepsie** Infections (**encéphalite**) Processus expansifs intracrâniens (**tumeurs cérébrales**) Syndrome confusionnel (**troubles métaboliques**) Syndrome démentiel	**Délire chronique non schizophrénique** **Episode psychotique aigu** *(pouvant passer pour une poussée processuelle de schizophrénie)* Trouble de l'humeur atypique Trouble envahissant du développement Trouble schizotypique

1.5 PRISE EN CHARGE DIAGNOSTIQUE

DIAGNOSTIC POSITIF :

- ***Diagnostic clinique***
  ⇒ Aucun examen paraclinique n'est nécessaire au diagnostic positif

DIAGNOSTIC DES COMPLICATIONS :

- ***Evaluation du risque suicidaire***

DIAGNOSTIC DIFFERENTIEL :

- ***Elimination systématique d'une organicité***

CONFERENCE DE CONSENSUS ET RECOMMANDATIONS

BILAN INITIAL DE LA SCHIZOPHRENIE (AFSSAPS 2010 + HAS 2007)

Diagnostic positif : si doute diagnostic

- Bilan psychométrique et cognitif : épreuves de niveau (efficience intellectuelle, bilan neuro-psychologique), tests projectifs (TAT, Rorschach…)

Diagnostics différentiels : si données cliniques en faveur (mais à prescrire systématiquement à l'ECN)

- Imagerie cérébrale (TDM, IRM)
- Recherche de toxiques dans le sang et les urines
- EEG
- Dosage de la prolactine

Bilan pré thérapeutique : systématique

- Poids, taille, IMC, périmètre abdominal, TA, état général et antécédents somatiques (FDR cardiovasculaires, ATCD cardiovasculaires personnels et familiaux)
- NFS-plaquettes
- Ionogramme sanguin
- Glycémie, bilan lipidique
- Urée, créatinine et clairance de la créatinine
- Transaminases
- ECG
- β-HCG

2 ATTITUDE THERAPEUTIQUE

2.1 PRISE EN CHARGE THERAPEUTIQUE

MISE EN CONDITION :

- **Hospitalisation** libre si possible, sous contraintes (SPDT ou SPDRE) si nécessaire, avec ***mesures de prévention du risque suicidaire*** :
  - au moment du diagnostic et en cas de poussée processuelle
  - en cas de complications (isolement, addiction, auto- ou hétéro-agressivité)
  - en cas de mauvaise observance thérapeutique en ambulatoire
- **Prise en charge ambulatoire** au long cours, pour faciliter la réinsertion

TRAITEMENT CURATIF de l'épisode et PREVENTIF des rechutes :

Objectifs du traitement par neuroleptiques :

- Diminution de la symptomatologie délirante
- Ralentissement de la progression de la maladie
- Eviter ou retarder la survenir des complications, et maintenir l'insertion sociale

CONFERENCE DE CONSENSUS ET RECOMMANDATIONS

MODALITES DU TRAITEMENT DE LA SCHIZOPHRENIE (HAS 2007 + FFP 2003)

<u>PRISE EN CHARGE MULTI-DISCIPLINAIRE</u>

- ***<u>CHIMIOTHERAPIE</u>*** **= TRAITEMENT *<u>ANTI-PSYCHOTIQUE</u>***

  Molécules :
  - En 1ère intention : **neuroleptique atypique** (risperidone)
  - En 2ème intention : **neuroleptique classique** (halopéridol) (si échec à J45)
  - En 3ème intention : **clozapine** (si schizophrénie résistante : échec de $\geq$ 2 NLP à posologie et durée suffisantes) avec surveillance NFS

  Durée :
  - Si épisode unique : **au moins 2 ans**
  - Si récidive : **au moins 5 ans**, voire ***<u>A VIE</u>***

  Posologie et mode d'administration :
  - **Monothérapie** initiale ; association de neuroleptiques si échec
  - Augmentation progressive jusqu'à **posologie minimale efficace**
  - **Per os** ; par voie injectable (neuroleptique retard) si patient non observant

- ***<u>ELECTRO-CONVULSIVO-THERAPIE</u>*** (3 séances par semaine pendant 1 mois) après bilan pré-thérapeutique (ECG, EEG et TDM cérébrale éliminant une HTIC), arrêt du lithium et des BZP, et surveillance de la durée des crises si anti-épileptiques
  - En alternative aux NLP : si intolérance ou contre-indication aux neuroleptiques
  - En association avec NLP *:* si persistante de symptômes sévères, catatonie ou comorbidité dépressive résistante au traitement

- ***<u>PSYCHOTHERAPIE</u>*** adaptée à la problématique du patient :
  - **Thérapie de soutien**
  - **TCC** (individuelle ou en groupe) : préservation de l'intégration sociale (entraînement aux habiletés sociales, rééducation cognitive), lutte contre les symptômes persistants (hallucinations)
  - **PIP/POP** mais <u>jamais</u> de cure-type psychanalytique
  - Entretiens familiaux, psychothérapie familiale
  - **Associations** de patients

- ***SOCIOTHERAPIE*** ⇒ Objectif : ***réinsertion socio-professionnelle***
  - **Education thérapeutique** : **information** du patient et de son entourage
  - Prise en charge **juridique** : ***mesure de protection*** (sauvegarde de justice/tutelle/curatelle)
  - Prise en charge **financière** : ***dossier MDPH*** (AAH, PCH), ***ALD30***
  - Prise en charge **sociale** (logement) : aménagement du domicile, appartement thérapeutique, maison d'accueil spécialisée, institutionnalisation...
  - Prise en charge **professionnelle** : avis médecine du travail (adaptation du temps/poste de travail, reclassement professionnel), ESAT, EA...
  - Prise en charge **scolaire** : milieu scolaire ordinaire (PAI) ou spécialisé

2.2 SUIVI

SURVEILLANCE : en ambulatoire (CMP, CATTP, HDJ), sur le secteur du domicile, à vie
- **Suivi psychiatrique** : observance, efficacité et tolérance du traitement, complications du terrain et de la maladie
- **Suivi psychologique** par psychologue
- **Suivi social** par assistante sociale

CONFERENCE DE CONSENSUS ET RECOMMANDATIONS

SURVEILLANCE DU TRAITEMENT PAR NEUROLEPTIQUES (AFSSAPS 2010 + HAS 2007)
- Poids, taille, IMC, périmètre abdominal, TA / 3 mois
- Glycémie / 6 mois
- Bilan lipidique / 1 an
- NFS-plaquettes, ionogramme sanguin, créatinine, transaminases / 1an
- ECG (selon traitement et données du bilan initial)
- Dosage de la prolactine (si indication)
- Dosage plasmatique du neuroleptique (si réponse clinique inadaptée, âges extrêmes, mauvaise observance, polymédication)

Item 61 — FICHE DE SYNTHESE

SCHIZOPHRENIE
- **Syndrome dissociatif + Délire chronique paranoïde + Repli autistique**
- **Forme paranoïde ou hébéphrénique**
- **Début progressif entre 15-35 ans, évolution par poussées processuelles**
- **Majoration des éléments déficitaires et dissociatifs, appauvrissement du délire**
- **Complications : désinsertion, suicide, addictions, dépression, agressions**
- **Traitement : chimiothérapie (neuroleptiques atypiques) + psychothérapie (TCC) + sociothérapie (maintien de l'insertion : ALD30, MDPH, tutelle/curatelle)**

Notes personnelles

Chapitre 8

TROUBLE BIPOLAIRE DE L'ADOLESCENT ET DE L'ADULTE

UE 3

Item 62

- **Diagnostiquer un trouble bipolaire**
- **Argumenter l'attitude thérapeutique et planifier le suivi à tous les stades de la maladie**

NOTIONS CLES, ZEROS ET SYNTHESE

- **Dépression / Manie**
- **Syndrome / Episode / Trouble**
- **Hospitalisation sous contraintes (SPDT/SPDRE)**
- **Risque suicidaire**
- **Elimination systématique d'une organicité**

ITEMS ECN TRANSVERSAUX

11	Soins psychiatriques sans consentement
348	Risque et conduite suicidaires chez l'enfant, l'adolescent et l'adulte
73 à 78	Addictions et conduites dopantes
72	Prescription et surveillance des psychotropes
61	Trouble schizophrénique de l'adolescent et de l'adulte
63	Trouble délirant persistant

CONFERENCE DE CONSENSUS ET RECOMMANDATIONS

2011	HAS	Dangerosité psychiatrique : étude et évaluation des facteurs de risque de violence hétéro-agressive chez les personnes ayant des troubles schizophréniques ou des troubles de l'humeur
2009	HAS	Guide ALD n°23 : Troubles bipolaires
2009	HAS	Guide ALD n°23 : Troubles dépressifs récurrents ou persistants de l'adulte
2007	HAS	Prise en charge des complications évolutives d'un épisode dépressif caractérisé de l'adulte
2006	AFSSAPS	Bon usage des médicaments antidépresseurs dans le traitement des troubles dépressifs et des troubles anxieux
2002	ANAES	Prise en charge d'un épisode dépressif isolé de l'adulte en ambulatoire

ANNALES ECN

2008	Patiente de 40 ans, consultant pour asthénie chronique, présentant une tristesse de l'humeur (avec anhédonie, désinvestissement des activités habituelles et dévalorisation), un ralentissement psychomoteur (bradyphémie), et des troubles somatiques (asthénie, insomnie matinale avec réveils précoces, aménorrhée secondaire), dans un contexte de crise suicidaire (idées suicidaires, conservation de comprimés de clomipramine, ATCD de TS secondaire à son divorce il y a 2 mois). En outre, signes d'hypercorticisme avec obésité facio-tronculaire et hyperandrogénie (hirsutisme, aménorrhée secondaire). 1) Diagnostic psychiatriques ? Eléments en faveur ? 3) Pathologie organique sous-jacente ? Signes cliniques en faveur ? Lien entre tableaux psychiatrique et organique ? 6) Effets secondaires de la clomipramine ?
2007	Patient de 33 ans, accueilli aux urgences pour un AVP, présentant un syndrome maniaque (exaltation de l'humeur avec familiarité, accélération psychomotrice avec logorrhée et hyperactivité, insomnie sans fatigue et désinhibition), un syndrome délirant aigu congruent à l'humeur (thèmes mégalomaniaque et persécutif, mécanismes interprétatif et intuitif) et un comportement hétéro-agressif, refusant l'hospitalisation. A noter un bref épisode de DTS. Examen normal. 1) Principaux symptômes à relever dans cette observation ? 2) ATCD de TS au décours de symptômes dépressifs (tristesse, clinophilie, aboulie). Diagnostic de l'épisode antérieur ? 3) Diagnostic(s) à envisager devant l'ensemble du tableau clinique ? 7) Projet thérapeutique.
2005	Patiente de 16 ans, amenée par sa mère en consultation, présentant un trouble du comportement alimentaire (ingestion compulsive d'aliments hypercaloriques en cachette, précédée d'un craving et d'une lutte anxieuse et suivie d'une sensation de malaise physique et psychique) avec stratégies de contrôle pondéral (vomissements provoqués responsables d'hématémèse) et d'évitement des crises (éviction de la table familiale), compliqué d'un syndrome dépressif (tristesse, incurabilité) et d'idées suicidaires. ATCD d'anorexie mentale (amaigrissement, aménorrhée secondaire, dysmorphophobie et déni des troubles). Difficultés à quitter sa mère et le domicile familial. IMC normal. 1) Diagnostic ? 2) Eléments de sémiologie venant l'étayer ? 3) Autres symptômes (psychologiques et physiques) à rechercher ? 7) Traitement(s) et suivi thérapeutique ?

POINTS REPERES

- **L'HUMEUR est la « disposition affective fondamentale, riche de toutes les instances émotionnelles et instinctives, qui donne à chacun de nos états d'âme une tonalité agréable ou désagréable, oscillant entre les deux pôles extrêmes du plaisir et de la douleur » (Jean Delay).**
- **Les TROUBLES DE L'HUMEUR sont définis comme la polarisation pathologique de l'humeur sur l'un ou l'autre de ses extrêmes :**
    - **DEPRESSION** : polarisation de l'humeur sur la tristesse
    - **MANIE** : polarisation de l'humeur sur l'euphorie
- **Pour bien comprendre la nosographie des troubles de l'humeur, il convient de savoir faire la différence entre :**
    - **SYNDROME DYSTHYMIQUE** : ensemble de symptômes dysthymiques
    - **EPISODE DYSTHYMIQUE** : syndrome dysthymiques répondant à des critères bien précis (nombre et type de symptômes, durée, retentissement…)
    - **TROUBLE DYSTHYMIQUE** : répétition d'épisodes dysthymiques

	DEPRESSION	MANIE
Syndrome	Syndrome dépressif	Syndrome maniaque
Episode	Episode dépressif caractérisé léger Episode dépressif caractérisé modéré	Episode hypomaniaque
	Episode dépressif caractérisé sévère • sans caractéristiques psychotiques • avec caractéristiques psychotiques	Episode maniaque • sans caractéristiques psychotiques • avec caractéristiques psychotiques
	Episode dépressif non caractérisé	
	Episode mixte : présence simultanée ou en alternance (en quelques heures) de symptômes maniaques/hypomaniaques et de symptômes dépressifs (à traiter comme un épisode maniaque)	
Trouble	Trouble unipolaire • Trouble dépressif récurrent/récidivant • Trouble dépressif chronique	Trouble bipolaire • Trouble bipolaire de type 1 • Trouble bipolaire de type 2
	Trouble dysthymique	Trouble cyclothymique

- **Le TROUBLE BIPOLAIRE est défini par la répétition d'épisodes maniaques ou hypomaniaques, auxquels <u>s'associent souvent des épisodes dépressifs</u>.**
- **Le TROUBLE UNIPOLAIRE est défini par la répétition d'épisodes dépressifs, <u>en l'absence de tout épisode maniaque ou hypomaniaque</u>. L'existence d'un épisode maniaque ou hypomaniaque exclut nécessairement le diagnostic de trouble unipolaire.**
- **Le terme de trouble unipolaire n'apparaît plus dans les classifications internationales (CIM-10, DSM-IV-TR), et ne doit pas être utilisé à l'ECN (préférer les termes de trouble dépressif récurrent, récidivant ou chronique).**
- **Les troubles de l'humeur sont des pathologies fréquentes. Il existe une nette prédominance féminine dans la dépression et le trouble unipolaire, qui n'est pas retrouvée dans la manie et le trouble bipolaire (*sex ratio* = 1).**

1 DÉPRESSION ET TROUBLE UNIPOLAIRE

Cf. item 64

2 MANIE ET TROUBLE BIPOLAIRE

2.1 ETIOLOGIES

MANIES PRIMITIVES : isolées

MANIES SECONDAIRES à une affection organique ou à une prise de toxiques

CONFERENCE DE CONSENSUS ET RECOMMANDATIONS

DIAGNOSTICS DIFFERENTIELS DES EPISODES MANIAQUES PRIMITIFS (HAS 2009)

- Affection ORGANIQUE :
  - Neurologique : syndrome frontal (tumeurs cérébrales, démences), SEP, AVC, épilepsie partielle (temporale)
  - Endocrinienne : hyperthyroïdie, hypercorticisme, hypercalcémie, hypoglycémie
- Prise de TOXIQUES :
  - Drogues : psychostimulants (cocaïne, amphétamines, ecstasy, hallucinogènes)
  - Médicaments : corticoïdes, antidépresseurs (virage maniaque), interféron α, L-Dopa, thyroxine, isoniazide, antipaludéens de synthèse…

2.2 MANIFESTATIONS CLINIQUES

Triade caractéristique du ***SYNDROME MANIAQUE*** :

HUMEUR MANIAQUE	ACCELERATION PSYCHOMOTRICE	TROUBLES PHYSIQUES
Exaltation de l'humeur (**hyperthymie**) avec euphorie et expansivité **Hyperesthésie affective** **Hyperhédonie, hypersyntonie** (humeur calquée sur celle de l'environnement) **Optimisme** **Surestimation du Moi** (au maximum : mégalomanie) **Labilité émotionnelle** **Irritabilité**	**Agitation** (au maximum : clastie) **Hyperactivité** désordonnée (tachykinésie), **hypermimie** **Tachypsychie, fuites des idées** (diffluence, illogisme, coq-à-l'âne) **Tachyphémie, logorrhée** **Troubles cognitifs** : distractibilité, déni des troubles **Ludisme** avec jeux de mots par assonance **Désinhibition** (achats pathologiques), familiarité	**Troubles du sommeil** : ▪ Insomnie totale sans asthénie **Troubles alimentaires** : ▪ Hyperphagie ▪ Polydipsie, dipsomanie **Troubles sexuels** : exacerbation de la libido (hypersexualité), dysménorrhée…

Contrairement au syndrome dépressif, le syndrome maniaque est caractérisé par une ***anosognosie***

2.3 FORMES CLINIQUES

EPISODE MANIAQUE :

- DEFINITION de l'épisode maniaque (d'après le DSM-IV-TR) :
  - ≥ 3 symptômes sur une liste de 7 (appartenant au syndrome maniaque)
  - Pendant une **période ≥ 7 jours**
  - ***Rupture avec l'état antérieur***
  - ***Sévérité suffisante pour altérer le fonctionnement socio-professionnel***
  - Absence d'une **cause organique ou toxique** et d'épisode mixte

- SYMPTOMATOLOGIE de l'épisode maniaque :
  - EM ***clastique*** = manie clastique = manie furieuse = furie maniaque
  - EM ***délirant*** : présence d'idées délirantes mégalomaniaques, de filiation, érotomaniaques, de persécution...
  - EM ***atypique*** (= trouble schizo-affectif = schizophrénie dysthymique) : présence d'éléments dissociatifs et d'un délire non congruent à l'humeur

EPISODE HYPOMANIAQUE :

- DEFINITION de l'épisode hypomaniaque (d'après le DSM-IV-TR) :
  - ≥ 3 symptômes sur une liste de 7 (appartenant au syndrome maniaque)
  - Pendant une **période ≥ 4 jours**
  - ***Rupture avec l'état antérieur***
  - ***Sévérité insuffisante pour altérer le fonctionnement socio-professionnel***
  - Absence d'une **cause organique ou toxique** et d'épisode mixte

NOTIONS CLES

- **La distinction entre épisode maniaque et hypomaniaque se fait sur la sévérité de l'épisode** : l'épisode maniaque est plus sévère que l'épisode hypomaniaque.
- **La distinction entre épisode dépressif caractérisé et non caractérisé ne se fait <u>pas</u> sur la sévérité de l'épisode**, mais sur la présence d'un certain nombre de symptômes dépressifs. Pour grader la sévérité d'un épisode dépressif (en général caractérisé), on utilise les termes « léger », « modéré » ou « sévère ».

2.4 EVOLUTION – PRONOSTIC – COMPLICATIONS

EVOLUTION :

Selon le mode de répétition des épisodes maniaques et/ou hypomaniaques, on distingue :

- **EM isolé** : « n'existe pas » (en fait, rare : 10% des cas)
- ***Trouble bipolaire*** : répétition d'épisodes maniaques ou hypomaniaques, en alternance avec des EDC, séparés par des intervalles libres
  - **Trouble bipolaire de type 1** : répétition d'épisodes maniaques, en alternance avec des EDC (souvent mélancoliques)
  - **Trouble bipolaire de type 2** : répétition d'épisodes hypomaniaques, en alternance avec des EDC (souvent mélancoliques)
  - **Trouble bipolaire de « type 3 » = virage maniaque ou hypomaniaque** : survenue d'un épisode maniaque/hypomaniaque lors de l'introduction d'un AD
- **Trouble cyclothymique** : répétition d'épisodes strictement hypomaniaques, en alternance avec des ED non C, séparés par des intervalles libres

NOTIONS CLES

L'épisode maniaque isolé n'existe pas : **la survenue d'un seul épisode maniaque permet de poser le diagnostic de trouble bipolaire de type 1**.

FACTEURS DE MAUVAIS PRONOSTIC :

CONFERENCE DE CONSENSUS ET RECOMMANDATIONS

FACTEURS DE RISQUE DE RECIDIVE D'EPISODES DYSTHYMIQUES (HAS 2009)

- Episode actuel psychotique sévère
- Abus d'alcool ou de substances psychoactives (cannabis, stimulants, opiacés)
- Isolement social, précarité, évènements de vie avec fort retentissement socio-prof.

COMPLICATIONS :

CONFERENCE DE CONSENSUS ET RECOMMANDATIONS

COMPLICATIONS DU TROUBLE BIPOLAIRE (HAS 2009)

- Complications évolutives : ***trouble à cycles rapides*** (≥ 4 épisodes par an)
- Complications psychiatriques : ***conduites suicidaires*** , ***addictions***, **tb anxieux**
- Complications somatiques :
  - Liées aux épisodes maniaques : ***intoxications aiguës***, dénutrition, déshydratation, AVP, IST, grossesse, traumatismes
  - Liées au traitement médicamenteux : troubles cardiovasculaires, diabète
- Complications sociales et médicolégales :
  - ***Retentissement socio-professionnel*** : désinsertion
  - ***Conduites à risque*** : rapports sexuels non protégés, vagabondage, dilapidation du capital financier, comportement hétéro-agressif

Conference de consensus et recommandations

Facteurs associés à la VIOLENCE HETERO-AGRESSIVE chez les patients ayant des troubles de l'humeur (HAS 2011)

Facteurs généraux	Facteurs spécifiques
Facteurs sociodémographiques	**Diagnostic actuel**
- Âge jeune < 40 ans - Genre masculin - Statut économique précaire - Faible niveau d'éducation - Célibat	- Trouble bipolaire **type 1** > type 2 - Épisode dépressif caractérisé - Abus ou dépendance aux **substances psycho-actives** comorbide - **Personnalité antisociale** comorbide - État mixte - Épisodes dépressifs récurrents brefs
Antécédents	**Symptômes**
- Antécédents personnels et familiaux judiciaires, de violence envers autrui ou d'incarcération - Antécédent d'abus ou de dépendance à l'alcool - Antécédent de « troubles des conduites » dans l'enfance ou à l'adolescence - Antécédents de victimation - Retard mental	- Idées délirantes de ruine, de culpabilité, de grandeur ou mégalomaniaques ou idées délirantes non congruentes à l'humeur, persécution - Impulsivité, hostilité - Symptomatologie mélancolique - Idées suicidaires - Péjoration de l'avenir, incurabilité
Facteurs contextuels	**Facteurs liés aux soins**
- Être victime de violence dans l'année - Divorce ou séparation dans l'année - Sans emploi dans l'année	- Défaut d'accès aux soins - Incapacité à demander de l'aide - Déni des troubles et faiblesse de l'*insight* - Durée d'évolution avant le diagnostic - « Pseudo-alliance thérapeutique » - Rupture du suivi psychiatrique - **Non-observance** médicamenteuse - Insuffisance du suivi au décours immédiat d'une hospitalisation

2.5 PRISE EN CHARGE DIAGNOSTIQUE

DIAGNOSTIC POSITIF :

- ***Diagnostic clinique***
  ⇒ Aucun examen paraclinique n'est nécessaire au diagnostic positif

DIAGNOSTIC DES COMPLICATIONS :

- Complications évolutives : recherche d'**ATCD d'épisodes dépressifs, maniaques ou hypomaniaques** (nombre, durée, sévérité, espacement, prise en charge)
- Complications psychiatriques : ***évaluation du risque suicidaire***, ***recherche d'addictions*** (BZP, alcool), recherche de **troubles anxieux**
- Complications somatiques : évaluation de l'état général (notamment nutritionnel), recherche d'intoxication, de traumatismes, d'IST et de grossesse
- Complications sociales et médicolégales : ***évaluation du retentissement socio-professionnel***, **financier** et **judiciaire**

DIAGNOSTIC ETIOLOGIQUE :

- ***Elimination systématique d'une organicité*** : recherche de troubles neurologiques et endocriniens

CONFERENCE DE CONSENSUS ET RECOMMANDATIONS

BILAN INITIAL DU TROUBLE BIPOLAIRE (HAS 2009)

Diagnostic positif : si doute diagnostic

- Bilan psychométrique et cognitif

Diagnostic étiologique et des complications :

- Imagerie cérébrale (TDM, IRM) *(cause de la manie)*
- EEG *(cause de la manie)*
- TSH *(cause de la manie)*
- γGT, transferrine désialylée : évaluation de l'éthylisme *(cause ou conséquence de la manie)*
- Alcoolémie, dosage sanguin et urinaire de toxiques (cannabis, stimulants, opiacés) *(cause ou conséquence de la manie)*
- Bilan d'IST + β-HCG *(conséquence de la manie)*

Bilan pré thérapeutique :

- Poids, taille, IMC, périmètre abdominal, TA, état général et antécédents somatiques
- NFS-plaquettes, VS
- Ionogramme sanguin
- Glycémie, bilan lipidique
- Urée, créatinine et clairance de la créatinine ; protéinurie, glycosurie
- Transaminases
- TSH
- ECG
- β-HCG

2.6 PRISE EN CHARGE THERAPEUTIQUE

MISE EN CONDITION :

- **Hospitalisation** libre si possible, sous contraintes (SPDT ou SPDRE) si nécessaire, avec ***mesures de prévention du risque suicidaire*** :

CONFERENCE DE CONSENSUS ET RECOMMANDATIONS
CRITERES D'HOSPITALISATION D'UN BIPOLAIRE (HAS 2009)
• ***Crise suicidaire d'urgence élevée***
• ***Forme sévère*** ou **résistante au traitement**
• Trouble du comportement majeur
• Comorbidités complexes
• Nécessité de modification thérapeutique (insuffisance de réponse au traitement…)
• Milieu de vie entretenant les troubles (entourage insuffisant ou « toxique »…)

- **Prise en charge ambulatoire** possible dans les autres cas

TRAITEMENT CURATIF de l'épisode maniaque / hypomaniaque :

PRISE EN CHARGE MULTI-DISCIPLINAIRE

- ***CHIMIOTHERAPIE*** **= TRAITEMENT *THYMOREGULATEUR***
  - **Sels de lithium** (carbonate de lithium, gluconate de lithium)
  - **Anti-épileptiques** (divalproate de sodium, valpromide, carbamazépine)
  - **Neuroleptiques atypiques** (olanzapine, risperidone, aripiprazole)

CONFERENCE DE CONSENSUS ET RECOMMANDATIONS
STRATEGIE DE TRAITEMENT DE L'EPISODE MANIAQUE (HAS 2009)
Chez les patients non traités :
• Introduction d'un traitement thymorégulateur
Chez les patients déjà traités :
• Réalisation d'un dosage plasmatique du thymorégulateur :
- Si sous-dosage : augmentation de la posologie
- Si dosage normal : modification du traitement thymorégulateur (changement de molécule ou de classe médicamenteuse, association médicamenteuse)

- ***ELECTRO-CONVULSIVO-THERAPIE*** (3 séances par semaine pendant 1 mois) après bilan pré-thérapeutique (ECG, EEG et TDM cérébrale éliminant une HTIC), arrêt du lithium et des BZP, et surveillance de la durée des crises si anti-épileptiques

CONFERENCE DE CONSENSUS ET RECOMMANDATIONS
INDICATIONS DE L'ECT DANS L'EPISODE MANIAQUE (HAS 2009)
• Episode sévère avec échec, intolérance ou contre-indications aux thymorégulateurs
• Mise en jeu du pronostic vital : manie sévère prolongée

- ***PSYCHOTHERAPIE*** adaptée à la problématique du patient :
  - **Thérapie de soutien**
  - **Thérapie comportementale et cognitive** (individuelle ou en groupe)
  - **Thérapie analytique**
  - **Association** de patients

TRAITEMENT CURATIF de l'épisode dépressif caractérisé :

- Le traitement médicamenteux des EDC survenant dans le cadre du trouble bipolaire présente certaines particularités.

CONFERENCE DE CONSENSUS ET RECOMMANDATIONS

STRATEGIE DE TRAITEMENT DE L'EDC DU BIPOLAIRE (HAS 2009)

Chez les patients non traités :

- Introduction d'un traitement thymorégulateur
- Si nécessaire, adjonction d'un antidépresseur (ISRS)

Chez les patients déjà traités :

- Réalisation d'un dosage plasmatique du thymorégulateur :
  - Si sous-dosage : augmentation de la posologie
  - Si dosage normal : modification du traitement thymorégulateur (changement de molécule ou de classe médicamenteuse, association médicamenteuse) + si nécessaire, adjonction d'un antidépresseur (ISRS)

PARTICULARITES DU TRAITEMENT ANTIDEPRESSEUR DU BIPOLAIRE (HAS 2009)

- Dans l'EDC du bipolaire, l'introduction d'un antidépresseur n'est pas systématique (jamais en cas d'EDC léger) et ne se fait que sous couvert d'un thymorégulateur.
- Le déroulement du traitement antidépresseur est différent chez le bipolaire :
  - Phase aiguë : jusqu'à rémission complète (idem EDC hors trouble bipolaire)
  - Phase de consolidation : pendant 8 semaines après rémission complète (contrairement à 6 mois dans les EDC hors trouble bipolaire)
  - Phase de maintien : assurée par le thymorégulateur (arrêt des antidépresseurs)
- Le risque de virage maniaque est majeur, surtout avec les ADTc.

- Les indications et les modalités de l'ECT et de la psychothérapie restent identiques à celles des EDC survenant en dehors du trouble bipolaire.

TRAITEMENT PREVENTIF des récidives = TRAITEMENT DU TROUBLE BIPOLAIRE :

CONFERENCE DE CONSENSUS ET RECOMMANDATIONS

PREVENTION DES RECIDIVES (HAS 2009)

- *En cas de 1er épisode dysthymique :* maintien du thymorégulateur…
  - Si ∅ facteurs de mauvais pronostic : …pendant ≥ 2 ans
  - Si facteurs de mauvais pronostic : …pendant ≥ 5 ans
- *En cas de récidive :* maintien du thymorégulateur à vie

MESURES ASSOCIEES :

- **Education thérapeutique** : **information** du malade et de son entourage
- Prise en charge **juridique** : ***mesure de protection*** (sauvegarde de justice/tutelle/curatelle)
- Prise en charge **financière** : ***ALD30***
- Prise en charge **sociale** (logement) : aménagement du domicile, appartement thérapeutique, maison d'accueil spécialisée, institutionnalisation…
- Prise en charge **professionnelle** : arrêt de travail, avis médecine du travail (adaptation du temps/poste de travail, reclassement professionnel)

NOTIONS CLES

MESURES ASSOCIEES AU TRAITEMENT PAR LITHIUM

- Traitement au long cours : ne jamais interrompre sans avis médical (récidives)
- Règles hygiéno-diététiques : limiter la prise de poids, éviter le régime hyposodé, éviter la déshydratation
- Contre-indication aux médicaments à risque de surdosage ou de toxicité (liste remise au patient) : diurétiques, AINS, IEC, carbamazépine, neuroleptiques
- Carnet de surveillance des lithiémies, carte de patient sous lithium
- Apprentissage de signes de surdosage en lithium et de la conduite à tenir
- Association systématique à une contraception efficace, surveillance des β-HCG

SURVEILLANCE : auprès du généraliste et/ou du psychiatre

- **Suivi psychiatrique** : observance, efficacité et tolérance du traitement, indication à son maintien, complications du terrain et de la maladie
- **Suivi psychologique** par psychologue
- **Suivi social** par assistante sociale

CONFERENCE DE CONSENSUS ET RECOMMANDATIONS

SURVEILLANCE DU TRAITEMENT PAR THYMOREGULATEUR (HAS 2009)

On réalise le bilan annuel suivant, quel que soit le thymorégulateur prescrit :

- Poids, taille, IMC, périmètre abdominal, TA, contraception
- NFS-plaquettes
- Ionogramme sanguin
- Glycémie, bilan lipidique
- Urée, créatinine et clairance de la créatinine
- Transaminases
- TSH
- ECG
- β-HCG
- Dosages plasmatiques du thymorégulateur

En plus de ce bilan annuel, il convient de rajouter les examens de surveillance spécifiques à chaque thymorégulateur, détaillés dans l'*item 72*.

Item 62

FICHE DE SYNTHESE

DEPRESSION et TROUBLE DEPRESSIF RECURRENT/CHRONIQUE

- **Syndrome dépressif : tristesse de l'humeur + ralentissement psychomoteur + troubles physiques (asthénie, anorexie, insomnie, dysménorrhée)**
- **Episode dépressif caractérisé : léger, modéré, sévère ; voire mélancolie (délire de ruine, de culpabilité, d'indignité et d'incurabilité, à haut risque suicidaire)**
- **Trouble dépressif récurrent/récidivant (≥ 2 EDC espacés de ≥ 2 mois) ou chronique (EDC ≥ 2 ans)**
- **Complications : suicide, addictions, retentissement socio-professionnel**
- **Traitement (phase aiguë / phase de consolidation de 6 mois / phase de maintien) : chimiothérapie (ISRS le plus souvent, ADTc) + psychothérapie + ECT (si échec des AD ou mise en jeu du pronostic vital) + ALD 30**

MANIE et TROUBLE BIPOLAIRE

- **Syndrome maniaque : exaltation de l'humeur + accélération psychomotrice + troubles physiques (insomnie totale sans fatigue)**
- **Episode maniaque (si retentissement) ou hypomaniaque (sans retentissement)**
- **Trouble bipolaire de type 1 (répétition d'épisodes maniaques), de type 2 (répétition d'épisodes hypomaniaques), de type 3 (virage maniaque sous AD)**
- **Complications : suicide, addictions, conduites à risque, retentissement socio-professionnel**
- **Traitement : thymorégulateur (lithium, anti-épileptiques) au long cours + psychothérapie + ECT (si échec du thymorégulateur ou mise en jeu du pronostic vital) + ALD 30**

Chapitre 9

TROUBLE DÉLIRANT PERSISTANT

UE 3

Item 63

- **Diagnostiquer un trouble délirant persistant.**
- **Argumenter l'attitude thérapeutique et planifier le suivi à tous les stades de la maladie**

NOTIONS CLES, ZEROS ET SYNTHESE

- **Délires chroniques non schizophréniques**
- **Triade : neuroleptiques + psychothérapie + sociothérapie**
- **Risque suicidaire**
- **Hospitalisation sous contraintes (SPDT/SPDRE)**
- **Mesures de protection juridique (sauvegarde, curatelle/tutelle)**

ITEMS ECN TRANSVERSAUX

11	Soins psychiatriques sans consentement
62	Trouble bipolaire
64	Diagnostiquer : un trouble dépressif, un trouble anxieux généralisé, un trouble panique, un trouble phobique, un trouble obsessionnel compulsif, un état de stress post – traumatique, un trouble de l'adaptation (de l'enfant à la personne âgée), un trouble de la personnalité
72	Prescription et surveillance des psychotropes
117	Handicap psychique
346	Agitation et délire aigu

CONFERENCE DE CONSENSUS ET RECOMMANDATIONS

2012	HAS	Antipsychotiques de seconde génération
2010	AFSSAPS	Mise au point : suivi cardio-métabolique des patients traités par antipsychotiques
2007	HAS	Guide ALD n°23 : Schizophrénies
2003	FFP	Schizophrénies débutantes : diagnostic et modalités thérapeutiques

ANNALES ECN

A ce jour, aucun dossier de l'ECN ne porte sur cet item.

POINTS REPERES

- **Les DELIRES CHRONIQUES sont des délires durant plus de 6 mois.**
- **Les délires chroniques sont classifiés selon l'existence d'éléments dissociatifs et déficitaires :**
  - **SCHIZOPHRENIE** : *cf. item 61*
  - **DELIRES CHRONIQUES NON SCHIZOPHRENIQUES** : délires chroniques sans éléments dissociatifs, ni déficitaires ; classifiés selon le mécanisme du délire :
    - **PSYCHOSE HALLUCINATOIRE CHRONIQUE** : hallucination
    - **PSYCHOSE PARANOÏAQUE** : interprétation ; elle-même divisée en :
      - **Délire d'interprétation** (= syndrome de Sérieux-Capgras)
      - **Délire passionnel** : érotomanie, jalousie ou revendication
      - **Délire de relation des sensitifs** (= syndrome de Kretschmer)
    - **PARAPHRENIE** : imagination

1 DIAGNOSTIC

1.1 MANIFESTATIONS CLINIQUES

Cf. tableau en page suivante

NOTIONS CLES

Ne pas confondre DELIRE PARANOÏDE et DELIRE PARANOÏAQUE

	DELIRE PARANOÏDE	DELIRE PARANOÏAQUE
Ancienneté	Chronique	Chronique
Thème	Multiples (persécution)	Unique (persécution)
Mécanisme	Multiples (hallucinations)	Unique (interprétation)
Systématisation	Non systématisé	Systématisé en réseau
Adhésion	Variable (totale)	Totale
Participation affective	Pauvre	Intense
	⇒ SCHIZOPHRENIE	⇒ PSYCHOSE PARANOÏAQUE

1.2 FORMES CLINIQUES

Cf. tableau en page suivante

1.3 EVOLUTION – PRONOSTIC – COMPLICATIONS

Cf. tableau en page suivante

1.4 DIAGNOSTICS DIFFERENTIELS

PATHOLOGIES ORGANIQUES	PATHOLOGIES PSYCHIATRIQUES
Toxiques **Epilepsie** Infections (**encéphalite**) Processus expansifs intracrâniens (**tumeurs cérébrales**) Syndrome confusionnel (**troubles métaboliques**) Syndrome démentiel	**Délire chronique non schizophrénique** **Episode psychotique aigu** *(pouvant passer pour une poussée processuelle de schizophrénie)* Trouble de l'humeur atypique Trouble envahissant du développement Trouble schizotypique

1.5 PRISE EN CHARGE DIAGNOSTIQUE

Idem schizophrénie *(cf. item 61)*

2 ATTITUDE THERAPEUTIQUE

Idem schizophrénie *(cf. item 61)*

NOTIONS CLES

POUR LES PSYCHOSES PARANOÏAQUES, PREFERER LES *SPDRE* AUX SPDT
lorsqu'une hospitalisation sous contraintes est nécessaire (tiers = persécuteur désigné)

			PSYCHOSE PARANOÏAQUE				
				DELIRES PASSIONNELS			
	PARAPHRENIE	PSYCHOSE HALLUCINATOIRE CHRONIQUE	DELIRE D'INTERPRETATION	REVENDICATION	JALOUSIE	EROTOMANIE	DELIRE DE RELATION DES SENSITIFS
EPIDEMIOLOGIE							
Sexe	Homme	Femme	Homme	Homme	Homme (alcoolique)	Femme	Homme
Age	**> 40 ans**	**> 40 ans**	**> 40 ans**	**> 40 ans**	**> 40 ans**	**> 40 ans**	**> 40 ans**
Trouble de la personnalité	∅	∅	**Paranoïaque**, obsessionnelle	**Paranoïaque**	**Paranoïaque**	**Paranoïaque**, histrionique	**Sensitive**
MANIFESTATIONS CLINIQUES							
DELIRE	Fonctionnement dans **2 mondes différents** (réel et imaginaire)	Délire chronique **hallucinatoire**	**Vécu de persécution** permanent dans tous les domaines de la vie	**Conviction délirante d'être victime d'un préjudice spécifique**	**Conviction délirante d'être trompé**	**Conviction délirante d'être aimé**	Vécu de persécution permanent, **non exprimé**
Ancienneté	**Chronique** (> 6 mois)	**Chronique** (> 6 mois)	**Chronique** (> 6 mois)	**Chronique** (> 6 mois)	**Chronique** (> 6 mois)	**Chronique** (> 6 mois)	**Chronique** (> 6 mois)
Mode d'installation	Début insidieux	Début brutal ou insidieux (**facteur déclenchant**)	Début aigu ou insidieux (facteur déclenchant)	Début insidieux	Début insidieux	Début brutal	Début insidieux
Mécanisme	**IMAGINATION** Hallucinations	**HALLUCINATION**	**INTERPRETATION** Intuition-imagination				
Thème	**FANTASTIQUE** **Mystique** **Mégalomanie** Filiation	*Variables* : Mysticisme Persécution **Influence (automatisme mental)**	**PERSECUTION** Préjudice Mégalomanie	**PREJUDICE** Persécution	**PERSECUTION** (adultère)	**EROTOMANIE** Persécution Préjudice Abandon	**PERSECUTION** Préjudice Référence
Systématisation	**En secteur**	Variable	**En réseau**	**En secteur**	**En secteur**	**En secteur**	**En secteur**
Adhésion	Totale	Totale (après doutes)	Totale	Totale	Totale	Totale	Totale
Participation affective	Variable	Variable	Intense	Intense	Intense	Intense	Intense (dépression)
	ABSENCE DE SYNDROME DISSOCIATIF **ABSENCE DE TROUBLES ORGANIQUES** pouvant expliquer le tableau clinique						
FORMES CLINIQUES							
	Paraphrénie fantastique : • Imagination et hallucination • Fantastique **Paraphrénie confabulante** : • Imagination • Mégalomanie, filiation			**Hypocondrie délirante** **Idéalistes passionnés** **Quérulents processifs** **Sinistrose délirante** **Inventeurs méconnus**			
EVOLUTION							
	EVOLUTION CHRONIQUE INTERMITTENTE (phases d'exacerbation et phases de rémissions, avec enkystement progressif)	EVOLUTION CHRONIQUE INTERMITTENTE (phases d'exacerbation et phases de rémissions, avec enkystement progressif)	EVOLUTION CHRONIQUE INTERMITTENTE (phases d'exacerbation et phases de rémissions, avec enkystement progressif)	EVOLUTION CHRONIQUE INTERMITTENTE (phases d'exacerbation et phases de rémissions, avec enkystement progressif)	EVOLUTION CHRONIQUE INTERMITTENTE (phases d'exacerbation et phases de rémissions, avec enkystement progressif)	Evolution chronique intermittente, en 3 phases : • **ESPOIR** • **DEPIT** • **RANCUNE**	EVOLUTION CHRONIQUE INTERMITTENTE (phases d'exacerbation et phases de rémissions, avec enkystement progressif)
COMPLICATIONS							
	Rares **(maintien de l'insertion socio-prof.)**	Désinsertion socio-prof. Hétéro-agressivité Conduites addictives Dépression Conduites suicidaires	Désinsertion socio-prof. Hétéro-agressivité Conduites addictives Dépression Conduites suicidaires	Désinsertion socio-prof. Hétéro-agressivité Conduites addictives Dépression Conduites suicidaires	Désinsertion socio-prof. Hétéro-agressivité Conduites addictives Dépression Conduites suicidaires	Dépression, conduites suicidaires (dépit) Hétéro-agressivité (rancune)	Désinsertion socio-prof. Conduites addictives **Dépression** Conduites suicidaires

Item 63

FICHE DE SYNTHESE

DELIRES CHRONIQUES NON SCHIZOPHRENIQUES

- **Paraphrénie (imagination), PHC (hallucinations) et PP (interprétations)**
- **Pas de SPDT chez les paranoïaques ⇒ SPDRE systématique**
- **La paraphrénie n'a pas de retentissement socio-professionnel, donc ce n'est pas pathologique !**

Notes personnelles

Chapitre 10

TROUBLES DEPRESSIF, ANXIEUX DE L'ADAPTATION ET DE LA PERSONNALITE

UE 3

Item 64

- **Diagnostiquer : un trouble dépressif, un trouble anxieux généralisé, un trouble panique, un trouble phobique, un trouble obsessionnel compulsif, un état de stress post-traumatique, un trouble de l'adaptation (de l'enfant à la personne âgée), un trouble de la personnalité.**
- **Argumenter l'attitude thérapeutique et planifier le suivi aux différents âges et à tous les stades de ces différents troubles**

NOTIONS CLES, ZEROS ET SYNTHESE

- **<u>Troubles dépressif, anxieux et de l'adaptation :</u>**
- **Syndrome / Episode / Trouble**
- **Troubles anxieux / phobiques / post-traumatiques / TOC**
- **Hospitalisation sous contraintes (SPDT/SPDRE)**
- **Risque suicidaire**
- **Elimination systématique d'une organicité**
- **Eviter les BZP (addictions)**
- **<u>Troubles de la personnalité :</u>**
- **Retentissement socio-professionnel**
- **Addictions**
- **Dépression**
- **Risque suicidaire**
- **Abstention thérapeutique en l'absence de complication**

ITEMS ECN TRANSVERSAUX

11	Soins psychiatriques sans consentement
61	Trouble schizophrénique de l'adolescent et de l'adulte
62	Trouble bipolaire de l'adolescent et de l'adulte
63	Trouble délirant persistant
69	Troubles du comportement alimentaire
72	Prescription et surveillance des psychotropes
73 à 78	Addictions et conduites dopantes
347	Crise d'angoisse aiguë et attaque de panique
348	Risque et conduite suicidaires chez l'enfant, l'adolescent et l'adulte

CONFERENCE DE CONSENSUS ET RECOMMANDATIONS

2011	HAS	Dangerosité psychiatrique : étude et évaluation des facteurs de risque de violence hétéro-agressive chez les personnes ayant des troubles schizophréniques ou des troubles de l'humeur
2009	HAS	Guide ALD n°23 : Troubles dépressifs récurrents ou persistants de l'adulte
2007	HAS	Prise en charge des complications évolutives d'un épisode dépressif caractérisé de l'adulte
2007	HAS	Guide ALD n°23 : Troubles anxieux graves
2006	AFSSAPS	Bon usage des médicaments antidépresseurs dans le traitement des troubles dépressifs et des troubles anxieux
2006	HAS	Prise en charge de la psychopathie
2005	HAS	Troubles obsessionnels compulsifs (TOC) résistants : prise en charge et place de la neurochirurgie fonctionnelle
2002	ANAES	Prise en charge d'un épisode dépressif isolé de l'adulte en ambulatoire

ANNALES ECN

2008	Patient de 17 ans, amené par sa mère en consultation, présentant depuis 1 an une anorexie, un amaigrissement important (29 kg pour 1,54 m), des douleurs abdominales et des diarrhées. Prise en charge antérieure en psychiatrie (contrat de poids et séparation) et en chirurgie (appendicectomie retrouvant une iléite suspendue proche de la jonction iléo-caecale). Elève en 1ère S, travailleur, consciencieux, perfectionniste, insatisfait de ses notes pourtant élevées. ATCD de dépression (suite au décès de sa sœur handicapé, 1 an avant le début des troubles) et de divorce parental (père alcoolique). 5) Quels éléments de personnalité relève-t-on chez ce garçon ?
2008	Patiente de 40 ans, consultant pour asthénie chronique, présentant une tristesse de l'humeur (avec anhédonie, désinvestissement des activités habituelles et dévalorisation), un ralentissement psychomoteur (bradyphémie), et des troubles somatiques (asthénie, insomnie matinale avec réveils précoces, aménorrhée secondaire), dans un contexte de crise suicidaire (idées suicidaires, conservation de comprimés de clomipramine, ATCD de TS secondaire à son divorce il y a 2 mois). En outre, signes d'hypercorticisme avec obésité facio-tronculaire et hyperandrogénie (hirsutisme, aménorrhée secondaire). 1) Diagnostic psychiatriques ? Eléments en faveur ? 3) Pathologie organique sous-jacente ? Signes cliniques en faveur ? Lien entre tableaux psychiatrique et organique ? 6) Effets secondaires de la clomipramine ?

2005	Patiente de 16 ans, amenée par sa mère en consultation, présentant un trouble du comportement alimentaire (ingestion compulsive d'aliments hypercaloriques en cachette, précédée d'un craving et d'une lutte anxieuse et suivie d'une sensation de malaise physique et psychique) avec stratégies de contrôle pondéral (vomissements provoqués responsables d'hématémèse) et d'évitement des crises (éviction de la table familiale), compliqué d'un syndrome dépressif (tristesse, incurabilité) et d'idées suicidaires. ATCD d'anorexie mentale (amaigrissement, aménorrhée secondaire, dysmorphophobie et déni des troubles). Difficultés à quitter sa mère et le domicile familial. IMC normal. 1) Diagnostic ? 2) Eléments de sémiologie venant l'étayer ? 3) Autres symptômes (psychologiques et physiques) à rechercher ? 5) Que dire de la personnalité de cette jeune fille ? 7) Traitement(s) et suivi thérapeutique ?

POINTS REPERES

- **La PEUR est une émotion normale d'alerte et de crainte face à un danger.**
- **Les termes d'angoisse et d'anxiété désignent tous deux une sensation de peur excessive par rapport aux dangers éventuels :**
  - **l'ANGOISSE est la composante somatique de cette peur**
  - **l'ANXIETE est la composante psychique de cette peur**
- **D'après le DSM-IV-TR, les TROUBLES ANXIEUX sont des pathologies durables dans lesquelles l'anxiété ou l'angoisse sont les symptômes principaux. On distingue parmi eux :**
  - **TROUBLES ANXIEUX *stricto sensu* :**
    - **TROUBLE ANXIEUX GENERALISE (TAG)**
    - **TROUBLE PANIQUE (TP)**
  - **TROUBLES PHOBIQUES :**
    - **PHOBIE SIMPLE = PHOBIE SPECIFIQUE**
    - **AGORAPHOBIE**
    - **PHOBIE SOCIALE**
  - **TROUBLES POST-TRAUMATIQUES**
    - **ETAT DE STRESS AIGU (ESA)**
    - **ETAT DE STRESS POST-TRAUMATIQUE (ESPT)**
  - **TROUBLES OBSESSIONNELS COMPULSIFS (TOC), qui sont traités à part dans ce chapitre, car ils répondent à des options thérapeutiques différentes des troubles précédents**
- **Les TROUBLES DE L'ADAPTATION, définis comme la survenue transitoire de symptômes variés (notamment anxieux) en réaction à un facteur de stress, ne font pas partie du spectre des troubles anxieux d'après le DSM-IV-TR et l'HAS ; ils ont ainsi été traités une section à part au sein du présent chapitre.**

- **Un TROUBLE DE LA PERSONNALITE = PERSONNALITE PATHOLOGIQUE est une anomalie durable de la personnalité, consistant en un mode de fonctionnement prédominant et entraînant :**
  - **Des comportements inadaptés et rigides**
  - **Une souffrance du sujet et/ou de son entourage**
  - **Une altération de son fonctionnement socio-professionnel**
- **Les troubles de la personnalité sont regroupés en 3 clusters par le DSM-IV-TR :**
  - **CLUSTER A : personnalités psychotiques** (excentriques et bizarres)
  - **CLUSTER B : personnalités narcissiques** (dramatiques et émotionnelles)
  - **CLUSTER C : personnalités névrotiques** (craintives et anxieuses)

1 TROUBLE DEPRESSIF

1.1 ETIOLOGIES

DEPRESSIONS PRIMITIVES : isolées

- Dépression PSYCHOGENE = « REACTIONNELLE »
  - Lié à un évènement de vie déclenchant
  - Symptomatologie plus légère
  - Meilleure réponse à la psychothérapie
- Dépression ENDOGENE = « BIOLOGIQUE »
  - Lié à un dysfonctionnement de la neurotransmission cérébrale
  - Symptomatologie plus sévère
  - Meilleure réponse au traitement médicamenteux

DEPRESSIONS SECONDAIRES à une :

- Affection PSYCHIATRIQUE :
  - Troubles anxieux et phobiques
  - Psychoses : schizophrénie
  - Addictions : alcoolisme
  - Troubles de la personnalité : dépendante, borderline
  - Troubles des conduites instinctuelles : TCA, troubles du sommeil
- Affection ORGANIQUE « dépressogène » :
  - Neurologique : démences, maladie de Parkinson, SEP
  - Endocrinienne : hypothyroïdie, hypercorticisme, insuffisance surrénale
  - Inflammatoire : infection (VIH, tuberculose), cancers (digestifs), MAI
- Prise de TOXIQUES (« C.L.A.R.A. ») : corticoïdes, L-Dopa, anti-HTA, réserpine, α_2^+

1.2 MANIFESTATIONS CLINIQUES

Triade caractéristique du ***<u>SYNDROME DEPRESSIF</u>*** :

HUMEUR DEPRESSIVE	RALENTISSEMENT PSYCHOMOTEUR	TROUBLES PHYSIQUES
Tristesse, crises de larmes (au maximum : douleur morale) **Anesthésie affective** **Anhédonie, aboulie** (au maximum : athymhormie) **Pessimisme** (au maximum : incurabilité) **Perte de l'estime de soi, auto-dévalorisation** (au maximum : culpabilité, indignité) **Anxiété**	**Asthénie** avec **amélioration vespérale** (au maximum : stupeur) **Bradykinésie, hypomimie, apragmatisme** (au maximum : catatonie, clinophilie) **Bradypsychie, ruminations dépressives** (« monoïdéisme dépressif ») **Bradyphémie, prosodie monocorde** (au maximum : mutisme) **Troubles cognitifs** : attention, concentration, mémoire…	**Troubles du sommeil** : ▪ Insomnie d'endormissement (anxiété) ▪ Réveils nocturnes avec sommeil non réparateur ▪ Insomnie matinale (réveil précoce sans rendormissement), voire totale ▪ Hypersomnie (rare) **Troubles alimentaires** : ▪ Anorexie (au maximum : refus alimentaire) + amaigrissement ▪ Hyperphagie + prise de poids (rare) **Troubles sexuels** : baisse de la libido, impuissance/frigidité, dysménorrhée… **Plaintes somatiques** : céphalées, douleurs, constipation, frilosité…

1.3 FORMES CLINIQUES

EPISODE DEPRESSIF CARACTERISE (= « majeur ») :

- DEFINITION de l'épisode dépressif caractérisé (d'après le DSM-IV-TR) :
  - ≥ 5 symptômes sur une liste de 9 (appartenant au syndrome dépressif)
  - Pendant une **période ≥ 15 jours**
  - ***Rupture avec l'état antérieur***
  - ***Altération du fonctionnement socioprofessionnel*** ou souffrance majeure
  - Absence d'une **cause organique ou toxique** et de **deuil**
- SEVERITE de l'épisode dépressif caractérisé (d'après le DSM-IV-TR) :
  - EDC **léger** : 5 symptômes + faible altération du fonctionnement socioprofessionnel
  - EDC **moyen** : intermédiaire
  - EDC **sévère** (sans ou avec caractéristiques psychotiques) : 8-9 symptômes + forte altération du fonctionnement socioprofessionnel
- SYMPTOMATOLOGIE de l'épisode dépressif caractérisé :
  - EDC ***mélancolique***, qui associe :
    - **IDEES MELANCOLIQUES** = formes maximales des symptômes
      - **Ruine**
      - **Culpabilité**, auto-accusation
      - **Indignité**, auto-dévalorisation
      - **Incurabilité,** désespoir
    - **IDEES SUICIDAIRES** ⇒ risque suicidaire majeur

La mélancolie est souvent **anxieuse**, **stuporeuse** ou ***délirante***

NOTIONS CLES

> **Syndrome de Cottard** = négation d'organe et du monde + damnation + immortalité
> ⇒ Forme la plus célèbre de mélancolie délirante, plus fréquente chez le sujet âgé

- EDC **anxieux** *(svt mélancolique)* : anxiété majeure avec agitation
- EDC **stuporeux** *(svt mélancolique)* : ralentissement psychomoteur majeur, avec mutisme, oppositionnisme et stupeur
- EDC **délirant** *(svt mélancolique)* : présence d'un délire congruent à l'humeur
- EDC **atypique** (= trouble schizo-affectif = schizophrénie dysthymique) : présence d'éléments dissociatifs et d'un délire non congruent à l'humeur
- EDC **catatonique** : présence d'un syndrome catatonique
- EDC **masqué** : présence de plaintes somatiques au 1er plan

EPISODE DEPRESSIF NON CARACTERISE (= « mineur ») :

- DEFINITION de l'épisode dépressif non caractérisé (d'après le DSM-IV-TR) :
  - 1 à 4 symptômes sur une liste de 9 (appartenant au syndrome dépressif)
  - et/ou pendant une période ≤ 15 jours
- A l'ECN, un épisode dépressif est toujours caractérisé.

1.4 EVOLUTION – PRONOSTIC – COMPLICATIONS

EVOLUTION :

CONFERENCE DE CONSENSUS ET RECOMMANDATIONS

FORMES EVOLUTIVES DES EDC (HAS 2007 + AFSSAPS 2006)

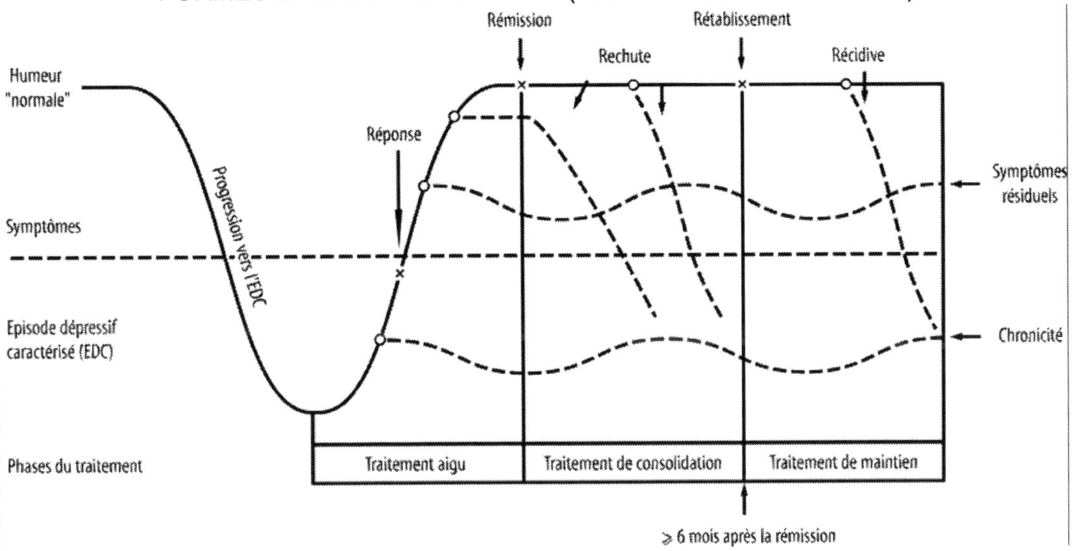

- *En l'absence de traitement :*
  - Guérison spontanée en 8 à 12 mois
- *En phase de traitement aigu et de consolidation :*
  - Réponse complète = **rémission** (disparition de la symptomatologie)
  - Réponse partielle = **symptômes résiduels** (amélioration de la symptomatologie sans retour à l'humeur normale)
  - Réponse nulle = **résistance** (échec de ≥ 2 antidépresseurs, dont 1 ADTc, à posologie et durée suffisantes, soit 4-6 semaines)
- *En phase de traitement de maintien :*
  - Guérison = **rétablissement** (rémission > 6 mois) ⇒ EDC isolé
  - **Rechute** (réapparition des symptômes < 6 mois) ou **récidive** (réapparition des symptômes > 6 mois) ⇒ Trouble dépressif récurrent ou récidivant
  - **Chronicisation** (persistance de l'EDM > 2 ans) ⇒ Dépression chronique
  - Evolution vers un trouble bipolaire (type 1, 2 ou 3) si épisode maniaque

Selon l'existence de rechutes / récidives / symptômes résiduels / symptômes chroniques, on distingue :

- **EDC isolé** : 1er EDC chez un sujet sans ATCD
- **Trouble dépressif récurrent ou récidivant** = **dépression récurrente** : ≥ 2 EDC séparés par un intervalle libre ≥ 2 mois
  - **Dépression saisonnière** : type de dépression récurrente caractérisé par sa périodicité saisonnière (automne-hiver)
- **Trouble dépressif persistant** = **dépression chronique** : EDC de durée ≥ 2 ans, sans intervalle libre ≥ 2 mois
- **Trouble dysthymique** : ED <u>non</u> C de durée ≥ 2 ans, sans intervalle libre ≥ 2 mois

FACTEURS DE MAUVAIS PRONOSTIC :

CONFERENCE DE CONSENSUS ET RECOMMANDATIONS

FACTEURS DE RISQUE DE RECIDIVE ET CHRONICISATION D'UN EDC (HAS 2007)

- ***Sexe féminin***
- ***Nombre, durée, sévérité et espacement*** (≥ 2 EDC en 4 ans) des EDC précédents
- Persistance de **symptômes résiduels**
- Autres FDR :
  - **Terrain défavorable** (ATCD familiaux, âge de début > 60 ans ou < 30 ans)
  - **Comorbidités psychiatriques** (tb anxieux, tb de la personnalité, addictions)
  - **Mauvaise PEC des EDC précédents** (non-observance, retard thérapeutique, négligence des évènements de vie précipitants)
  - **Conditions défavorables** (familiales, socio-professionnelles, économiques)

COMPLICATIONS :

- Complications évolutives : **rechute/récidive, symptômes résiduels/chronicisation**
- Complications psychiatriques : ***conduites suicidaires*** , ***addictions*** (BZP, alcool)
- Complications somatiques : **troubles du sommeil, dénutrition**
- Complications sociales : ***retentissement socio-professionnel***

1.5 PRISE EN CHARGE DIAGNOSTIQUE

DIAGNOSTIC POSITIF :

- ***Diagnostic clinique***

  ⇒ Aucun examen paraclinique n'est nécessaire au diagnostic positif

DIAGNOSTIC DES COMPLICATIONS :

- Complications évolutives : recherche des ***facteurs de mauvais pronostic***, recherche d'**ATCD d'EDC** (nombre, durée, sévérité, espacement, prise en charge), de **symptômes chroniques** ou **résiduels**
- Complications psychiatriques : ***évaluation du risque suicidaire***, ***recherche d'addictions*** (BZP, alcool)
- Complications somatiques : recherche de **troubles du sommeil**, de **dénutrition**
- Complications sociales : ***évaluation du retentissement socio-professionnel*** (arrêts de travail, aménagement des horaires de travail, aides sociales…)

DIAGNOSTIC ETIOLOGIQUE :

- ***Elimination systématique d'une organicité*** : recherche de troubles vasculaires, endocriniens, neurologiques dégénératives, inflammatoires
- **Recherche de troubles psychiatriques** : addictions, troubles névrotiques…

CONFERENCE DE CONSENSUS ET RECOMMANDATIONS

BILAN INITIAL DE L'EPISODE DEPRESSIF CARACTERISE (HAS 2009)

Diagnostic étiologique et des complications :
- Imagerie cérébrale (TDM, IRM) *(cause de la dépression)*
- TSH *(cause de la dépression)*
- γGT, transferrine désialylée : évaluation de l'éthylisme *(cause ou conséquence de la dépression)*
- Polysomnographie : recherche de tb du sommeil *(cause ou conséquence de la dépression)*
- Albuminémie : recherche d'une dénutrition (sujet âgé) *(conséquence de la dépression)*
- Evaluation des fonctions cognitives (sujet âgé) *(cause ou conséquence de la dépression)*
- Tests de personnalité

Bilan pré thérapeutique :
- NFS-plaquettes
- Ionogramme sanguin
- Urée, créatinine et clairance de la créatinine
- Transaminases
- ECG
- β-HCG

1.6 PRISE EN CHARGE THERAPEUTIQUE

MISE EN CONDITION :
- **Hospitalisation** libre si possible, sous contraintes (SPDT ou SPDRE) si nécessaire, avec ***mesures de prévention du risque suicidaire*** :

CONFERENCE DE CONSENSUS ET RECOMMANDATIONS

CRITERES D'HOSPITALISATION D'UN DEPRESSIF (ANAES 2002 + HAS 2007)

- ***Crise suicidaire d'urgence élevée***
- ***EDC sévère (mélancolie) ou délirant***
- Trouble somatique sévère (refus des aliments…)
- Difficultés de surveillance du patient en ambulatoire
- Nécessité de modification thérapeutique (insuffisance de réponse au traitement…)
- Milieu de vie entretenant les troubles (entourage insuffisant ou « toxique »…)

- **Prise en charge ambulatoire** possible dans les autres cas

TRAITEMENT CURATIF de l'épisode dépressif :
= TRAITEMENT AIGU ET DE CONSOLIDATION

CONFERENCE DE CONSENSUS ET RECOMMANDATIONS

STRATEGIE DE TRAITEMENT DE L'EDC (AFSSAPS 2006 + ANAES 2002)

TRAITEMENT AIGU : jusqu'à réponse complète (= rémission)
EDC léger : psychothérapie (antidépresseur (ISRS) si psychothérapie impossible)
EDC modéré : antidépresseur (ISRS) (+ psychothérapie si difficultés psycho-sociales)
EDC sévère : antidépresseur (ADTc) + psychothérapie
En l'absence de réponse ou si la sévérité des symptômes le justifie, envisager d'augmenter la posologie des antidépresseurs avant 4 semaines.

↓

Après 4 à 8 semaines : réévaluer la réponse au traitement

↓

Pas de réponse
Antidépresseur en cours
-changer de médicament*,
-associer une psychothérapie,
-envisager une consultation spécialisée, ou une hospitalisation

Psychothérapie en cours
-associer un antidépresseur

Réponse partielle
Antidépresseur en cours
-augmenter la dose,
-changer de médicament,*
-associer une psychothérapie,
-envisager une consultation spécialisée, ou une hospitalisation

Psychothérapie en cours
-associer un antidépresseur

Réponse complète
↓
TRAITEMENT DE CONSOLIDATION
maintien du traitement pendant 6 mois (jusqu'au rétablissement)

↓

4 à 8 semaines plus tard : réévaluer la réponse

Critères d'appréciation :

-intensité des symptômes,

-risque suicidaire

-statut fonctionnel,

-observance,

-effets secondaires,

-comorbidités psychiatriques (y compris l'abus d'alcool ou d'autres drogues),

-comorbidités organiques,

-virage maniaque

L'appréciation de la gravité de ces critères guide les propositions thérapeutiques

* Changer de classe d'antidépresseur ou, si impossible, choisir une autre molécule

PRISE EN CHARGE MULTI-DISCIPLINAIRE

- ***CHIMIOTHERAPIE*** **= TRAITEMENT *ANTIDEPRESSEUR***
  - **Inhibiteurs sélectifs de la recapture de la sérotonine** = **ISRS** (fluoxétine)
  - **Antidépresseurs tricycliques** = **ADTc** (clomipramine)
  - **Inhibiteurs de la mono-amine oxydase** = **IMAO** (moclobémide)
- ***ELECTRO-CONVULSIVO-THERAPIE*** (3 séances par semaine pendant 1 mois) après bilan pré-thérapeutique (ECG, EEG et TDM cérébrale éliminant une HTIC), arrêt du lithium et des BZP, et surveillance de la durée des crises si anti-épileptiques
  - Si EDC sévère avec échec, intolérance ou contre-indication aux AD
  - Si mise en jeu du pronostic vital : mélancolie stuporeuse ou délirante, catatonie
- ***PSYCHOTHERAPIE*** adaptée à la problématique du patient :
  - **Thérapie de soutien**
  - **Thérapie comportementale et cognitive** (individuelle ou en groupe)
  - **Thérapie analytique**
  - **Association** de patients

TRAITEMENT PREVENTIF des rechutes / récidives / chronicisation :
= TRAITEMENT DE MAINTIEN

CONFERENCE DE CONSENSUS ET RECOMMANDATIONS

PREVENTION DES RECIDIVES ET DE LA CHRONICISATION (HAS 2007)

- *En 1ère intention :* psychothérapie et/ou antidépresseurs
  - Si absence d'ATCD d'EDC : arrêt des traitements
  - Si 1 ou 2 EDC en 4 ans : psychothérapie seule pendant 12-18 mois
  - Si ≥ 3 EDC en 4 ans : antidépresseurs ± psychothérapie pendant 12-18 mois
  - Si dépression saisonnière : luminothérapie
- *En 2ème intention :* lithium
- *En 3ème intention :* ·électroconvulsivothérapie

(Si antidépresseurs, utiliser la molécule et la posologie qui ont permis d'obtenir la rémission des symptômes du dernier EDC)

MESURES ASSOCIEES :
- **Education thérapeutique** : **information** du malade et de son entourage
- Prise en charge **financière** : ***ALD30***
- Prise en charge **professionnelle** : arrêt de travail, avis médecine du travail (adaptation du temps/poste de travail, reclassement professionnel)

SURVEILLANCE : auprès du généraliste et/ou du psychiatre
- **Suivi psychiatrique** : observance, efficacité et tolérance du traitement, indication à son maintien, complications du terrain et de la maladie
- **Suivi psychologique** par psychologue

NOTIONS CLES

COMPLICATIONS COMMUNES DES ANTIDEPRESSEURS :
- *A l'introduction du traitement :*
  - ***Levée d'inhibition*** (≈ J10) : correction du ralentissement psychomoteur, précédant celle de l'humeur dépressive ⇒ Risque suicidaire majeur
    ⇒ Prévention systématique par ***BZP*** (pendant 4 semaines)
  - ***Virage maniaque ou hypomaniaque*** (trouble bipolaire de type 3) : survenue d'un épisode maniaque ou hypomaniaque sous antidépresseur
    ⇒ Augmentation progressive de la posologie jusqu'à la dose minimale efficace
- *A l'arrêt du traitement :*
  - **Rebond** : réapparition de symptômes dépressifs plus sévères, qui impose la reprise du traitement à la dose initiale, après avis psychiatrique (à distinguer d'une récidive d'EDC dans le cadre d'un trouble unipolaire)
  - **Syndrome de sevrage** : anxiété, irritabilité, insomnie, cauchemars, troubles neurosensoriels, syndrome pseudo-grippal… dans les 4 jours suivant l'arrêt
    ⇒ Diminution progressive de la posologie (entre 1 et 6 mois)
    ⇒ Accroissement de la fréquence des consultations de suivi

2 TROUBLES ANXIEUX, TROUBLES PHOBIQUES, TROUBLES POST-TRAUMATIQUES

	TROUBLES ANXIEUX		TROUBLES PHOBIQUES			TROUBLES POST-TRAUMATIQUES	
	TROUBLE ANXIEUX GENERALISE	TROUBLE PANIQUE	AGORAPHOBIE	PHOBIE SIMPLE	PHOBIE SOCIALE	ETAT DE STRESS AIGU	ETAT DE STRESS POST-TRAUMATIQUE
2.1 EPIDEMIOLOGIE	Prédominance féminine Adolescent ou adulte jeune (15-30 ans)						
2.2 MANIFESTATIONS CLINIQUES *(d'après le DSM-IV-TR)*	• **Anxiété de fond permanente** (appréhensions, inquiétude excessive dans tous les domaines de la vie sociale) • **Hypervigilance anxieuse** (insomnie d'endormissement, trouble de concentration) • **Durée ≥ 6 mois**	**Association** de : • **Répétition d'attaques de panique** (≥ 4 en 1 mois) • **Anxiété anticipatoire** entre les crises ± **Agoraphobie** *(Le DSM-IV-TR distingue 2 types de trouble panique : avec et sans agoraphobie. Leur prise en charge est identique)*	• **Peur intense persistante** • De **se retrouver dans un endroit où il pourrait être difficile de s'échapper** ou de trouver secours en cas d'attaque de panique : *files d'attente, foules, transports en commun, magasins, espaces vides…*	• **Peur intense persistante** • Déclenchée par un **stimulus précis** : *animaux, endroits élevés, orages, obscurité, espaces clos (claustrophobie), vue du sang, d'une injection*	• **Peur intense persistante** • D'être **confronté au regard d'autrui**, d'être le centre d'attention • Par **crainte de paraître ridicule**, de se retrouver dans une situation embarrassante : *rougissements (=éreutophobie), bégaiements, tremblements…*	• **Etat d'anxiété** consécutif à un **traumatisme psychique** • **Inférieur à 1 mois** • **Symptômes dissociatifs :** - Amnésie dissociative - Déréalisation - Dépersonnalisation	• **Etat d'anxiété** consécutif à un **traumatisme psychique** • **Supérieur à 1 mois** • **Emoussement affectif**
			• **Conduites d'évitement** des situations phobiques • **Réaménagements** • **Conduites de réassurance** • **Objet contraphobique** • **Reconnaissance du caractère pathologique du trouble** (= égosyntonie) • **Asymptomatique en l'absence de l'objet phobique** • **Altération du fonctionnement socio-professionnel**			• **Syndrome de répétition** : flash-back, reviviscences, ruminations, cauchemars… • **Conduites d'évitement** • **Hyperactivité neurovégétative :** irritabilité, hypervigilance anxieuse, troubles du sommeil, de la concentration • **Altération du fonctionnement socio-professionnel**	
2.3 EVOLUTION PRONOSTIC COMPLICATIONS	**EVOLUTION** : • Evolution fluctuante : alternance de **rémissions** et **rechutes** • Evolution chronique : **chronicisation** **COMPLICATIONS** : • Autres **troubles anxieux** - Trouble panique se compliquant d'une agoraphobie - ESA évoluant vers un ESPT • **Dépression** • **Addiction** (alcool, BZP) • **Suicide** • **Retentissement social, professionnel, scolaire**						

2.4 PRISE EN CHARGE DIAGNOSTIQUE

CONFERENCE DE CONSENSUS ET RECOMMANDATIONS

PRISE EN CHARGE DIAGNOSTIQUE DES TROUBLES ANXIEUX (HAS 2007)

DIAGNOSTIC POSITIF : ***diagnostic clinique***

- **Type** de trouble
- **Date de début**, notion de **traumatisme** dans les mois précédents
- **Intensité** et **fréquence** des symptômes

⇒ Aucun examen paraclinique n'est nécessaire au diagnostic positif

DIAGNOSTIC DES COMPLICATIONS :

- ***Evaluation du risque suicidaire***
- **Présence de comorbidités** : dépression, autres troubles anxieux, trouble bipolaire, comorbidités somatiques
- **Retentissement du trouble anxieux** : conséquence de la vie familiale, sociale et professionnelle, consommation de psychotropes, altération des fonctions cognitives, qualité de vie

DIAGNOSTIC DIFFERENTIEL :

- ***Elimination systématique d'une organicité*** : cardiaque, pulmonaire, endocrinienne, neurologique, ORL, digestive, hématologique, oncologique…

BILAN PRE-THERAPEUTIQUE :

- **Traitements antérieurs** : nature (chimiothérapie, psychothérapie), efficacité et tolérance
- **Recherche de contre-indications aux ADTc** : bilan cardiologique avec ECG, bilan urologique, bilan ophtalmologique, bilan neurologique

2.5 PRISE EN CHARGE THERAPEUTIQUE

CONFERENCE DE CONSENSUS ET RECOMMANDATIONS

PRISE EN CHARGE THERAPEUTIQUE DES TROUBLES ANXIEUX (HAS 2007)

MISE EN CONDITION :

- **Prise en charge ambulatoire** (sauf comorbidité associée : addiction, dépression, risque suicidaire)

MESURES GENERALES : ***règles hygiéno-diététiques***

- Eviction des excitants (café, alcool, tabac, drogues)
- Quantité de sommeil suffisante
- Bon équilibre alimentaire
- Activité physique régulière

TRAITEMENT CURATIF :
TRAITEMENT AIGU : psychothérapie OU chimiothérapie pendant 12 semaines

- ***Psychothérapie*** adaptée à la problématique du patient :
  - **Thérapie de soutien**
  - **Thérapie *self-help*** : autogestion de l'anxiété, guides d'autothérapie
  - **Thérapie cognitivo-comportementale** (12 à 25 séances de 45 minutes) :
    - Techniques de relaxation
    - Techniques d'exposition (en imagination et *in vivo*) à la situation phobique
    - Restructuration des cognitions erronées
    - Désensibilisation avec mouvements oculaires (EMDR = *Eye Movement Desensitization and Reprocessing*) (pour l'ESPT)
  - **Thérapie analytique** : PIP/POP, cure-type psychanalytique
  - **Association de patients**
- ***Chimiothérapie*** :
  - ***Anti-dépresseurs*** (leur efficacité n'apparaît qu'après 8-12 semaines)
    - En 1ère intention : **ISRS** (paroxétine)
    - En 2ème intention *:* **ADTc** (clomipramine)
  - ***Anxiolytiques*** :
    - **Benzodiazépines anxiolytiques** (bromazépam) : ponctuellement au moment des exacerbations (risque d'addiction et d'effet rebond)
    - **β-bloquants** (propanolol) : à prendre 1 heure avant l'exposition à la situation anxiogène (pour les phobies sociales)

TRAITEMENT D'ENTRETIEN : pendant 6 à 24 mois
Réévaluation du traitement (psychothérapie OU chimiothérapie, association des 2 si comorbidités ou inefficacité à 3 mois) à la 12ème semaine :

- En l'absence de rémission symptomatique :
  - **Association chimiothérapie + psychothérapie**
  - Changement de posologie, de molécule, de classe médicamenteuse
  - Association médicamenteuse
- En cas de rémission symptomatique :
  - **Maintien du traitement** ayant permis la rémission pendant 6 à 24 mois
  - Décroissance progressive jusqu'à l'arrêt

MESURES ASSOCIEES :

- **Education thérapeutique** : information du patient et de l'entourage
- Prise en charge financière : **dossier MDPH** (AAH, PCH), ***ALD 30***
- Prise en charge professionnelle : arrêt de travail
- Prise en charge médico-sociale : ***maintien de l'insertion socio-professionnelle***

SURVEILLANCE :

- **Suivi psychiatrique** : observance, efficacité (échelles de surveillance spécifiques) et tolérance du traitement, complications de la maladie et du terrain
- **Suivi psychologique** par psychologue

3 TROUBLES OBSESSIONNELS COMPULSIFS

3.1 EPIDEMIOLOGIE

- *Sex-ratio* = 1
- Adolescent et adulte jeune (début avant 25 ans)

3.2 MANIFESTATIONS CLINIQUES

Association de :

- ***Obsessions*** : représentation psychique surgissant involontairement dans la pensée du patient, reconnue par le patient comme le produit de sa propre activité mentale et comme absurde et pathologique (= égodystonie)
  - **Obsessions idéatives** : pensée envahie par une idée (obsession du doute...)
  - **Obsessions phobiques** : pensée envahie par une situation ou un objet redoutée (obsession de contamination...)
  - **Obsessions impulsives** = **phobie d'impulsion** : pensée envahie par la peur de commettre un acte incongru, qui n'est jamais réalisé
- ***Compulsions*** **= rituels** : acte répétitif à but anxiolytique que le patient se sent obligé d'accomplir afin de diminuer l'angoisse générée par les obsessions, reconnu comme absurde et pathologique par le patient (=égodystonie)
  - **Compulsions intérieures = mentales** : compulsions cognitives (récitation de listes de mots, de chiffres, de calculs...)
  - **Compulsions extérieures = extériorisées** : compulsion de lavage, compulsion de vérifications
- ***Lutte anxieuse*** : anxiété intense lorsque le patient tente de surseoir à l'accomplissement de la compulsion

3.3 DIAGNOSTICS DIFFERENTIELS

- ***Personnalité obsessionnelle***
- **Autres troubles anxieux** (notamment phobiques)
- **Schizophrénie pseudo-obsessionnelle** (obsessions bizarres et hermétiques, absence de lutte anxieuse)
- Pathologies neurologiques (démence, chorée de Sydenham, épilepsie temporale...)

NOTIONS CLES

TOC ET PERSONNALITE OBSESSIONNELLE

- Un TOC ne survient pas toujours sur une personnalité obsessionnelle
- Une personnalité obsessionnelle ne se complique pas toujours de TOC

3.4 EVOLUTION – PRONOSTIC – COMPLICATIONS

EVOLUTION :

- Evolution fluctuante : alternance de **rémissions** et **rechutes**
- Evolution chronique : **chronicisation**

COMPLICATIONS :

- Autres **troubles anxieux**
- **Dépression**
- **Addiction** (alcool, BZP)
- **Suicide**
- ***Trouble du comportement alimentaire*** *(association fréquente TCA + addiction + TOC)*
- **Retentissement social, professionnel, scolaire**

3.5 PRISE EN CHARGE DIAGNOSTIQUE

Prise en charge diagnostique globalement identique à celle des autres troubles anxieux

3.6 PRISE EN CHARGE THERAPEUTIQUE

CONFERENCE DE CONSENSUS ET RECOMMANDATIONS

PRISE EN CHARGE THERAPEUTIQUE DES TOC (HAS 2007 + HAS 2005)

MISE EN CONDITION :

- **Hospitalisation** libre si possible, sous contraintes (SPDT ou SPDRE) si nécessaire, avec ***mesures de prévention du risque suicidaire***, si :
  - Comorbidité associée : TCA, schizophrénie, dépression, trouble bipolaire
  - Absence de réponse à l'association chimiothérapie + psychothérapie
  - Risque vital, autonégligence sévère, détresse extrême, compulsions majeures entravant les activités de la vie quotidiennes
- **Prise en charge ambulatoire** possible dans les autres cas

MESURES GENERALES : ***règles hygiéno-diététiques***

- Eviction des excitants (café, alcool, tabac, drogues)
- Quantité de sommeil suffisante
- Bon équilibre alimentaire
- Activité physique régulière

TRAITEMENT CURATIF :

TRAITEMENT AIGU : psychothérapie OU chimiothérapie pendant 12 semaines (association possible d'emblée si forme sévère)

- ***Psychothérapie*** adaptée à la problématique du patient :
  - **Thérapie de soutien**
  - **Thérapie *self-help*** : autogestion de l'anxiété, guides d'autothérapie
  - **Thérapie cognitivo-comportementale** (20 à 40 séances de 45 minutes) :
    - Techniques de relaxation
    - Techniques d'exposition (en imagination et in vivo) et prévention de la réponse rituelle (***EPR***), d'arrêt de la pensée
  - **Thérapie analytique** : PIP/POP, cure-type psychanalytique
  - **Association de patients**
- ***Chimiothérapie*** :
  - ***Anti-dépresseurs*** (leur efficacité n'apparaît qu'après 8-12 semaines)
    - En 1ère intention : **ISRS** (paroxétine)
    - En 2ème intention *:* **ADTc** (clomipramine)
  - ***Anxiolytiques*** :
    - **Benzodiazépines anxiolytiques** (bromazépam) : ponctuellement si anxiété importante (risque d'addiction et d'effet rebond)

TRAITEMENT D'ENTRETIEN : pendant ≥ 12 mois
Réévaluation du traitement (psychothérapie OU chimiothérapie) à la 12ème semaine :

- En l'absence de rémission symptomatique :
  - **Association chimiothérapie + psychothérapie**
  - Changement de posologie, de molécule, de classe médicamenteuse
  - Association médicamenteuse
  - ***Neurochirurgie fonctionnelle*** non lésionnelle (stimulation cérébrale profonde) ou lésionnelle (cingulotomie antérieure, capsulotomie antérieure) si :
    - Patient entre 20 et 65 ans
    - TOC > 5 ans
    - Echec d'un traitement conventionnel > 5 ans
    - Souffrance et altération du fonctionnement socio-professionnel majeures
- En cas de rémission symptomatique :
  - **Maintien du traitement** ayant permis la rémission pendant 12 mois
  - **Décroissance progressive** à partir du 12ème mois jusqu'à l'arrêt

MESURES ASSOCIEES :

- **Education thérapeutique** : information du patient et de l'entourage
- Prise en charge financière : **dossier MDPH** (AAH, PCH), ***ALD 30***
- Prise en charge professionnelle : arrêt de travail
- Prise en charge médico-sociale : ***maintien de l'insertion socio-professionnelle***

SURVEILLANCE :

- **Suivi psychiatrique** : observance, efficacité (échelles de surveillance spécifiques) et tolérance du traitement, complications de la maladie et du terrain
- **Suivi psychologique** par psychologue

4 TROUBLES DE L'ADAPTATION

4.1 EPIDEMIOLOGIE

- Prédominance féminine
- Survenue possible à tous les âges

4.2 ETIOLOGIES

Réaction exagérée face à un ***facteur de stress*** dépassant les capacités d'adaptation du sujet, qui peut être un :

- **Facteur sanitaire** : maladie grave
- **Facteur conjugal** : divorce, séparation, mariage
- **Facteur professionnel** : mise à la retraite, licenciement, difficultés professionnelles
- **Facteur scolaire** : difficultés scolaires
- **Facteur environnemental** : déménagement, immigration

NOTIONS CLES

Par définition, d'après le DSM-IV-TR, **l'existence d'un deuil exclut le diagnostic de trouble de l'adaptation**, au profit de celui de deuil pathologique.

4.3 MANIFESTATIONS CLINIQUES

Apparition rapide (< 3 mois) de **symptômes aspécifiques transitoires** (< 6 mois) :

- **Symptômes émotionnels** : humeur dépressive, anxiété
- **Symptômes comportementaux** : troubles du comportement et des conduites (opposition, fugue, isolement, délits, abus de toxiques, comportements suicidaires…)
- **Symptômes somatiques** : troubles somatoformes (céphalées, TFI…)
- **Symptômes cognitifs :** troubles de l'attention, de la concentration, de la mémoire

Responsables d'une **altération du fonctionnement socio-professionnel** ou d'une souffrance majeure.

4.4 DIAGNOSTICS DIFFERENTIELS

- Etat de stress aigu
- Etat de stress post-traumatique
- Deuil pathologique

4.5 EVOLUTION – PRONOSTIC – COMPLICATIONS

EVOLUTION :

- **Régression spontanée < 6 mois** après la survenue du facteur de stress (par définition)

COMPLICATIONS :

- Addiction
- Dépression
- Suicide
- Retentissement socio-professionnel

4.6 PRISE EN CHARGE DIAGNOSTIQUE

Prise en charge diagnostique globalement identique à celle des autres troubles anxieux

4.7 PRISE EN CHARGE THERAPEUTIQUE

MISE EN CONDITION :

- **Prise en charge ambulatoire** (sauf comorbidité associée : addiction, dépression, risque suicidaire)

TRAITEMENT CURATIF :

- **Psychothérapie** adaptée à la problématique du patient :
  - **Thérapie de soutien**
  - **Thérapie *self-help*** : autogestion de l'anxiété, guides d'autothérapie
  - **Thérapie cognitivo-comportementale**
  - ± **Thérapie analytique** : PIP/POP, cure-type psychanalytique
  - **Association de patients**
- **Chimiothérapie** : selon symptomatologie prédominante
  - **Antidépresseurs** (ISRS)
  - **Anxiolytiques** (benzodiazépines anxiolytiques) en cure courte

SURVEILLANCE

- Suivi psychiatrique régulier
- Suivi psychologique

5 TROUBLES DE LA PERSONNALITE

		MANIFESTATIONS CLINIQUES	COMPLICATIONS PSYCHIATRIQUES	COMPLICATIONS SOCIALES	PRISE EN CHARGE
CLUSTER A	**PERSONNALITE PARANOÏAQUE**	• **Surestimation du Moi = Hypertrophie du Moi** : psychorigidité, intolérance, mépris, orgueil • **Méfiance** : hypervigilance, réticence, susceptibilité • **Fausseté du jugement** : interprétations fausses, absence d'autocritiques, autoritarismes avec intolérance tyrannique • **Inadaptation sociale** : marginalisation, isolement	• Psychoses paranoïaques • Abus de substances (alcool) • Troubles anxieux	• Conflits sociaux • Isolement social	• Psychothérapie de soutien • TCC (amélioration des comportements sociaux) • Thérapie analytique : cure-type inadaptée, PIP/POP possible
	Personnalité sensitive	Personnalité paranoïaque sans hypertrophie du Moi			
	PERSONNALITE SCHIZOÏDE	• **Introversion**, préférence pour les activités sociales • **Indifférence** aux relations sociales • **Froideur affective** : expressivité émotionnelle restreinte	• Troubles anxieux • Dépression • Schizophrénie	• Isolement social	
	PERSONNALITE SCHIZOTYPIQUE	• **Pauvreté des affects**, absence de relations sociales proches • **Bizarreries, excentricité**	• Dépression • Schizophrénie	• Isolement social • Stigmatisation	
CLUSTER B	**PERSONNALITE ANTISOCIALE** *= dyssociale = psychopathique = sociopathique*	• **Mépris et transgressions des règles sociales** • Manipulation d'autrui, mythomanie • **Impulsivité, intolérance à la frustration** • **Agressivité** • Incapacité d'empathie, absence de culpabilité	• Actes auto- et hétéro-agressifs • Dépression, psychose aiguë • Abus de substances • Troubles anxieux	• Marginalisation • Emprisonnement • Instabilité socio-professionnelle	• Psychothérapie de soutien • TCC (amélioration de la gestion de l'impulsivité) • Thérapie analytique : inadaptée • Neuroleptique atypique (diminution de l'impulsivité) • Suivi en CHRS
	PERSONNALITE BORDERLINE *= limite = émotionnellement labile*	• **Instabilité, ambivalence affective** • **Peur de l'abandon** • **Sentiment de vide intérieur** • **Impulsivité**, automutilations	• Actes auto- et hétéro-agressifs • Dépression • Abus de substances • Troubles anxieux	• Instabilité socio-professionnelle • Echecs conjugaux	
	PERSONNALITE HISTRIONIQUE *= hystérique*	• **Histrionisme : théâtralisme**, inauthenticité des affects • **Erotisation des rapports**, attitudes et manières visant à plaire et séduire • Egocentrisme • **Labilité émotionnelle** • **Suggestibilité**	• Actes auto-agressifs • Dépression • Troubles anxieux • Troubles somatoformes	• Intégration socio-professionnelle correcte dans certains milieux	• Psychothérapie de soutien • Thérapie analytique
	PERSONNALITE NARCISSIQUE	• **Surestimation du Moi**, besoin d'être admiré • **Arrogance**, sentiment d'être spécial, envié • Difficulté d'empathie • Sensibilité excessive au jugement d'autrui	• Abus de substances • Dépression	• Réussite socio-professionnelle fréquente	
CLUSTER C	**PERSONNALITE OBSESSIONNELLE** *= anankastique*	• **Rigidité** • **Perfectionnisme**, scrupulosité, méticulosité, souci du détail • Avarice	• Dépression • Troubles anxieux	• Valorisation socio-professionnelle fréquente	• Psychothérapie de soutien • TCC (amélioration des compétences sociales et affirmation de soi) • Thérapie analytique
	PERSONNALITE EVITANTE *= anxieuse = phobique*	• **Eviction des contacts sociaux** : inhibition sociale, inhibition des relations intimes, **timidité** • **Sentiment de dévalorisation** • Crainte d'être jugé négativement • Sensibilité excessive aux refus	• Dépression • Troubles anxieux	• Isolement social • Difficultés professionnelles	
	PERSONNALITE DEPENDANTE	• **Fuite de l'autonomie** : difficulté à initier ou réaliser seul des projets, recherche permanente du support d'autrui • Peur de l'abandon • Evitement de la solitude • **Besoin de réassurance** • Soumission excessive aux autres	• Dépression • Troubles anxieux • Abus de substance (alcool)	• Isolement social • Difficultés professionnelles	

CONFERENCE DE CONSENSUS ET RECOMMANDATIONS

ELEMENTS DIAGNOSTICS DE LA PSYCHOPATHIE (HAS 2005)

- **Passages à l'acte** :
  - Hétéro-agressifs : crises clastiques, violence sur autrui
  - Auto-agressifs : auto-mutilations, tentatives de suicide
- **Décompensations psychiatriques** brutales et réversibles :
  - Dépressions à l'emporte-pièce
  - Décompensations psychotiques aiguës et réversibles
  - Labilité thymique et émotionnelle
  - Evolution cyclothymique
- **Conduites à risque** :
  - Addictions : alcool, drogues illicites, médicaments
  - Comportement de prises de risque
- **Troubles anxieux face au sentiment de vide** : intolérance aux fluctuations du niveau d'angoisse

NOTIONS CLES

- La personnalité n'étant définitivement construite qu'à l'issue de l'adolescence, **on ne peut pas parler de trouble de personnalité avant l'âge adulte**
- Il n'y **pas d'indication à l'hospitalisation** en cas de trouble de la personnalité isolé, non compliqué.
- Le traitement médicamenteux n'est **pas systématique** et expose au **risque d'abus** : addictions (antisocial, borderline), suicide (hystérique).

Item 64 — FICHE DE SYNTHESE

Principaux troubles de la personnalité pour l'ECN :

- **PARANOÏAQUE = hypertrophie du Moi + méfiance + fausseté du jugement + inadaptation sociale ⇒ psychose paranoïaque**
- **ANTISOCIAL = transgressions des règles + intolérance à la frustration ⇒ actes auto-/hétéro-agressifs + conduites à risques + décompensations psy.**
- **BORDERLINE = ambivalence affective + peur de l'abandon + vide intérieur ⇒ actes auto-/hétéro-agressifs + conduites à risques + troubles anxieux**
- **HISTRIONIQUE = théâtralisme + érotisation des rapports + suggestibilité ⇒ troubles somatoformes (conversions)**
- **OBSESSIONNEL = perfectionnisme + rigidité ⇒ troubles anxieux**

Item 64

FICHE DE SYNTHESE

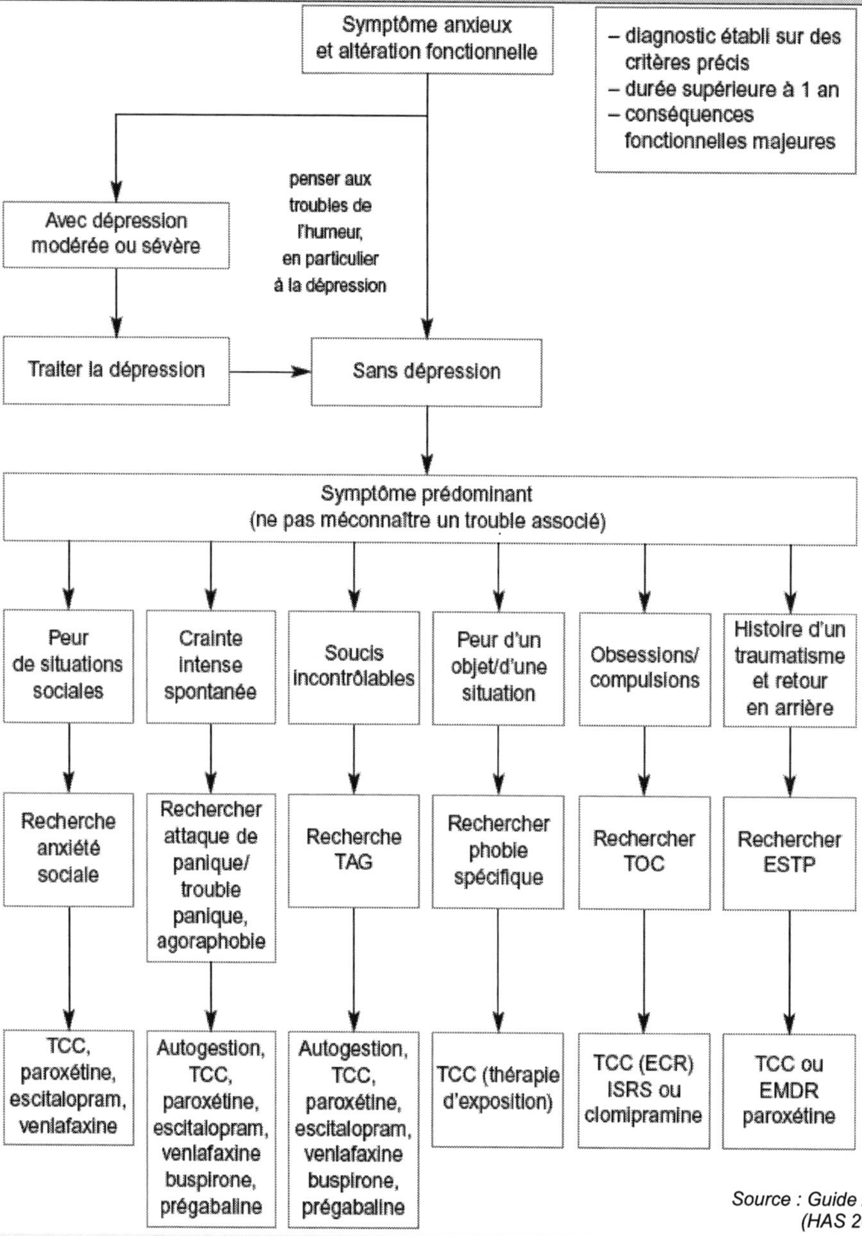

Source : Guide ALD (HAS 2007)

- **TAG : anxiété de fond + hypervigilance anxieuse ≥ 6 mois**
- **TP : répétition d'attaques de panique (≥ 4 en 1 mois) + anxiété anticipatoire**
- **PHOBIE (simple : objet spécifique – sociale : être le centre d'attention – agoraphobie : lieux publics) : conduites d'évitement et de réassurance + réaménagements + objet contraphobique**
- **ESA (< 1 mois) et ESPT (> 1 mois) : répétitions + hyperactivité neurovégétative**
- **TOC : compulsions + rituels + lutte anxieuse**
- **Complications : addictions, dépression, suicide, retentissement socio-prof.**
- **Prise en charge : RHD + TCC + ISRS + anxiolytiques (de façon ponctuelle)**

Chapitre 11

TROUBLES ENVAHISSANTS DU DEVELOPPEMENT

UE 3

Item 65

- Identifier les troubles envahissants du développement et connaitre les principes de la prise en charge
- Diagnostiquer un syndrome autistique (de la toute petite enfance au début de l'âge adulte), argumenter l'attitude thérapeutique et planifier le suivi à tous les stades de la maladie

NOTIONS CLES, ZEROS ET SYNTHESE

- **Syndrome autistique : triade diagnostique**
- **Prise en charge multidisciplinaire, précoce**
- **Bilan personnalisé**
- **Diagnostic clinique**
- **Dépistage systématique**
- **Elimination systématique d'une organicité**

ITEMS ECN TRANSVERSAUX

53	Développement psychomoteur
54	L'enfant handicapé : orientation et prise en charge
115	La personne handicapée : bases de l'évaluation fonctionnelle et thérapeutique
117	Le handicap psychique
118	Principales techniques de rééducation et de réadaptation
135	Douleur en santé mentale

CONFERENCE DE CONSENSUS ET RECOMMANDATIONS

2012	HAS	Autisme et troubles envahissants du développement : interventions éducatives et thérapeutiques coordonnées chez l'enfant et l'adolescent
2011	HAS	Autisme et autres TED : diagnostic et évaluation chez l'adulte
2010	HAS	Autisme et autres troubles envahissants du développement : état des connaissances hors mécanismes physiopathologiques, psychopathologiques et recherche fondamentale

2006	FFP	Recommandations de dépistage et de diagnostic de l'autisme et des autres TED
2005	FFP	Recommandations pour la pratique professionnelle du diagnostic de l'autisme

ANNALES ECN

A ce jour, aucun dossier de l'ECN ne porte sur cet item.

POINTS REPERES

- Nouvel item à l'ECN, nombreuses conférences de consensus, à connaître
- **Principaux TED** :
  - Autisme infantile
  - Autisme atypique
  - Syndrome d'Asperger
  - Syndrome de Rett
  - Troubles désintégratifs
- **TRIADE du syndrome autistique :**
  - Troubles des interactions sociales
  - Troubles du comportement
  - Troubles de la communication verbale et non verbale
- On ne peut parler d'autisme que si les troubles débutent avant l'âge de **3 ans**.

1 TROUBLES ENVAHISSANTS DU DÉVELOPPEMENT

1.1 ETIOLOGIES – FACTEURS DE RISQUE

CONFERENCE DE CONSENSUS ET RECOMMANDATIONS

FACTEURS DE RISQUE ET PATHOLOGIES ASSOCIEES AUX TED (HAS 2010)

- **Sexe masculin**
- **ATCD de TED dans la fratrie**
- Maladies génétiques : syndrome du X-fragile, sclérose tubéreuse de Bourneville

NB. : En pratique, les TED sont souvent d'origine idiopathique. Néanmoins, il arrive parfois que les pathologies organiques responsables de retard de développement psychomoteur soit à l'origine d'un tableau clinique très semblable à un TED, voire à un authentique TED « secondaire » (notamment le syndrome du X-fragile et les phacomatoses).

1.2 FORMES CLINIQUES

CONFERENCE DE CONSENSUS ET RECOMMANDATIONS

CLASSIFICATION ET DENOMINATION DES TED (FFP 2005, 2006 + HAS 2010)

- Il existe de nombreuses classifications des TED, chacune utilisant des dénominations différentes pour désigner les mêmes TED.
- Il est recommandé d'**utiliser la terminologie de la CIM-10**.
- Les équivalences DSM-IV-TR et CFTMEA sont figurées dans le tableau ci-dessous.

CIM-10	DSM-IV-TR	CFTMEA
TED	**TED**	**PSYCHOSES PRECOCES**
Autisme infantile	Trouble autistique	Autisme infantile précoce type Kanner
Syndrome de Rett **Autres troubles désintégratifs**	Syndrome de Rett Troubles désintégratifs	Troubles désintégratifs de l'enfance
Syndrome d'Asperger	Syndrome d'Asperger	Syndrome d'Asperger
TED non spécifiés **Autisme atypique** Autres TED Troubles hyperactifs avec retard et stéréotypies	TED non spécifiés	Psychoses précoces = TED non spécifiés Autres formes de l'autisme Autres TED Psychose précoce déficitaire Dysharmonie psychotique

(Source : collège des enseignants de pédo-psychiatrie)

- **Autisme infantile** :
  - Apparition des troubles avant l'âge de 3 ans
  - Présence de l'intégralité de la triade symptomatique
- **Autisme atypique** :
  - Apparition des troubles après l'âge de 3 ans
  - Et/ou absence de certains éléments de la triade symptomatique
- **Syndrome d'Asperger** :
  - Présence de troubles majeurs des interactions sociales et du comportement
  - Absence de troubles de la communication et du développement psychomoteur
- **Syndrome de Rett** : encéphalopathie progressive d'origine génétique, de transmission dominante liée à l'X (atteignant exclusivement les filles)
  - Avant 5 mois : développement normal
  - Après 5 mois : apparition de la triade symptomatique avec pertes des acquisitions antérieures + manifestations épileptiques + diminution du PC
- **Troubles désintégratifs** :
  - Avant 2 ans : développement normal
  - Après 2 ans : apparition de la triade symptomatique avec pertes des acquisitions antérieures

1.3 EVOLUTION – PRONOSTIC – COMPLICATIONS

CONFERENCE DE CONSENSUS ET RECOMMANDATIONS

EVOLUTION, PRONOSTIC ET PATHOLOGIES ASSOCIEES (FFP 2005,2006 + HAS 2010)

EVOLUTION :

- Modifications des symptômes de la triade :
  - Amélioration fréquente des troubles de la communication (surtout non verbale)
  - Réduction des troubles du comportement (surtout stéréotypies)
  - Persistance voire aggravation des troubles des interactions sociales (mais tendance à l'amélioration de l'expression des émotions)
- Tendance globale à l'aggravation des troubles à l'adolescence, souvent transitoire (pendant 1 ou 2 ans)

FACTEURS DE MAUVAIS PRONOSTIC :

- Long délai de prise en charge
- Sexe féminin
- Conditions d'apparition des troubles et leur précocité
- Importance en termes d'intensité de la symptomatologie
- Présence de troubles associés (retard mental, épilepsie, maladies somatiques)
- Facteurs environnementaux (modalités d'accompagnement et de suivi)

COMPLICATIONS :

- Complications somatiques : troubles du sommeil, épilepsie souvent associée
- Complications psychiatriques : troubles anxieux, dépression, TDAH
- Complications sociales : retentissement sur le fonctionnement de la personne

1.4 PRISE EN CHARGE DIAGNOSTIQUE

La prise en charge diagnostique d'un TED répond aux mêmes principes que la prise en charge de tout trouble du développement psychomoteur.

L'évaluation diagnostique est *multidisciplinaire* et doit durer moins de 3 mois

DIAGNOSTIC POSITIF :

- ***Diagnostic clinique***

  ⇒ Aucun examen paraclinique n'est nécessaire au diagnostic positif

CONFERENCE DE CONSENSUS ET RECOMMANDATIONS

DEPISTAGE ET DIAGNOSTIC DES TED (FFP 2005, 2006 + HAS 2005, 2010)

DEPISTAGE : systématique aux consultations de 9, 15, 18 et 24 mois, puis lors des examens scolaires par :

- **Interrogatoire** des parents :
    - « Votre enfant a-t-il déjà utilisé son index pour pointer ? »
    - « Votre enfant joue-t-il à faire semblant ? »
    - « Votre enfant vous imite-t-il ? »
    - « Votre enfant répond-t-il au sourire ? »
- **Epreuve CHAT** (= *Checklist for Autism in Toddlers*)

DIAGNOSTIC : indiqué pour les enfants présentant des anomalies aux tests de dépistage ou présentant des signes d'appel

SIGNES D'APPEL DES TED
Inquiétude des parents **Troubles des interactions sociales, du langage et/ou du comportement chez un enfant < 3 ans**, en particulier : • Absence du sourire social, du contact oculaire, de l'orientation à l'appel du prénom, de pointage et d'autres gestes sociaux à 12 mois • Absence de babillage à 12 mois • Absence de mots à 18 mois • Absence d'association de mots à 24 mois **Régression dans le développement** du langage ou des relations sociales **Antécédent d'autisme dans la fratrie**

- Interrogatoire : **entretien orienté** avec les parents (guide d'entretien : ADI-R)
    - Recherche des signes caractéristiques
    - Evaluation du degré de développement
- Examen clinique :
    - **Observation clinique directe** de l'enfant en situation structurée (guide d'observation : ADOS), semi-structurée (jeux avec adultes) ou non structurée (vie quotidienne) : recherche des signes caractéristiques
    - **Evaluation du degré de développement** : bilan psychologique, bilan orthophonique, bilan psychomoteur *(cf. ci-après)*

DIAGNOSTIC DES COMPLICATIONS :

- Complications somatiques : évaluation du **sommeil**, recherche de **manifestations comitiales**
- Complications psychiatriques : recherche de **symptômes anxieux**, de **symptômes dépressifs**, d'une **hyperactivité** ou d'un **déficit attentionnel**
- Complications sociales : évaluation du **retentissement** sur le fonctionnement

CONFERENCE DE CONSENSUS ET RECOMMANDATIONS

EVALUATION DU FONCTIONNEMENT (FFP 2005, 2006 + HAS 2010)

Evaluation systématique de la sévérité des anomalies de développement, de son retentissement sur le fonctionnement de la personne atteinte de TED et des perspectives possibles de développement

- **Bilan psychologique (intelligence)** : évaluation des capacités intellectuelles et socio-adaptatives (tests psychométriques…)
- **Bilan orthophonique (langage)** : évaluation des aspects formels (parole et langage sur les versants expressif et réceptif, praxies) et pragmatiques (attention conjointe et autres actes de communication) du langage
- **Bilan psychomoteur (psychomotricité)** : évaluation de la motricité (globale et fine), des praxies et de l'intégration sensorielle
- **Bilan scolaire**
- **Bilan éducatif**

DIAGNOSTIC ETIOLOGIQUE :

- ***Elimination systématique d'une organicité* (déficit auditif)**

CONFERENCE DE CONSENSUS ET RECOMMANDATIONS

RECHERCHE DES PATHOLOGIES ASSOCIEES (FFP 2005, 2006 + HAS 2010)

INTERROGATOIRE :

- **Histoire de la grossesse et de l'accouchement** : problèmes pré- et périnataux incluant les maladies durant la grossesse et les complications obstétricales
- **Histoire du développement précoce** : chronologie du développement, recherche de la notion de régression du développement (langage, sociabilité…)
- **ATCD médicaux personnels** : problèmes médicaux ou chirurgicaux, épilepsie…
- **ATCD familiaux** : TED, retard mental, troubles du langage, anomalies congénitales, fausses couches à répétition, décès périnataux, dépression, épilepsie, TOC…

EXAMEN CLINIQUE :

- **Examen de l'audition et de la vision**
- **Examen neurologique**
- **Examen général et morphologique** : anomalies morphologiques
- Recueil de la taille, du poids et du périmètre crânien avec leur courbe de croissance
- Recherche de taches cutanées : signes de phacomatose

EXAMENS COMPLEMENTAIRES :

- *En 1ère intention :* de façon systématique
  - **Bilan auditif** : consultation ORL pédiatrique, audiogramme ± PEA
  - **Bilan visuel** : consultation ophtalmopédiatrique, fond d'œil, acuité visuelle
  - **Bilan neurologique** : consultation neuropédiatrique
  - **Bilan génétique** : consultation de génétique, caryotype standard et recherche de X-fragile en biologie moléculaire
- *En 2ème intention :* selon contexte clinique
  - **IRM cérébrale** (± ETF si réalisable)
  - **EEG de sieste**
  - Sérologie TORSCH
  - Bilan thyroïdien (TSH, T3, T4)
  - Bilan neurométabolique (chromatographie des acides aminés)

Au terme de cette évaluation initiale, le diagnostic sera annoncé au patient et à ses parents.

CONFERENCE DE CONSENSUS ET RECOMMANDATIONS

ANNONCE DU DIAGNOSTIC (FFP 2005, 2006)

- **Information aux parents avant l'établissement du diagnostic**
  - Eviter d'annoncer un diagnostic avant les résultats de l'évaluation diagnostique
  - Ne pas utiliser le terme d'autisme si enfant < 2 ans ou si doute diagnostique
- **Information aux parents après l'établissement du diagnostic**
  - Par le médecin responsable et coordonnateur de la procédure diagnostique
  - En respectant un délai < 1 mois
  - Dans un cadre permettant une discussion d'une durée suffisante
  - Fournir des informations exhaustives et précises sur la maladie, les traitements, les droits des personnes autistes, les associations
  - Remettre un rapport écrit synthétisant les principaux résultats des bilans
  - Le diagnostic doit être immédiatement articulé aux actions de prise en charge
- **Information au patient**
  - Par le médecin responsable et coordonnateur de la procédure diagnostique
  - Au moment du diagnostic et à n'importe quel moment de la vie du patient
  - Information adaptée à ses capacités cognitives

1.5 PRISE EN CHARGE THERAPEUTIQUE

La prise en charge thérapeutique d'un TED répond aux mêmes principes que la prise en charge de tout trouble du développement psychomoteur.

2 SYNDROME AUTISTIQUE

2.1 DIAGNOSTIC

Triade caractéristique du **SYNDROME AUTISTIQUE** :

- ***Troubles des interactions sociales*** :
  - **Manque d'intérêt** pour les autres
  - **Fuite du contact** : contact oculaire, absence de gestes à valeur sociale…
  - **Absence de plaisir dans l'interaction** : réaction d'agacement, d'anxiété…
- ***Troubles du comportement*** : caractère restreint, répétitif des comportements, des intérêts et des activités
  - **Comportements stéréotypés**, répétitifs (balancement, rituels….)
  - **Absence de jeu spontané**
  - **Utilisation détournée** des objets, des jouets
  - **Troubles de l'expression émotionnelle** : inexpressivité, réactions paradoxales d'irritabilité ou d'agressivité…
  - **Intolérance aux changements**
- ***Troubles de la communication verbale et non verbale*** :
  - **Altérations du langage** :
    - Altérations qualitatives : retard et pauvreté du langage
    - Altérations quantitatives : tendance à l'écholalie, anomalies de la prosodie, de la syntaxe…
  - **Altérations de la communication non verbale** : pauvreté de la mimique, absence de gestes à valeur communicative, absence de jeu de « faire semblant » ou d'imitation sociale…
- **Troubles du développement psychomoteur** souvent associés : sommeil, alimentation, contrôle sphinctérien, psychomotricité, intelligence (***retard mental fréquent mais inconstant***)

Attention, on ne peut parler d'autisme que si les troubles débutent avant 3 ans.

2.2 EPIDEMIOLOGIE

Nette prédominance masculine (3 à 4 garçons pour 1 fille).
Il existe 3 formes de début :

- Début précoce : dès le premier mois (le plus fréquent)
- Début entre 1 et 2 ans
- Début tardif entre 2 et 3 ans

Souvent associé à un autre trouble du développement, le plus fréquent étant le retard mental (75% des autistes). Mais aussi troubles du sommeil, de l'alimentation, psychomoteurs, ou du langage.

2.3 CLINIQUE

Forme « typique » de l'autisme = Autisme de Kanner = Trouble autistique = Autisme infantile. Typiquement, altération des interactions sociales et de la communication vers l'âge de 2-3 ans.

Signes précoces :

- ***De 0 à 6 mois*** :
  - **Impression d'étrangeté dégagée par le nourrisson :** bébé trop calme ou trop agité, indifférent aux stimulations sonores et tactiles
  - **Communication précoce déficiente :** regard fuyant, sourire absent
- ***De 6 à 12 mois*** :
  - **Absence d'intérêt pour le monde environnant**
  - **Aréactivité au bruit**
- ***De 6 à 12 mois*** **:**
  - **Langage absent**
  - **Retard global dans les acquisitions**

Phase d'état *(cf. 2.1)* :

- ***Troubles des intéractions sociales*** :
  - **Manque d'intérêt pour les autres**
  - **Fuite du contact** : pas de contact oculaire ni tactile
  - **Absence de plaisir dans l'interaction** : agacement ou anxiété lors des stimulations
- ***Troubles de la communication*** :
  - **Altération du langage :** quantitatives et qualitatives
  - **Altération de la communication non verbale :** mimique pauvre, peu de gestes à valeur communicante
- ***Troubles du comportement*** **:**
  - **Comportements stéréotypés, activités répétitives**
  - **Absence de jeu spontané**
  - **Troubles de l'expression émotionnelle :** inexpressivité, réactions paradoxales d'irritabilité ou d'agressivité

2.3 PRISE EN CHARGE THERAPEUTIQUE

Pluridisciplinaire, la plus **précoce** possible
Nécessité d'un **bilan personnalisé** pour déterminer un profil individuel qui guidera la prise en charge thérapeutique.

Evaluation et bilan : *cf. 1.5*

Thérapeutique :

- ***Axe psychothérapeutique*** :
    - **Prise en charge des troubles du développement** *(cf. item 53)*
    - **Favoriser les interactions sociales** : psychothérapie individuelle ou de groupe pour développer les échanges verbaux et non verbaux
    - **Favoriser le développement des processus adaptatifs** : psychothérapie orientée vers l'acquisition de compétences pratiques pour permettre un fonctionnement quotidien
- ***Prise en charge de la famille*** :
    - Aide à l'organisation d'un environnement rassurant, prédictible
    - **Soutien psychologique**
    - **Associations de familles**
- ***Sociothérapie*** :
    - **Favoriser le développement d'une acquisition scolaire**
    - **Développement de compétences professionnelles**
    - **Hébergement :** famille ou structures d'accueil spécialisées
    - **Affection de longue durée, prise en charge à 100%**
- ***Traitements médicamenteux :***

  Rôle secondaire, indication à poser au cas par cas :
    - Neuroleptiques si troubles de l'attention ou troubles comportementaux
    - Antidépresseurs (ISRS) si symptômes compulsifs et stéréotypés

Suivi : au minimum 1 fois par an

Item 65 — **FICHE DE SYNTHESE**

- **EVOLUTION :**
    - **Amélioration fréquente des troubles de la communication**
    - **Réduction des troubles du comportement**
    - **Persistance voire aggravation des troubles des interactions sociales**
    - **Tendance globale à l'aggravation des troubles à l'adolescence**
- **EVALUATION DU FONCTIONNEMENT :**
    - **Bilan psychologique (intelligence)**
    - **Bilan orthophonique (langage)**
    - **Bilan psychomoteur (psychomotricité)**
    - **Bilan scolaire**
    - **Bilan éducatif**
- **GRANDES LIGNES THERAPEUTIQUES :**
    - **Axe psychothérapeutique**
    - **Prise en charge de la famille**
    - **Sociothérapie**
    - **Traitements médicamenteux (à visée symptomatique seulement)**

Chapitre 12

TROUBLES DU COMPORTEMENT DE L'ADOLESCENT

UE 3

Item 66

- Expliquer les caractéristiques comportementales et psychosociales de l'adolescent normal
- Identifier les troubles du comportement de l'adolescent et connaître les principes de la prévention et de la prise en charge

NOTIONS CLES, ZEROS ET SYNTHESE

- **TDAH – TOP – TC**
- **Méthylphénidate**
- **Psychothérapie familiale**
- **Guidance parentale**
- **Personnalité antisociale**

ITEMS ECN TRANSVERSAUX

64	Troubles de la personnalité
73 à 78	Addictions et conduites dopantes
323	Cadre réglementaire de la prescription thérapeutique
346	Agitation et délire aigus
348	Risque et conduite suicidaires chez l'enfant, l'adolescent et l'adulte

CONFERENCE DE CONSENSUS ET RECOMMANDATIONS

A ce jour, aucune conférence de consensus ne porte sur cet item.

ANNALES ECN

A ce jour, aucun dossier de l'ECN ne porte sur cet item.

POINTS REPERES

- **L'ADOLESCENCE est la période comprise entre la puberté et l'âge adulte.**
- **L'ADOLESCENCE NORMALE est marquée par différentes transformations :**
  - **Transformations psychiques** :
    - Prise de conscience des modifications corporelles (caractères sexuels)
    - Irruption des pulsions sexuelles et affirmation de l'identité sexuelle
    - Perte des idéaux infantiles
    - Affirmation d'une identité propre, d'adulte : besoin d'autonomisation par rapport aux parents
    - Doutes et inquiétudes identitaires : remise en question profonde
  - **Transformations comportementales** : « crise d'adolescence »
    - Rébellion, oppositionnisme (= rejet des valeurs des adultes)
    - Conduites à risque (= diminution des tensions internes liées au questionnement identitaire)
    - Conduites de maturité, avec périodes de régression infantile (= reflet du questionnement identitaire)
    - Somatisation : plaintes fonctionnelles, pathologies psychosomatiques (= reflet des tensions internes liées au questionnement identitaire)
    - Symptômes dépressifs (= peur de l'autonomisation, perte des repères)
  - **Transformations sociales** :
    - Intégration à un groupe, lié par des valeurs communes (= rupture avec les valeurs parentales)
- **Les principaux TROUBLES DU COMPORTEMENT DE L'ADOLESCENT sont au nombre de 3 :**
  - **TROUBLE DEFICITAIRE DE L'ATTENTION-HYPERACTIVITE** (TDAH) = syndrome hyperkinétique : qui est en fait un trouble du comportement de l'enfant, plus que de l'adolescent
  - **TROUBLE OPPOSITIONNEL AVEC PROVOCATION** (TOP)
  - **TROUBLE DES CONDUITES** (TC)

	TDAH	TOP	TC
EPIDEMIOLOGIE	**Garçons** d'âge scolaire Début des troubles : dès l'**acquisition de la marche**	**Garçons adolescents** Début des troubles : **8 ans**	**Garçons adolescents** Début des troubles : **10-12 ans**
MANIFESTATIONS CLINIQUES *(d'après le DSM-IV-TR)*	Présence d'une **TRIADE SYMPTOMATIQUE** pendant **au moins 6 mois** : • **INATTENTION** : - **Incapacité de concentration** - **Distractibilité** - **Oublis fréquents** - **Difficultés à mener des tâches** • **HYPERACTIVITE** : - **Incapacité de tenir en place, agitation** - **Prises de risque** • **IMPULSIVITE** : besoin impérieux d'accomplir un acte **PRESENCE DES SYMPTÔMES AVANT 7 ANS** **ALTERATION SIGNIFICATIVE du fctmt social ou scolaire** dans **≥ 2 ENVIRONNEMENTS DIFFERENTS** (école, maison) **Exclusion des autres troubles psychiatriques** *Une hyperactivité est fréquente au moment de l'acquisition de la marche. Le diagnostic de TDAH n'est porté qu'en cas de persistance à l'âge de 3-4 ans.*	**Ensemble de COMPORTEMENTS NEGATIVISTES, HOSTILES ou PROVOCATEURS** pendant **au moins 6 mois** : • **Colère** • **Méchanceté** • **Contestation des dires des adultes** • **Opposition active ou refus de se plier aux demandes ou aux règles** • **Rejet sur autrui de la responsabilité** s'accompagnant souvent de : • **Susceptibilité, irritabilité** • **Revendications** **FREQUENCE SUPERIEURE à ceux des enfants du même âge** **ALTERATION SIGNIFICATIVE du fctmt social, scolaire ou professionnel** **Exclusion des autres troubles psychiatriques**, en particulier : • **Troubles des conduites** (si < 18 ans) • **Personnalité antisociale** (si > 18 ans) *Les caractéristiques du TOP sont souvent présentes dans les TC. Si les critères de TC sont remplis, on ne peut pas rajouter un diagnostic de TOP.*	**Ensemble de CONDUITES REPETITIVES et PERSISTANTES** pendant **au moins 6 mois**, dans lesquelles **sont bafoués les droits fondamentaux d'autrui ou les règles sociales** correspondant à l'âge du sujet : • **Agressions** • **Destruction de biens** • **Fraudes ou vol** • **Violations graves de règles établies** s'accompagnant souvent de : • **Absence de culpabilité** • **Faible estime de soi** **ALTERATION SIGNIFICATIVE du fctmt social, scolaire ou professionnel** **Exclusion des autres troubles psychiatriques**, en particulier : • **Personnalité antisociale** (si > 18 ans) *Fortes analogies sémiologiques avec la personnalité antisociale de l'adulte.*
COMPLICATIONS	**FREQUENCE DE L'ASSOCIATION TDAH + TOP ± TC**		
Complications psychiatriques	**TOP** **Troubles anxieux** **Troubles de l'humeur** **Conduites suicidaires** **Addictions**	**TC** **Troubles anxieux** **Troubles de l'humeur** **Conduites suicidaires** **Addictions**	**Personnalité antisociale** (après 18 ans) **Troubles anxieux** **Troubles de l'humeur** **Conduites suicidaires** **Addictions**
Complications somatiques	**Traumatismes**	**Traumatismes**	**Traumatismes**
Complications sociales	**Echec scolaire, difficultés professionnelles** **Marginalisation** **Conflits familiaux, scolaires, professionnels**	**Echec scolaire, difficultés professionnelles** **Marginalisation** **Conflits familiaux, scolaires, professionnels**	**Echec scolaire, difficultés professionnelles** **Marginalisation** **Conflits JUDICAIRE, familiaux, scolaires, prof.**
DIAGNOSTICS DIFFERENTIELS			
Affections organiques	**HYPERACTIVITES SECONDAIRES** **Toxiques** (barbituriques, corticoïdes…) **Epilepsie** **Surdité, cécité** **Hyperthyroïdie, diabète** **Pathologies congénitales** : syndrome de l'X fragile, SAF	**Toxiques** (substances psychoactives)	**Toxiques** (substances psychoactives)
Problèmes sociaux	**Environnement émotionnel ou éducatif défavorable**	**Environnement émotionnel ou éducatif défavorable**	**Environnement émotionnel ou éducatif défavorable**
Affections psychiatriques	**Troubles des apprentissages** **TED** **Retard mental ou surdon** **Troubles anxieux** (TOC, troubles phobiques) **Trouble de l'humeur**	**Troubles des apprentissages** **TED** **Troubles schizophréniques** **Troubles de l'adaptation** **Trouble de l'humeur**	**Troubles des apprentissages** **TED** **Troubles schizophréniques** **Troubles de l'adaptation** **Trouble de l'humeur**
TRAITEMENT		**TRAITEMENT DES TROUBLES ASSOCIES**	
Psychothérapie	**PSYCHOTHERAPIE individuelle** (TCC, thérapie analytique) ± **psychothérapie familiale** si nécessaire	**PSYCHOTHERAPIE individuelle** (TCC, thérapie analytique) avec **travail sur l'estime de soi** ± **psychothérapie familiale** si nécessaire	
Médicaments	**PSYCHOSTIMULANTS** type amphétamine (action paradoxale) : **méthylphénidate** (Ritaline©) PO x 2/j (LI) ou x1/j (LP)	MEDICAMENTS : pas de traitement médicamenteux spécifique (thymorégulateurs, neuroleptiques atypiques à visée anti-agressive en dernier recours)	
Mesures associées	**Guidance parentale** **Soutien scolaire** : adaptation de l'enseignement **Activités sportives, loisirs**	**Guidance parentale** **Soutien scolaire** : adaptation de l'enseignement (AEMO si nécessaire) **Activités sportives, loisirs (éviction des jeux vidéo et programme TV violents)**	

NOTIONS CLES

Le **METHYLPHENIDATE** est un médicament **listé** dans la catégorie des **stupéfiants** (= susceptibles d'entraîner une addiction), dont la prescription obéit à certaines règles :

- Sur ordonnance **sécurisée**
- Rédaction **en toutes lettres**
- Pour **28 jour**s seulement
- **Prescription initiale hospitalière**
- **Renouvellement annuel** par un **psychiatre**, un pédiatre ou un neurologue
- Renouvellements intermédiaires possibles par un généraliste

Item 66 — FICHE DE SYNTHESE

- **TDAH : inattention + hyperactivité + impulsivité (après la marche, avant 7 ans)**
- **TOP : désobéissance + hostilité + provocation (après 8 ans)**
- **TC : non-respect des droits d'autrui et des règles sociales (*avant 18 ans*)**
- **Continuum TDAH → TOP → TC → personnalité antisociale (*après 18 ans*)**
- **Complications psychiatriques (troubles anxieux, dépression, addictions, suicide), somatiques (traumatismes), sociales (conflits, marginalisation)**
- **Traitement : chimiothérapie (méthylphénidate si TDAH) + psychothérapie familiale + guidance parentale**

Chapitre 13

TROUBLES PSYCHIQUES OBSTÉTRICAUX

Item 67

UE 3

- Dépister les facteurs de risque prédisposant à un trouble psychique de la grossesse ou du post-partum
- Reconnaître les signes précoces d'un trouble psychique en période anténatale et post-natale
- Prendre en charge et accompagner la mère et le nourrisson

NOTIONS CLES, ZEROS ET SYNTHESE

- **Post-partum blues – Psychose puerpérale – Dépression**
- **Centré sur l'enfant et la parentalité**
- **Infanticide**
- **Risque suicidaire**
- **Séparation mère-enfant**
- **Eliminer l'organicité**

ITEMS ECN TRANSVERSAUX

23	Principales complications de la grossesse
26	Prévention des risques fœtaux : médicaments
62	Troubles de l'humeur. Troubles bipolaires
338	Etats confusionnels et troubles de conscience
346	Agitation et délire aigu

CONFERENCE DE CONSENSUS ET RECOMMANDATIONS

2005	HAS	Préparation à la naissance et à la parentalité (PNP)
2005	HAS	Comment mieux informer les femmes enceintes ?

ANNALES ECN

A ce jour, aucun dossier de l'ECN ne porte sur cet item.

POINTS REPERES

- **Les TROUBLES PSYCHIQUES OBSTETRICAUX peuvent survenir lors des 2 temps obstétricaux principaux :**
  - **TROUBLES PSYCHIQUES DE LA GROSSESSE** (avant la naissance), pour lesquels on distingue 2 cas de figure :
    - **Apparition de troubles psychiques** inexistants avant la grossesse : troubles transitoires, dépression gravidique, troubles psychotiques
    - **Exacerbation** (ou atténuation) **de troubles psychiques** préexistants
  - **TROUBLES PSYCHIQUES DU POST-PARTUM** (après la naissance) :
    - **Post-partum blues** = baby-blues = syndrome du 3ème jour
    - **Dépression simple** = dépression post-natale
    - **Dépression mélancolique**
    - **Psychose puerpérale** confuso-délirante
- **La plupart de ces troubles sont fréquents et transitoires, mais ne doivent pas faire méconnaître les diagnostics les plus graves** (1 à 2 hospitalisations psychiatriques pour 1 000 accouchements).
- **Ces affections**, notamment les troubles post-nataux, **ont une origine multifactorielle, biologique** (chute des œstrogènes et de la progestérone, hausse de la prolactine, hypothyroïdie) **et psychologique** (« maternalité » = « préoccupation maternelle primaire » : processus d'adaptation en rapport avec la confrontation à l'enfant réel et à la séparation physique de lui).

1 TROUBLES PSYCHIQUES DE LA GROSSESSE

1.1 DIAGNOSTICS PRINCIPAUX

- **Troubles psychiques transitoires :** fréquents, quasi-physiologiques
  - Labilité émotionnelle, irritabilité
  - Anxiété (1er et 3ème trimestres)
  - Trouble des conduites alimentaires : « envies » (compulsions), boulimie
  - Nausées, vomissements du 1er trimestre
- **Dépression gravidique :** d'intensité modérée, souvent masquée par la mère, avec idées dépressives centrées sur la grossesse et l'enfant
- **Troubles psychotiques :** rares

1.2 PRINCIPES DE PREVENTION

CONFERENCE DE CONSENSUS ET RECOMMANDATIONS

PREVENTION DES TROUBLES PSYCHIQUES PRE-NATAUX (HAS 2005)

La prévention des troubles psychiques de la grossesse passe par le repérage de **FACTEURS DE RISQUE = FACTEURS DE VULNERABILITE**

- *Facteurs obstétricaux :*
  - **Antécédents obstétricaux mal vécus** (mort fœtale in utero…)
  - **Naissance à haut risque psycho-affectif** (maladie, malformation ou handicap, primiparité, âges maternels extrêmes (<16 ans ou >30 ans), grossesse non désirée)
- *Facteurs psychiatriques :*
  - **Épisode dépressif**, notamment pendant la grossesse
  - **Addictions**
  - **Stress, anxiété, troubles du sommeil**
  - ATCD psychiatriques personnels ou familiaux (BDA, schizophrénie, troubles de la personnalité)
- *Facteurs socio-économiques :*
  - **Problèmes de type relationnel**
  - **Violence domestique**
  - **Précarité, risque social** (maladie, chômage, changement de la composition familiale : enfants, parent isolé ou rupture conjugale)

2 TROUBLES PSYCHIQUES DU POST-PARTUM

2.1 DIAGNOSTICS PRINCIPAUX

Les principaux troubles psychiques du post-partum sont détaillés dans le tableau en page suivante.

NOTIONS CLES

- ***CONTRE-INDICATION A L'ALLAITEMENT*** **si prise de psychotropes**
- ***CONTRE-INDICATION A LA BROMOCRIPTINE*** **si trouble psychiatrique**

2.2 PRINCIPES DE PREVENTION

CONFERENCE DE CONSENSUS ET RECOMMANDATIONS

PREVENTION DE LA DEPRESSION POST-NATALE (HAS 2005)

- La prévention de la dépression du post-partum et des troubles de la relation mère-enfant fait partie des objectifs généraux de la **préparation à la naissance et à la parentalité** (PNP).
- Les **interventions post-natales intensives** (suivi post-natal précoce à domicile), proposées dans le 1er mois après la naissance, ont un effet préventif sur la dépression du post-partum.
- La **consultation post-natale**, proposée entre 6 et 8 semaines après la naissance, doit rechercher les signes évocateurs d'une dépression du post-partum (surtout chez les femmes ayant présenté une dépression pendant la grossesse ou lors d'une grossesse précédente), par :
  - Réalisation de l'**échelle EPDS** (*Edinburgh Postnatal Depression Scale*) : instrument d'auto-évaluation validé
  - Recherche des ***facteurs de vulnérabilité***

	POST-PARTUM BLUES = BABY-BLUES	PSYCHOSE PUERPERALE CONFUSO-DELIRANTE	DEPRESSION DU POST-PARTUM SIMPLE	DEPRESSION DU POST-PARTUM MELANCOLIQUE
EPIDEMIOLOGIE	Fréquent (50 à 75%)	Rare (0,2%)	Moins fréquent (15 à 20%)	Moins fréquent
DELAI	**J3 à J5** post-partum (syndrome du 3ème jour)	**J5 à J30** post-partum (pic à J10)	**J15 à J90** post-partum : qq **semaines**	**J15 à J90** post-partum : qq **mois**
MANIFESTATIONS CLINIQUES	Début brutal Au moment de la **montée laiteuse**	Début brutal Après **période de latence** Prodromes : « **baby blues atypique** » (anxiété, trouble du sommeil, agitation)	Début progressif Après **période de latence** ou en **prolongement d'un baby blues**	Début tardif, Classiquement au **sevrage**
	EPISODE DEPRESSIF MINEUR, léger : • **Tristesse**, crises de larmes • **Anxiété** et **pessimisme CENTRES SUR L'ENFANT et la PARENTALITE** : sentiment d'incapacité à s'occuper de l'enfant, de culpabilité • **Labilité émotionnelle**, irritabilité • Plaintes somatiques, asthénie, troubles du sommeil	**ETAT CONFUSO-DELIRANT** : **DELIRE ONIROÏDE** • *Ancienneté :* aigu • *Mécanisme :* hallucinations • *Thèmes :* **CENTRES SUR L'ENFANT et la PARENTALITE** (filiation mystique…) • *Systématisation :* médiocre • *Adhésion :* mauvaise • *Participation affective :* **fluctuation thymique**, avec anxiété **ETAT CONFUSIONNEL**	**EPISODE DEPRESSIF MAJEUR**, modéré : • **Tristesse**, crises de larmes • **Anxiété** et **pessimisme CENTRES SUR L'ENFANT et la PARENTALITE** : sentiment d'incapacité à s'occuper de l'enfant, de culpabilité • **Phobie d'impulsion** : peur de s'en prendre à l'enfant • Labilité émotionnelle, irritabilité • Plaintes somatiques, asthénie, troubles du sommeil	**EPISODE DEPRESSIF MAJEUR**, grave : • **MELANCOLIE CONFUSE** • **MELANCOLIE DELIRANTE** : avec délire congruent à l'humeur, à thématique **CENTREE SUR L'ENFANT et la PARENTALITE** (indignité à s'occuper de l'enfant, culpabilité)
COMPLICATIONS	∅	**Troubles de la relation mère-enfant** **Suicide**, **infanticide**	**Troubles de la relation mère-enfant** (Suicide, infanticide : rares)	**Troubles de la relation mère-enfant** **Suicide**, **infanticide**
EVOLUTION PRONOSTIC	**Régression spontanée en 12h à 5j** Evolution possible vers une dépression du post-partum ou une psychose puerpérale	**Guérison sans séquelles** sous traitement (70%) **Récidive** lors des prochaines grossesses (20%) Mode d'entrée dans une psychose chronique (schizophrénie) ou un trouble bipolaire (rare)	**Guérison** spontanée ou sous traitement **Récidive** lors des prochaines grossesses Mode d'entrée dans un trouble de l'humeur (rare)	**Guérison sans récidive** Mode d'entrée dans un trouble de l'humeur
PRISE EN CHARGE DIAGNOSTIQUE	Diagnostic clinique	**ELIMINER UNE ORGANICITE** **DIAGNOSTICS DIFFERENTIELS** • Thrombophlébite cérébrale • Rétention placentaire • Crises comitiales partielles • Encéphalite, méningite • BDA • Poussée de psychose chronique ⇒ **Imagerie cérébrale** (angioscanner) ⇒ **Examen gynécologique** ⇒ **EEG** ⇒ **Bilan biologique** (NFS, CRP…)	Diagnostic clinique	Diagnostic clinique
PRISE EN CHARGE THERAPEUTIQUE	**REASSURANCE, SOUTIEN** : caractère transitoire des symptômes Favoriser la relation mère-enfant Pas de traitement médicamenteux	**Urgence thérapeutique** **HOSPITALISATION** en milieu psy. sous contraintes si nécessaire (**unité mère-enfant**) **Arrêt de l'allaitement** **SEPARATION MERE-ENFANT** initiale **PSYCHOTHERAPIE** de soutien, individuelle et **mère-enfant** **NEUROLEPTIQUES** (ECT si échec) **RETABLISSEMENT PROGRESSIF D'UN CONTACT MERE-ENFANT** de qualité, sous étroite surveillance **Suivi** psychiatrique et psycho. (mère et enfant) **Surveillance** des grossesses suivantes	**Urgence thérapeutique** (pour la dépression mélancolique) **HOSPITALISATION** en milieu psychiatrique si risque suicidaire ou mélancolie en secteur libre si possible, sous contraintes si nécessaire (unité mère-enfant) **Arrêt de l'allaitement** **PSYCHOTHERAPIE** de soutien, avec **TRAVAIL DES INTERACTIONS MERE-ENFANT** **ANTIDEPRESSEURS** : ISRS (ECT si échec) **Anxiolytiques** : BZD **Guidance éducative** avec accompagnement de la relation mère-enfant **Suivi** psychiatrique et psychologique (mère et enfant) **Surveillance** des grossesses suivantes	

Item 67

FICHE DE SYNTHESE

- **FACTEURS DE VULNERABILITE : ATCD obstétricaux, ATCD psychiatriques (EDC gravidique, addictions), situation socio-économique défavorable**
- **J3 : POST-PARTUM BLUES (symptômes dépressifs « physiologiques »)**
  ⇒ Pas de traitement
- **J5-J30 : PSYCHOSE PUERPERALE (état confuso-délirant oniroïde)**
  J15-J90 : DEPRESSION POST-NATALE (EDC modéré voire mélancolique)
  ⇒ Complications : infanticide, suicide
  ⇒ Traitement : hospitalisation + chimiothérapie avec arrêt de l'allaitement + séparation mère-enfant si nécessaire et rétablissement progressif du contact
- **CI à l'allaitement si prise de psychotropes**
  CI à la bromocriptine si troubles psychiatriques
- **Toujours éliminer une urgence médicale avant de conclure à un trouble psychiatrique**

Chapitre 14

TROUBLES PSYCHIQUES DU SUJET AGE

UE 3

Item 68

- **Diagnostiquer les principaux troubles psychiques du sujet âgé en tenant compte des particularités épidémiologiques**
- **Argumenter l'attitude thérapeutique spécifique et planifier le suivi spécifique des principaux troubles psychiques du sujet âgé**

NOTIONS CLES, ZEROS ET SYNTHESE

- **Agitation / Délire / Confusion**
- **Causes somatiques / toxiques / psychiatriques (élimination)**
- **Eliminer l'organicité**
- **Urgence thérapeutique**
- **Vieillissement psychiatrique**

ITEMS ECN TRANSVERSAUX

59	Troubles mentaux
64	Diagnostiquer : un trouble dépressif, un trouble anxieux généralisé, un trouble panique, un trouble phobique, un trouble obsessionnel compulsif, un état de stress post – traumatique, un trouble de l'adaptation (de l'enfant à la personne âgée), un trouble de la personnalité
106	Confusion, démences
129	Troubles cognitifs du sujet âgé
348	Risque et conduites suicidaires

CONFERENCE DE CONSENSUS ET RECOMMANDATIONS

A ce jour, aucune conférence de consensus ne porte sur cet item.

ANNALES ECN

A ce jour, aucun dossier de l'ECN ne porte sur cet item.

POINTS REPERES

- Les troubles psychiques du sujet âgés sont souvent atypiques. De plus, ils sont parfois difficiles à différencier du vieillissement physiologique.
- Le diagnostic de ces troubles est cependant important puisqu'une prise en charge précoce améliore nettement la qualité de vie de ces patients.
- La **CONFUSION MENTALE** = SYNDROME CONFUSIONNEL = DELIRIUM est un trouble sévère de la vigilance, responsable d'un trouble de la conscience de gravité variable, lié à un défaut d'activation de la formation réticulée antérieure ascendante (FRAA), traduisant généralement une souffrance cérébrale aiguë d'origine organique ou toxique.

1 VIELLISSEMENT PSYCHIATRIQUE

Avec l'âge, de nombreux symptômes psychiatriques peuvent apparaitre.

- **Les hallucinations :**

Elles sont fréquentes chez le sujet âgé, et peuvent être :
- Visuelles
- Auditives
- Olfactives
- Gustatives
- Cénesthésiques

- **Le délire :**

Il s'agit d'interpréter incorrectement une perception sensorielle exacte.

- **La désorientation :**

On parle de désorientation lorsque le sujet ne parvient plus à se repérer dans le temps ou dans l'espace. La désorientation temporelle est plus fréquente et moins grave que la désorientation spatiale.

- **La psychose hallucinatoire chronique :** *(cf. item 63)*

Il s'agit d'une pathologie relativement rare, qui survient préférentiellement chez la femme de plus de 50 ans, et qui est composé uniquement d'hallucinations.

2 DEPPRESSION

Cf. item 64

3 CONFUSION

3.1 ETIOLOGIES

CAUSES ORGANIQUES

CAUSES METABOLIQUES

- **Troubles HYDRO-ELECTROLYTIQUES** :
  - DésH_2O intracellulaire / HyperH_2O intracellulaire
  - Hypo-/HyperNa^+
  - HypoK^+
  - Hypo-/HyperCa^{2+}
- **Troubles de la GLYCEMIE** :
  - Hypoglycémie
  - Hyperglycémie : décompensation hyperosmolaire / acidocétosique du diabétique
- **Troubles ACIDO-BASIQUES** :
  - Acidose
  - Alcalose
- **Troubles THERMIQUES**
  - Hyperthermie : fièvre
- **Troubles GAZOMETRIQUES** :
  - Hypoxie
  - Hypercapnie (= encéphalopathie respiratoire)
- **Troubles de l'EPURATION DES TOXIQUES** :
  - IHC sévère (= encéphalopathie hépatique)
  - IR sévère (= encéphalopathie urémique)
- **Troubles HORMONAUX** :
  - Hypo-/hyperthyroïdie
  - Hyperparathyroïdie (par hyperCa^{2+})
  - Hypercorticisme
  - Insuffisance surrénale aiguë
- **Troubles VITAMINIQUES** :
  - Carence en B1 (= encéphalopathie de Gayet-Wernicke)
  - Carence en PP (= encéphalopathie pellagreuse)

DOULEUR

- RAU, fécalome
- Colique néphrétique...

CAUSES INFECTIEUSES

- **Infections INTRA-CEREBRALES** :
  - Méningite (par œdème cérébral)
  - (Méningo-)Encéphalite bactérienne, virale (HSV), parasitaire (neuropaludisme)
  - Abcès cérébraux (toxoplasmose, cryptococcose...)
  - Empyème sous-dural (par œdème cérébral)
- **Infections EXTRA-CEREBRALES** (pneumopathie bactérienne, fièvre typhoïde...) par fièvre et sepsis, déshydratation, hypoxie cérébrale, troubles métaboliques (SiADH), neurotoxicité...

CAUSES VASCULAIRES

- **Pathologies vasculaires INTRA-CEREBRALES** :
  - AVC ischémique (ACP par infarctus vertébrobasilaire, ACM superficielle droite)
  - HIP
  - HM (par œdème cérébral)
- **Pathologies vasculaires EXTRA-CEREBRALES** :
  - Bas débit cérébral (choc, insuffisance cardiaque sur sténose serrée des TSA...)
  - HTA maligne (= encéphalopathie hypertensive)

CAUSES NEUROLOGIQUES

- **Causes INFECTIEUSES** (*cf.*)
- **Causes VASCULAIRES** (*cf.*)
- **Causes COMITIALES** :
  - Confusion post-critique
  - Crises partielles complexes (temporales)
- **Causes TRAUMATIQUES** :
  - Commotion cérébrale simple (par œdème cérébral)
  - HED, HSD, HIP
  - Contusion post-traumatique
- **PROCESSUS EXPANSIFS intracrâniens** : tumeur cérébrale, HSD, abcès cérébral...

CAUSES TOXIQUES

CAUSES TOXIQUES

- **INTOXICATIONS aiguës** :
  - Alcool : ivresse simple, ivresse pathologique
  - Drogues : psychostimulants (cocaïne, amphétamines...), hallucinogènes (LSD...), opiacés
  - Gaz (CO), métaux lourds (Pb, Hg), organophosphorés
  - Médicaments : psychotropes, anti-cholinergiques, antalgiques de palier 2 et 3, anti-épileptiques, anti-parkinsoniens, corticoïdes...
- **Syndrome de SEVRAGE** : alcool, opiacés, barbituriques, BZP, anticholinergiques...

CAUSES PSYCHIATRIQUES

Classiquement, les troubles psychiatriques ne sont que *RAREMENT responsables de syndrome confusionnel*

3.2 MANIFESTATIONS CLINIQUES

Les troubles sont d'installation rapide et d'évolution fluctuante au cours du nycthémère (aggravation nocturne)

ATTEINTE DES FONCTIONS SUPERIEURES	ATTEINTE PSYCHOMOTRICE	ATTEINTE SOMATIQUE
• Troubles de la conscience et de la vigilance : - **Déficit de l'attention et de la concentration** (distractibilité, persévérations…) - **Désorientation temporo-spatiale** • Troubles cognitifs : - **Amnésie antérograde** (oublis à mesure) - **Amnésie rétrograde** (fabulations, fausses reconnaissances) - **Langage incohérent** - **Onirisme** (inconstant : 50%) - **Perplexité anxieuse**, méfiance	• Forme hyperactive : **agitation** • Forme hypoactive : apathie, léthargie • Forme mixte avec alternance entre les 2 extrêmes	• **Troubles du sommeil** (constants) : altération du cycle veille-sommeil (inversion du rythme nycthéméral, insomnies…) • **Hyperactivité neuro-végétative** : tachycardie, hypotension, sueurs profuses, déshydratation, fièvre, oligurie, tremblements… • **AEG**

NOTIONS CLES

ONIRISME = PSEUDO-DELIRE ONIRIQUE

- **Définition** : état de rêve pathologique (« rêve éveillé »), lié à une perturbation du traitement des informations sensorielles (visuelles et auditives), responsable d'illusions et de pseudo-hallucinations simulant un délire
- **Caractéristiques** : délire fluctuant au cours du nycthémère (aggravation nocturne)
  - *Ancienneté :* aigu
  - *Mécanisme :* pseudo-hallucinations visuelles (enchaînement de scènes multicolores, kaléidoscopiques…), auditives (voix, clameurs…), cénesthésiques, olfacto-gustatives…
  - *Thème :* persécution et agression (scènes zoopsiques, familiales, professionnelles… souvent terrifiantes)
  - *Systématisation :* non systématisé
  - *Adhésion :* adhésion totale
  - *Participation affective :* intense
- **Exemples** : délirium tremens, ESA

CONFUSION + DELIRE (ONIRIQUE) = ETAT CONFUSO-ONIRIQUE

3.3 DIAGNOSTICS DIFFERENTIELS

Orientation diagnostique devant un déficit des fonctions supérieures :

	DEFICIT AIGU	DEFICIT CHRONIQUE
DEFICIT GLOBAL	**Confusion mentale**	**Démence** **Dépression**
DEFICIT ISOLE	**Ictus amnésique** : trouble isolé de la mémoire **Aphasie de Wernicke** : trouble isolé du langage	**Syndrome de Korsakoff** : trouble isolé de la mémoire

3.4 EVOLUTION – PRONOSTIC – COMPLICATIONS

PHASE INITIALE :

- Installation brutale ou rapidement progressive de **signes précoces** :
  - **Troubles du sommeil**
  - **Déficit attentionnel**
  - **Asthénie, agitation psychomotrice, troubles de l'humeur** (tristesse, euphorie, irritabilité, labilité émotionnelle…)
- D'évolution fluctuante au cours du nycthémère (aggravation nocturne)

PHASE D'ETAT :

- **Tableau ± complet** de confusion mentale, pouvant associer :
  - Atteinte des fonctions supérieures ± onirisme
  - Atteinte psychomotrice
  - Atteinte somatique
- D'évolution fluctuante au cours du nycthémère (aggravation nocturne)

PHASE RESOLUTIVE :

- **Réversibilité complète** après traitement étiologique, avec amnésie lacunaire
- Parfois : **mode d'entrée dans une démence dégénérative**, avec aggravation des troubles cognitifs

3.5 PRISE EN CHARGE DIAGNOSTIQUE

INTERROGATOIRE du patient et de l'entourage :

- Circonstances de survenue
- Prise médicamenteuse ou toxique
- Antécédents médicaux et psychiatriques

EXAMEN CLINIQUE :

- **Examen clinique complet** :
  - Constantes : FC, TA, T°C, FR, ***HGT***
  - Etat hémodynamique
  - Etat d'hydratation
  - Recherche d'un foyer infectieux
  - TR + palpation sus-pubienne
- **Examen neurologique** :
  - ***Glasgow*** : recherche de trouble de la conscience et de la vigilance
  - Recherche de syndrome méningé
  - Recherche de signes de localisation
- **Examen psychiatrique** (en dernier lieu) :
  - Recherche et caractérisation d'un ***délire associé*** (onirisme)
  - Recherche de troubles de l'humeur
  - Recherche de troubles anxieux

EXAMENS COMPLEMENTAIRES :

BILAN DE 1ERE INTENTION (systématique)	BILAN DE 2NDE INTENTION (si 1er bilan négatif ou contexte clinique)
NFS-plaquettes	Alcoolémie, toxiques sanguins et urinaires, HbCO
VS, CRP	Hémocultures, PL, ECBU
Bilan d'hémostase	EEG
Ionogramme avec ***glycémie*** et protidémie	TSH
Bilan phospho-calcique	Amylase, lipase
Urée, créatininémie	Troponine, CPK
BHC	
Gaz du sang	
BU	
TDM cérébrale sans injection	
ECG	
RXT	

3.6 PRISE EN CHARGE THERAPEUTIQUE

MISE EN CONDITION :
- ***Urgence thérapeutique***
- ***Hospitalisation*** : systématique
- **Isolement** dans une chambre calme, avec lumière douce
- **Mesures de protection** : retrait des objets dangereux, verrouillage des portes…

MESURES GENERALES :
- Arrêt de tout médicament confusogène en prévenant le sevrage

TRAITEMENT SYMPTOMATIQUE :
- Tentative de communication : réassurance
- **Réhydratation hydro-électrolytique** : systématique
- Traitement sédatif, contention : à éviter au maximum (majorent la confusion)

TRAITEMENT ETIOLOGIQUE : seul traitement curatif de la confusion mentale

SURVEILLANCE clinique : rapprochée
- Glasgow, état de conscience
- FC, TA, SpO_2, FR

Item 68 — FICHE DE SYNTHESE

CONFUSION
- **Causes organiques ou *toxiques***
- **DTS, amnésie antéro-rétrograde, inversion du rythme nycthéméral, perplexité anxieuse ± onirisme**
- **Troubles fluctuants avec aggravation nocturne**
- **Bilan somatique systématique (ionogramme, HGT, TDM cérébrale)**
- **Traitement symptomatique (isolement + réhydratation) et *étiologique***

Chapitre 15

TROUBLES DU COMPORTEMENT ALIMENTAIRE

UE 3

Item 69

- **Diagnostiquer les troubles des conduites alimentaires chez l'adolescent et l'adulte**
- **Argumenter l'attitude thérapeutique et planifier le suivi des troubles des conduites alimentaires.**
- **Connaître les principales anomalies métaboliques associées à ces désordres et leur prise en charge en aigu**

NOTIONS CLES, ZEROS ET SYNTHESE

- **Anorexie / Boulimie**
- **Conduites de purge**
- **TOC et addictions**
- **Risque suicidaire**
- **Elimination systématique d'une organicité**
- **Ionogramme + ECG**

ITEMS ECN TRANSVERSAUX

64	Diagnostiquer : un trouble dépressif, un trouble anxieux généralisé, un trouble panique, un trouble phobique, un trouble obsessionnel compulsif, un état de stress post – traumatique, un trouble de l'adaptation (de l'enfant à la personne âgée), un trouble de la personnalité
73 à 78	Addictions et conduites dopantes
229	Electrocardiogramme : indications et interprétations
265	Troubles de l'équilibre acido-basique et désordres hydroélectrolytiques

CONFERENCE DE CONSENSUS ET RECOMMANDATIONS

2010	HAS	Anorexie mentale : prise en charge

ANNALES ECN

2008	Patient de 17 ans, amené par sa mère en consultation, présentant depuis 1 an une anorexie, un amaigrissement important (29 kg pour 1,54 m), des douleurs abdominales et des diarrhées. Prise en charge antérieure en psychiatrie (contrat de poids et séparation) et en chirurgie (appendicectomie retrouvant une iléite suspendue proche de la jonction iléo-caecale). Elève en 1ère S, travailleur, consciencieux, perfectionniste, insatisfait de ses notes pourtant élevées. ATCD de dépression (suite au décès de sa sœur handicapé, 1 an avant le début des troubles) et de divorce parental (père alcoolique). 1) Diagnostic posé lors de la prise en charge psychiatrique ? Justifier. 2) Eléments de l'anamnèse et de la symptomatologie pouvant remettre en cause ce diagnostic ?
2005	Patiente de 16 ans, amenée par sa mère en consultation, présentant un trouble du comportement alimentaire (ingestion compulsive d'aliments hypercaloriques en cachette, précédée d'un craving et d'une lutte anxieuse et suivie d'une sensation de malaise physique et psychique) avec stratégies de contrôle pondéral (vomissements provoqués responsables d'hématémèse) et d'évitement des crises (éviction de la table familiale), compliqué d'un syndrome dépressif (tristesse, incurabilité) et d'idées suicidaires. ATCD d'anorexie mentale (amaigrissement, aménorrhée secondaire, dysmorphophobie et déni des troubles). Difficultés à quitter sa mère et le domicile familial. IMC normal. 1) Diagnostic ? 2) Eléments de sémiologie venant l'étayer ? 3) Autres symptômes (psychologiques et physiques) à rechercher ? 4) Y a-t-il un ou des diagnostic(s) différentiel(s) ? 6) Examens complémentaires à demander ? 7) Traitement(s) et suivi thérapeutique ?

POINTS REPERES

- **Les TROUBLES DU COMPORTEMENT ALIMENTAIRE (TCA) se déclinent selon 2 versants, parfois associés :**
  - **ANOREXIE MENTALE**, caractérisée par une restriction de l'alimentation
  - **BOULIMIE**, caractérisée par des accès d'hyper-alimentation
- **Les TCA ont une origine multifactorielle** (psychologique, génétique, biologique et psychopathologique) **et peuvent être considérés comme des équivalents d'addictions ou d'obsessions-compulsions.**
- **Les TCA sont plus fréquents chez la femme jeune (15-25 ans) ; la boulimie est plus fréquente que l'anorexie.**

1 ANOREXIE MENTALE

1.1 MANIFESTATIONS CLINIQUES

MANIFESTATIONS PSYCHIATRIQUES

TRIADE CARACTERISTIQUE (« 3 A ») :
- **ANOREXIE** :
  - **Restriction volontaire** de l'alimentation (tris alimentaires) puis **disparition de la sensation de faim**
  - **Accès boulimiques** possibles (50% des cas)
  - **Stratégies de contrôle pondéral = « conduites de purge »**
    - Vomissements provoqués
    - Diurétiques
    - Laxatifs
    - Hyperhydratation (« potomanie »)
    - Hyperactivité physique
    - Hormones thyroïdiennes
    - Anorexigènes
- **AMAIGRISSEMENT** : perte de poids secondaire à l'anorexie, importante (25%à 50% du poids initial) et rapide
- **AMENORRHEE** secondaire d'origine hypothalamique, d'apparition concomitante à l'anorexie ou tardive

TROUBLES COGNITIFS (« 2 D ») :
- **DYSMORPHOPHOBIE** : trouble de la perception de l'image du corps
  - Peur permanente de grossir
  - Méconnaissance de la maigreur
  - Dégoût de son propre corps
- **DENI DES TROUBLES = « ANOSOGNOSIE »** : absence de conscience des troubles
  - Banalisation, rationalisation de la perte de poids
  - Dissimulation (vêtements amples, pesées esquivées ou truquées…)
- Préoccupations centrées sur le poids, l'image corporelle
- Préoccupations centrées sur l'alimentation (= obsessions alimentaires)
- Faible estime de soi

TROUBLES DU COMPORTEMENT (« 2 H ») :
- **HYPERACTIVITE PHYSIQUE** : contrôle pondéral
- **HYPERACTIVITE PSYCHIQUE** : surinvestissement intellectuel
- Trouble de la sexualité

MANIFESTATIONS SOMATIQUES

TROUBLES CLINIQUES ET BIOLOGIQUES :
- **Signes de CARENCES** :
  - *Protides* : **amyotrophie**, **OMI**, anasarque, leucopénie, immunodépression, hypo-albuminémie
  - *Lipides* : **fonte des réserves graisseuses** (seins, hanches, fesses, joues, orbites…)
  - *Vitamines, oligo-éléments (fer)* : anémie, hypoCa^{2+} et hypoPh^-, **troubles trophiques** (peau sèche, cheveux cassants et ternes, perlèche, glossite, aphtes)
- **Signes d'HYPOMETABOLISME** :
  - Bradycardie
  - Hypotension
  - Hypovolémie
  - Acrocyanose
- **Signes de TROUBLES ENDOCRINIENS** :
  - Insuffisance gonadotrope (d'origine hypothalamique) : aménorrhée secondaire, OE ↓ + FSH-LH ↑
  - Hyper-androgénie (relative par hypo-oestrogénie) : **hirsutisme**, **lanugo**, acné
  - Syndrome de « basse T3 » avec T4 et TSH normale
- **Signes des CONDUITES DE PURGE** :
  - Vomissements :
    - Stomatite, parodontite
    - Oesophagite peptique
    - Syndrome de Mallory-Weiss
    - Syndrome de Boerhaave
    - Pneumopathie d'inhalation
    - Troubles métaboliques : désH_2O, alcalose, hypoK^+
  - Laxatifs, diurétiques :
    - HypoK^+
    - Déshydratation extracellulaire
    - Hypo-/HyperNa^+
  - Hyperhydratation :
    - HypoNa^+ de dilution
- **Signes de BAISSE DE FONCTIONNEMENT DE L'APPAREIL DIGESTIF** :
  - Constipation (diminution du transit)
  - Hypertrophie parotidienne (engorgement salivaire)
  - Altérations dentaires (asialie, vomissements)

NOTIONS CLES

TCA et HYPOKALIEMIE (causes) :
- Vomissements
- Diurétiques
- Laxatifs
- Carence d'apport (rare)

1.2 FORMES CLINIQUES

- **Forme restrictive pure = *restricting type*** :
  pas d'accès boulimique, pas de conduites de purge
- **Forme mixte = anorexie-boulimie associées avec vomissements = *purging type*** :
  accès boulimiques intermittents, avec conduites de purge (vomissements)

  (50% des anorexiques présentent un accès boulimique dans l'évolution de leur maladie)

1.3 EVOLUTION – PRONOSTIC – COMPLICATIONS

EVOLUTION :

- *Evolution spontanée :* défavorable (complications, décès)
- *Evolution sous traitement :*
  - Guérison (1/3)
  - Chronicisation (1/3)
  - Aggravation - décès (1/3)

FACTEURS DE MAUVAIS PRONOSTIC :

CLINIQUE	TERRAIN
Formes non restrictives pures Age tardif du début des troubles Ancienneté, intensité des troubles Perte de poids importante (IMC < 13) Déni des troubles, pas d'autocritique, conduites pathologiques (dissimulation)	***Sexe masculin*** Troubles psychiatriques associés ATCD familiaux de TCA Famille non coopérante
	TRAITEMENT
	Prise en charge tardive, refusée Hospitalisations multiples, de longue durée

COMPLICATIONS : en cas de chronicisation

- **Complications évolutives** : évolution vers une forme mixte
- **Complications somatiques**, qui font la gravité de l'anorexie :
  - Conséquences des carences : troubles trophiques, **infections** (mycobactéries)
  - Conséquences des troubles endocriniens : **infertilité**, **ostéoporose**
  - Conséquences des ***conduites de purge*** :
    - Troubles **hydro-électrolytiques** : hypoK^+, hypo/hyperNa^+, alcalose
    - Troubles cardiovasculaires : **troubles du rythme** cardiaque (par hypoK^+)
    - Troubles respiratoires : **pneumopathie d'inhalation**
    - Troubles digestifs : stomatite, parodontite, œsophagite, **syndrome de Mallory-Weiss**, syndrome de Boerhaave
- **Complications psychiatriques** :
  - ***Association fréquente : TCA + addiction + TOC***
  - Dépression et ***conduites suicidaires***
- **Complications sociales** :
  - Isolement socio-professionnel et affectif

1.4 DIAGNOSTICS DIFFERENTIELS

- ***Grossesse*** : devant l'aménorrhée
- Anorexie « primitive » dans le cadre d'un autre TCA : **boulimie avec restrictions alimentaires** (pouvant passer pour une forme mixte d'anorexie)
- **Anorexie « symptôme »** = anorexie secondaire à :
  - Pathologies somatiques : **tumeur cérébrale**, **inflammation chronique** (cancers, MAI, infection chronique type VIH ou BK), **consommation de toxiques** (amphétamines, alcoolisme, toxicomanie)
  - Pathologies psychiatriques : **dépression**, **TOC** (phobie de contamination), **schizophrénie** (délire d'empoisonnement)

1.5 PRISE EN CHARGE DIAGNOSTIQUE

DIAGNOSTIC POSITIF :

- ***Diagnostic clinique***

  ⇒ Aucun examen paraclinique n'est nécessaire au diagnostic positif

DIAGNOSTIC DES COMPLICATIONS :

- Complications somatiques : évaluation de l'**état nutritionnel**, recherche des conséquences des carences, des troubles endocriniens, des conduites de purge
- Complications psychiatriques : ***évaluation du risque suicidaire***, ***recherche d'addictions*** (BZP, alcool) ***et de troubles anxieux*** (TOC)
- Complications sociales : ***évaluation du retentissement socio-professionnel***

DIAGNOSTIC DIFFERENTIEL :

- ***Elimination systématique d'une organicité*** (= anorexie-symptôme) : recherche de pathologies inflammatoires, de prises de toxiques
- **Recherche de troubles psychiatriques** : dépression, TOC, schizophrénie

NOTIONS CLES

BILAN DE PREMIERE INTENTION DE L'ANOREXIE MENTALE

- NFS-plaquettes, CRP
- ***Ionogramme sanguin (kaliémie)***, bilan phospho-calcique (Ca, P, 25-OH-D3)
- ***ECG***
- Urée, créatinine et clairance de la créatinine
- Transaminases (ASAT, ALAT), phosphatases alcalines, TP
- Bilan nutritionnel : albuminémie, pré-albuminémie
- Ostéodensitométrie : après 6 mois d'aménorrhée, puis tous les 2 ans en cas d'anomalie ou d'aménorrhée persistante
- β-HCG

EN DEUXIEME INTENTION :

- Imagerie cérébrale, dosage de toxiques, sérologies virales au moindre doute
- TSH
- Hémostase
- Glycémie, bilan lipidique
- Bilan martial : ferritinémie

CONFERENCE DE CONSENSUS ET RECOMMANDATIONS

CRITERES D'HOSPITALISATION (HAS 2010)

Critères somatiques d'hospitalisation :

Chez l'enfant et l'adolescent	
Anamnestiques	• Perte de poids rapide : plus de 2 kg/semaine • Refus de manger : **aphagie** totale • Refus de boire • Lipothymies ou malaises d'allure orthostatique • Fatigabilité voire **épuisement** évoqué par le patient
Cliniques	• IMC < 14 kg/m2 au-delà de 17 ans, ou IMC < 13,2 kg/m2 à 15 et 16 ans, ou IMC < 12,7 kg/m2 à 13 et 14 ans • Ralentissement idéique et verbal, confusion • Syndrome occlusif • Bradycardies extrêmes : pouls < 40/min quel que soit le moment de la journée • Tachycardie • Pression artérielle systolique basse (< 80 mmHg) • PA < 80/50 mmHg, hypotension orthostatique mesurée par une augmentation de la fréquence cardiaque > 20/min ou diminution de la PA > 10-20 mmHg • Hypothermie < 35,5°C • Hyperthermie
Paracliniques	• Acétonurie (bandelette urinaire), hypoglycémie < 0,6 g/L • Troubles hydroélectrolytiques ou métaboliques sévères, en particulier : hypokaliémie, hyponatrémie, hypophosphorémie, hypomagnésémie (seuils non précisés chez l'enfant et l'adolescent) • Élévation de la créatinine (> 100 µmol/L) • Cytolyse (> 4 x N) • Leuconeutropénie (< 1 000 /mm3) • Thrombopénie (< 60 000 /mm3)
Chez l'adulte	
Anamnestiques	• Importance et vitesse de l'amaigrissement : perte de 20 % du poids en 3 mois • Malaises et/ou chutes ou pertes de connaissance • Vomissements incoercibles • Échec de la renutrition ambulatoire

Cliniques	• Signes cliniques de déshydratation
	• **IMC < 14 kg/m2**
	• Amyotrophie importante avec hypotonie axiale
	• **Hypothermie < 35 °C**
	• **Hypotension artérielle < 90/60 mmHg**
	• Fréquence cardiaque :
	    o **Bradycardie sinusale FC < 40/min**
	    o Tachycardie de repos > 60/min si IMC < 13 kg/m2

Paracliniques	• **Anomalies de l'ECG** en dehors de la fréquence cardiaque
	• Hypoglycémie symptomatique < 0,6 g/L ou asymptomatique si < 0,3 g/L
	• Cytolyse hépatique > 10 x N
	• **Hypokaliémie** < 3 mEq/L
	• Hypophosphorémie < 0,5 mmol/L
	• Insuffisance rénale : clairance de la créatinine < 40 mL/min
	• Natrémie :
	    o < 125 mmol/L (potomanie, risque de convulsions)
	    o >150 mmol/L (déshydratation)
	• Leucopénie < 1 000 /mm3 (ou neutrophiles < 500 /mm3)

Critères psychiatriques d'hospitalisation :

Risque suicidaire	• **Tentative de suicide réalisée ou avortée** • **Plan suicidaire précis** • Automutilations répétées
Comorbidités	Tout trouble psychiatrique associé dont l'intensité justifie une hospitalisation : • Dépression • Abus de substances • Anxiété • Symptômes psychotiques • Troubles obsessionnels compulsifs
Anorexie mentale	• Idéations obsédantes intrusives et permanentes, incapacité à contrôler les pensées obsédantes • Renutrition : nécessité d'une renutrition par sonde naso-gastrique, ou autre modalité nutritionnelle non réalisable en ambulatoire • Activité physique : exercice physique excessif et compulsif (en association avec une autre indication d'hospitalisation) • Conduites de purge (vomissements, laxatifs, diurétiques) : incapacité à contrôler seul des conduites de purge intenses
Motivation, coopération	• **Échec antérieur d'une prise en charge ambulatoire bien conduite** • Patient peu coopérant, ou coopérant uniquement dans un environnement de soins très structuré • Motivation trop insuffisante, rendant impossible l'adhésion aux soins ambulatoires

Critères environnementaux d'hospitalisation :

Disponibilité de l'entourage	• Problèmes familiaux ou absence de famille pour accompagner les soins ambulatoires • Épuisement familial
Stress environnemental	• Conflits familiaux sévères • Critiques parentales élevées • Isolement social sévère
Disponibilité des soins	• Pas de traitement ambulatoire possible par manque de structures (impossibilité du fait de la distance)
Traitements antérieurs	• **Échec des soins ambulatoires** (aggravation ou chronicisation)

1.6 PRISE EN CHARGE THERAPEUTIQUE

MISE EN CONDITION :

- **Hospitalisation** libre si possible, sous contraintes (SPDT, SPDRE) si nécessaire, avec ***mesures de prévention du risque suicidaire***, pendant 3 à 4 mois si :

CRITERES D'HOSPITALISATION EN MILIEU PSYCHIATRIQUE	CRITERES D'HOSPITALISATION EN MILIEU REANIMATOIRE
IMC < 15 **TA< 9/5** **FC < 50** **T°C < 37°C** **Critères métaboliques** : perte de poids rapide (5% en 1 semaine, 10% en 1 mois) **Critères psychiatriques** : dépression, conduite suicidaire Echec des soins ambulatoires	**IMC < 12** **TAs < 7** **FC < 40** **T°C < 35°C** **Critères métaboliques** : alcalose, hypoK^+, dysNa^+, hypoCl^-, hypoPh^-, hypoGly, IRA, cytolyse hépatique **Critères cardiologiques** : troubles du rythme, de conduction **Critères neurologiques** : troubles de conscience **Critères pneumologiques** : DRA, pneumothorax **Critères digestifs** : dilatation gastrique, iléus fonctionnel

TRAITEMENT CURATIF : prise en charge ***multidisciplinaire***, individuelle et familiale

- **Prise en charge somatique** :
  - ***Correction des menaces vitales*** (troubles du rythme, troubles ioniques)
  - Traitement des **conséquences des carences**, **des troubles endocriniens** et **des conduites de purge**
- **Prise en charge nutritionnelle** :
  - Phase 1 : ***RENUTRITION = REALIMENTATION***
    - En urgence, mais progressive et prudente
    - Avec supplémentation en phosphore, vitamines et oligo-éléments
    - Par voie : per os, SNG si refus total de l'alimentation ou persistance de la perte de poids, IV en dernier recours
  - Phase 2 : ***REEDUCATION NUTRITIONNELLE ET DIETETIQUE***
    Par un diététicien
    - **Bilan diététique** des conduites alimentaires
    - **Introduction progressive des aliments** évités
    - **Rétablissement d'une alimentation diversifiée**
    - ***Lutte contre l'activité physique***

NOTIONS CLES

COMPLICATIONS D'UNE RENUTRITION TROP RAPIDE

- ***Refeeding syndrom* = syndrome de renutrition inappropriée** :
  - *Physiopathologie :* défaillance multiviscérale causée par des carences vitaminiques empêchant la métabolisation des ingestas par l'organisme
  - *Manifestations cliniques :* insuffisance cardiaque aiguë, prurit, troubles neurologiques (sensoriels, musculaires…)
  - *Manifestations paracliniques :* cytolyse hépatique, rhabdomyolyse, troubles de l'hémostase
- **Myélinolyse centropontine** (correction trop rapide d'une hypoNa^+ sévère)
- **Déplétion phosphorée**

- **Prise en charge psychiatrique** :
  - ***SEPARATION DU MILIEU FAMILIAL***
  - ***CONTRAT THERAPEUTIQUE : CONTRAT DE POIDS***
    - Négocié et signé avec le patient avant hospitalisation
    - Après enquête alimentaire évaluant les apports caloriques résiduels
    - Planification de la **reprise de poids par paliers**, autorisant des **modifications du cadre** (isolement, sorties…)
    - **Pesées régulières** réalisées dans les mêmes conditions, et surveillées
    - **Réévaluations** régulières des objectifs

- **Prise en charge psychologique** : idéalement plurifocale (contrat de poids et psychothérapie menés par 2 personnes différentes)
  - ***PSYCHOTHERAPIE INDIVIDUELLE***
    - Thérapie de **soutien**
    - **Thérapie cognitivo-comportementale** (techniques d'affirmation de soi, correction des idées erronées concernant la conduite alimentaire et la perception corporelle, renforcement opérant)
    - **Thérapie analytique** : PIP/POP, cure-type analytique
  - ***PSYCHOTHERAPIE DE GROUPE*** :
    - **Associations de patients**
    - Psychodrame, groupe de parole
    - ***Psychothérapie familiale***, groupes de parents

SURVEILLANCE régulière, initialement en hospitalisation, puis ambulatoire au long cours

- **Suivi somatique** : surveillance de la TA, de l'aménorrhée, des conduites de purge, du ionogramme et de la glycémie, de l'ECG
- **Suivi nutritionnel** : poursuite de l'éducation nutritionnelle ; surveillance des ingestas, du poids, des signes de dénutrition, du bilan nutritionnel
- **Suivi psychiatrique** : surveillance du poids, recherche d'une rechute et de complications anxieuses ou dépressives
- **Suivi psychologique** : poursuite des psychothérapies individuelle et familiale

NOTIONS CLES

CRITERES DE GUERISON DE L'ANOREXIE MENTALE

- Disparition de la triade (retour des règles)
- Prise de conscience des troubles
- Amélioration de la vie sociale et affective

2 BOULIMIE

2.1 MANIFESTATIONS CLINIQUES

MANIFESTATIONS PSYCHIATRIQUES	MANIFESTATIONS SOMATIQUES
TROUBLES CARACTERISTIQUES : • **ACCES BOULIMIQUES = CRISE BOULIMIQUE** : ≥ 2 fois par semaines pendant 3 mois - *Avant l'accès :* **prodromes** ▪ Sensation de solitude et de vide, d'angoisse, d'ennui ▪ Besoin impérieux d'absorber les aliments (***craving***) ▪ **Lutte anxieuse** - *Pendant l'accès :* **absorption d'aliments** ▪ A haute teneur calorique ▪ Brutale, impulsive ▪ En quantité anormalement élevée ▪ en un temps restreint, rapide ▪ Continue, en un seul tenant ▪ Secrète, en cachette ± Avec sensation de soulagement lors de l'accès - *Après l'accès :* ▪ **Malaise psychique** : sentiment de honte/culpabilité ▪ **Malaise physique** : douleurs abdominales, nausées, asthénie ▪ **Vomissements** spontanés/provoqués • **STRATEGIES DE CONTROLE PONDERAL** = **« conduites de purge »** (comportement compensatoire) - Vomissements provoqués (non systématiques), cachés - Diurétiques - Laxatifs - Restriction alimentaire - Hyperactivité physique - Hormones thyroïdiennes - Anorexigènes TROUBLES COGNITIFS : • **CONSCIENCE DOULOUREUSE DES TROUBLES** • Préoccupations centrées sur le poids, l'image corporelle • Préoccupations centrées sur l'alimentation (= obsessions alimentaires) • Faible estime de soi TROUBLES DU COMPORTEMENT : • **STRATEGIES D'EVITEMENT** : éviction des facteurs déclenchants (moments de solitude…), limitation de la disponibilité des aliments (congélation…) • **CONDUITES IMPULSIVES** : kleptomanie, achats pathologiques, auto-agressivité (automutilations, TS) • **ADDICTIONS**	TROUBLES CLINIQUES ET BIOLOGIQUES : • **POIDS NORMAL** (boulimie « normopondérale ») • **Signes des CONDUITES DE PURGE** : - Vomissements : ▪ Stomatite, parodontite ▪ Oesophagite peptique ▪ Syndrome de Mallory-Weiss ▪ Syndrome de Boerhaave ▪ Pneumopathie d'inhalation ▪ Troubles métaboliques : désH_2O, alcalose, hypoK^+ - Laxatifs, diurétiques : ▪ HypoK^+ ▪ Déshydratation extracellulaire ▪ Hypo-/HyperNa^+ - Hyperhydratation : ▪ HypoNa^+ de dilution

2.2 FORMES CLINIQUES

- **Forme typique** : boulimie avec conduites de purge
- **Forme pure = hyperphagie boulimique = *binge-eating disorder*** : boulimie sans conduite de purge
- **Etat de mal boulimique** : ≥ 15 accès boulimiques / jour

2.3 EVOLUTION – PRONOSTIC – COMPLICATIONS

EVOLUTION :

- Guérison : totale (50%), partielle avec réapparition secondaire des troubles (30%)
- Chronicisation (20%)
- Décès (0,3%)

FACTEURS DE MAUVAIS PRONOSTIC :

CLINIQUE	TERRAIN
Conduites de purge multiples Ancienneté, intensité des troubles Perte de poids importante	Sexe masculin Troubles psychiatriques associés ATCD d'utilisation de toxiques

COMPLICATIONS : en cas de chronicisation

- **Complications évolutives** : récidives des accès
- **Complications somatiques**, qui font la gravité de la boulimie :
  - Conséquences des ***accès boulimiques*** *(selon l'intensité de la compensation)* :
    - Troubles métaboliques : **obésité** (15%) ou **amaigrissement** (15%), **diabète**, **hyperlipidémie**, hyperuricémie
    - Troubles digestifs : dilatation ou rupture de l'estomac, syndrome occlusif
  - Conséquences des ***conduites de purge*** :
    - Troubles **hydro-électrolytiques** : hypoK^+, hypo/hyperNa^+, alcalose
    - Troubles cardiovasculaires : **troubles du rythme** cardiaque (par hypoK^+)
    - Troubles respiratoires : **pneumopathie d'inhalation**
    - Troubles digestifs : stomatite, parodontite, œsophagite, **syndrome de Mallory-Weiss**, syndrome de Boerhaave
- **Complications psychiatriques** :
  - ***Association fréquente : TCA + addiction + TOC***
  - Dépression et ***conduites suicidaires***
- **Complications sociales** : rares *(souvent, maintien d'une bonne insertion socio-professionnelle)*

2.4 DIAGNOSTICS DIFFERENTIELS

- Boulimie « primitive » dans le cadre d'un autre TCA : **anorexie-boulimie associées avec vomissements** pouvant passer pour une boulimie avec restriction alimentaire
- **Hyperphagie** secondaire à :

PATHOLOGIES SOMATIQUES	PATHOLOGIES PSYCHIATRIQUES
Tumeur cérébrale (fosse postérieure) Epilepsie (temporale) Démence (frontale) Hyperthyroïdie Hypercorticisme	Mérycisme Episode maniaque Trouble anxieux Schizophrénie Conversion hystérique

- **Grignotage**

2.5 PRISE EN CHARGE DIAGNOSTIQUE

DIAGNOSTIC POSITIF :

- ***Diagnostic clinique***
  ⇒ Aucun examen paraclinique n'est nécessaire au diagnostic positif

DIAGNOSTIC DES COMPLICATIONS :

- Complications somatiques : évaluation de l'**état nutritionnel**, recherche des conséquences des accès boulimiques et des conduites de purge
- Complications psychiatriques : ***évaluation du risque suicidaire***, ***recherche d'addictions*** (BZP, alcool) ***et de troubles anxieux*** (TOC)
- Complications sociales : ***évaluation du retentissement socio-professionnel***

DIAGNOSTIC DIFFERENTIEL :

- ***Elimination systématique d'une organicité*** (= hyperphagie) : recherche de troubles neurologiques (sensitivo-moteurs, cognitifs, comitiaux), de troubles endocriniens (syndrome de thyrotoxicose, de Cushing)
- **Recherche de troubles psychiatriques** : manie, trouble anxieux, schizophrénie

NOTIONS CLES

BILAN INITIAL DE LA BOULIMIE

- NFS-plaquettes, CRP
- Hémostase
- ***Ionogramme sanguin (kaliémie)***, bilan phospho-calcique
- ***ECG***
- Urée, créatinine et clairance de la créatinine
- Transaminases, phosphatases alcalines
- Glycémie, bilan lipidique
- Bilan nutritionnel : albuminémie, pré-albuminémie
- Ostéodensitométrie
- β-HCG
- TSH
- Imagerie cérébrale, dosage de toxiques, EEG au moindre doute

2.6 PRISE EN CHARGE THERAPEUTIQUE

MISE EN CONDITION :

- **Hospitalisation** libre si possible, sous contraintes (SPDT ou SPDRE) si nécessaire, avec ***mesures de prévention du risque suicidaire***, pendant 3 à 4 mois si :
    - Complications psychiatriques (dépression, conduite suicidaire)
    - Complications somatiques graves (trouble du rythme, trouble ionique)
    - Etat de mal boulimique
    - Echec du traitement ambulatoire
- **Prise en charge ambulatoire** à préférer dans tous les autres cas

TRAITEMENT CURATIF : prise en charge ***multidisciplinaire***

- **Prise en charge somatique** :
    - ***Correction des menaces vitales*** (troubles du rythme, troubles ioniques)
    - Traitement des **conséquences des accès** et des **conduites de purge**
- **Prise en charge nutritionnelle** :
    - ***Rééducation nutritionnelle et diététique*** par un diététicien :
        - 3 repas par jour au calme, en prenant le temps de mastiquer
        - Carnet alimentaire (identification des facteurs déclenchant les crises, renforcement positif...)
        - Diminution du nombre de pesées
        - Etablissement de listes de course, à respecter
- **Prise en charge psychiatrique et psychologique** :
    - ***Psychothérapie*** adaptée à la problématique du patient :
        - Thérapie de **soutien**
        - **Thérapie cognitivo-comportementale** (techniques de **désamorçage**, d'affirmation de soi, correction des idées erronées concernant la conduite alimentaire et la perception corporelle, renforcement opérant)
        - **Thérapie analytique** : PIP/POP, cure-type analytique
        - **Associations de patients**
        - ***Thérapie familiale***
    - **Chimiothérapie** : ISRS à visée anti-impulsive (non systématique)

SURVEILLANCE régulière, initialement en hospitalisation, puis ambulatoire au long cours

- **Suivi somatique** : surveillance des conduites de purge, du ionogramme et de la glycémie, de l'ECG
- **Suivi nutritionnel** : poursuite de l'éducation nutritionnelle ; surveillance des ingestas, du poids, du bilan nutritionnel
- **Suivi psychiatrique** : surveillance du poids, recherche d'une rechute et de complications anxieuses ou dépressives
- **Suivi psychologique** : poursuite de la psychothérapie

3 AUTRES TROUBLES DU COMPORTEMENT ALIMENTAIRE

3.1 PICA

Définition : ingestion répétée de substances non nutritives (terre, peinture)
Terrain : enfant jeune
Ethiopathogénie : carence affective, carence nutritionnelle (zinc, fer), retard de développement, psychoses infantiles
Complications : digestives (occlusion, saturnisme), respiratoires (fausses-routes), infectieuses
Traitement : étiologique + psychothérapie
Evolution : régression spontanée à l'adolescence

3.2 MERYCISME

Définition : régurgitation et réingestion systématique du bol alimentaire
Terrain : fréquemment associé aux troubles anorexique et boulimique (20%)
Complications : dénutrition, déshydratation, retard de développement
Traitement : techniques comportementales (relaxation)

3.3 POTOMANIE

Définition : absorption quotidienne d'une quantité anormalement élevée d'eau (accompagnée d'une polyurie)
Terrain : adulte, souvent associée aux psychoses chroniques et à l'hystérie
Complications : rénales à long terme (destruction néphronique et insuffisance rénale)
Traitement : psychothérapie comportementaliste
Diagnostic différentiel : diabète insipide

Item 69 **FICHE DE SYNTHESE**

ANOREXIE

- **Clinique : 3A (anorexie, amaigrissement, aménorrhée) + 2D (dysmorphophobie, déni des troubles) +2H (hyperactivités physique et psychique) ± conduites de purge (vomissements, laxatifs, diurétiques, hyperhydratation)**
- **Complications : somatiques (troubles hydro-électrolytiques, troubles du rythme), psychiatriques (addictions, TOC, suicide) ⇒ Ionogramme + ECG**
- **Diagnostics différentiels : élimination d'une organicité (anorexie symptôme)**
- **Traitement : renutrition + rééducation nutritionnelle + séparation du milieu familial + contrat de poids + psychothérapie individuelle et familiale**

BOULIMIE

- **Clinique : accès boulimiques + conduites de purge + stratégies d'évitement**
- **Complications somatiques (troubles hydro-électrolytiques, troubles du rythme), psychiatriques (addictions, TOC, suicide) ⇒ Ionogramme + ECG**
- **Diagnostics différentiels : élimination d'une organicité (hyperphagie)**
- **Traitement : rééducation nutritionnelle + psychothérapie individuelle + ISRS**

Chapitre 16

TROUBLES SOMATOFORMES

Item 70

UE 3

- Diagnostiquer un trouble somatoforme
- Argumenter l'attitude thérapeutique et planifier le suivi du patient

NOTIONS CLES, ZEROS ET SYNTHESE

- **Conversion / Dissociation / Somatisation**
- **Hystérie**
- **Eliminer l'organicité**
- **Bénéfices secondaires**
- **Thérapie d'inspiration analytique**

ITEMS ECN TRANSVERSAUX

61	Trouble schizophrénique de l'adolescent et de l'adulte
63	Trouble délirant persistant
64	Diagnostiquer : un trouble dépressif, un trouble anxieux généralisé, un trouble panique, un trouble phobique, un trouble obsessionnel compulsif, un état de stress post – traumatique, un trouble de l'adaptation (de l'enfant à la personne âgée), un trouble de la personnalité
102	Sclérose en plaques
103	Epilepsie de l'enfant et de l'adulte

CONFERENCE DE CONSENSUS ET RECOMMANDATIONS

A ce jour, aucune conférence de consensus ne porte sur cet item.

ANNALES ECN

A ce jour, aucun dossier de l'ECN ne porte sur cet item.

POINTS REPERES

- **Les TROUBLES SOMATOFORMES se définissent par la présence de symptômes physiques sans affection organique expliquant ces symptômes (DSM-IV-TR) : il s'agit de troubles somatiques dont l'origine est exclusivement psychique.**
- **Le DSM-IV-TR reconnaît plusieurs types de troubles somatoformes :**
  - **TROUBLE SOMATISATION**
  - **TROUBLE DOULOUREUX**
  - **HYPOCHONDRIE**
  - **DYSMORPHOPHOBIE**
  - **TROUBLES CONVERSIFS** ou conversions physiques

  Auxquels il convient de rajouter une entité non classée parmi les troubles somatoformes par le DSM-IV-TR :
  - **TROUBLES DISSOCIATIFS**, qui sont en réalité des conversions psychiques
- **On rapproche parfois des troubles somatoformes les TROUBLES PSYCHOSOMATIQUES, définis comme des troubles somatiques en partie conditionnés par des facteurs psychiques.**
- **La notion de trouble somatoforme est héritée du concept de NEVROSE HYSTERIQUE, entité nosologique qui associait personnalité histrionique et conversions (physiques ou psychiques).**
- **Les troubles somatoformes sont plus fréquents chez la femme jeune.**

1 TROUBLES PSYCHOSOMATIQUES

Troubles somatiques en partie **influencés par des facteurs psychologiques**

TROUBLES SOMATIQUES concernés :

Il peut s'agir d'altérations objectivables ou de manifestations fonctionnelles :

- HTA, coronaropathies, IDM
- Asthme
- Céphalées de tension
- UGD, TFI
- Eczéma, psoriasis
- Allergies
- Certaines pathologies cancéreuses
- Certaines pathologies auto-immunes

FACTEURS PSYCHOLOGIQUES responsables = FACTEURS DE VULNERABILITE :

- **REACTION PATHOLOGIQUE AU STRESS** (UGD) :
  Face à un stress (= évènement extérieur perturbant l'équilibre du milieu intérieur),
  L'organisme produit une réponse adaptative (« réaction de stress »), se déroulant en 2 phases :
  - **Phase d'alerte** (non spécifique du facteur de stress) : réaction immédiate d'hyper-vigilance (libération de catécholamines)
  - **Phase de résistance** (spécifique du facteur de stress) : réponse adaptant le milieu intérieur aux nouvelles conditions imposées par le milieu extérieur, permettant le retour à l'équilibre (ajustement de l'axe HT-HP-corticosurrénalien)

  Si la situation de stress persiste, on peut alors assister à une 3ème phase (pathologique) :
  - **Phase d'épuisement** : dépassement des capacités d'adaptation de l'organisme (épuisement des surrénales)
- **STRATEGIES DE *COPING* DESADAPTEES**
  Le *coping* (= capacité à faire face) désigne l'ensemble des stratégies mises en place par un individu pour s'adapter à un stress :
  - **Stratégies de coping « centrée sur le problème »** : visant à affaiblir le facteur de stress quand il est accessible au changement
  - **Stratégies de coping « centrée sur l'émotion »** : visant à atténuer l'impact psychologique du facteur de stress quand celui-ci n'est pas accessible au changement
- **STYLE COGNITIF**
  - **Pensée opératoire** : mode de pensée attaché strictement aux faits (« discours factuel »), avec pauvreté de la vie fantasmatique et difficulté à mobiliser ses affects
  - **Alexithymie** : mode de pensée marqué par la difficulté à décrire et exprimer ses affects (évaluation par des échelles d'alexithymie)
- **TYPE DE PERSONNALITE**
  - **Personnalité de type A** (sensible aux coronaropathies) : compétitivité, hyperactivité, investissement professionnel
  - **Personnalité de type B** (protégée des coronaropathies) : ∅ compétitivité, flegmatisme, ∅ besoin d'accomplissement de soi
  - **Personnalité de type C** (sensible aux pathologies cancéreuses et auto-immunes) : soumission, conciliation, recherche de l'estime d'autrui
- **EVENEMENTS DE VIE** : évènements stressants prédisposant à ou déclenchant un trouble psychosomatique
  - Evènements mineurs de la vie quotidienne (frustrations…)
  - Evènements majeurs (accidents, deuil…)

2 TROUBLES SOMATOFORMES

2.1 DIAGNOSTICS PRINCIPAUX

- ***TROUBLE CONVERSIF*** = **« CONVERSIONS PHYSIQUES »** :
  - **Conversions paroxystiques** : survenant en public, cédant à l'isolement
    - Grande attaque de Charcot : agitation intense, angoisse, état de transe, attitudes mimées, convulsions
    - Crise pseudo-épileptique (sans morsure de langue, ni perte d'urines)
    - « Crise de nerfs », « crise de tétanie », « crises de spasmophilie », accès léthargiques, accès cataleptiques…
  - **Conversions durables** : signes pseudo-neurologiques de ***topographie non systématisable***
    - Troubles moteurs : paralysie, contracture, astasie-abasie, mouvements anormaux, dysphonie…
    - Troubles sensitifs : anesthésie, hypoesthésie…
    - Troubles sensoriels : surdité, mutisme, flou visuel, cécité…
    - Troubles neurovégétatifs : vomissements, toux, dysurie, ballonnement…

NOTIONS CLES

CARACTERISTIQUES DES CONVERSIONS HYSTERIQUES

- « **Belle indifférence** » de l'hystérique vis-à-vis de troubles
- **Théâtralisme**
- **Suggestibilité** : patient aisément influençable
- Contexte de **quête affective** : constante recherche d'attention
- Importante variabilité symptomatique au cours de l'évolution
- Absence de systématisation neuro-anatomique
- Handicap disproportionné en regard de l'atteinte constatée
- Importance des bénéfices secondaires, pérennisant les symptômes

- ***TROUBLE DISSOCIATIF*** = **« CONVERSIONS PSYCHIQUES »** :
  - **Amnésie dissociative** : focalisée sur un aspect particulier (évènement particulier, souvenirs biographiques…)
  - **Fugue dissociative** : départ précipité du lieu de vie avec amnésie biographique lors de la crise et amnésie lacunaire de l'évnmt au décours
  - **Troubles dissociatifs de l'identité** (« personnalité multiple ») : coexistence, chez un individu, de ≥ 2 personnalités distinctes, s'exprimant à tour de rôle
  - **Stupeur dissociative** : état associant immobiliste, mutisme et aréactivité aux stimuli extérieurs
  - **Dépersonnalisation** : sentiment d'être détaché de soi
  - **Déréalisation** : sentiment d'irréalité

- ***TROUBLE SOMATISATION***, plaintes somatiques **multiples**, associant au cours du temps (évolue sur plusieurs années) :
  - **Douleurs** (ayant intéressé 4 localisations différentes)
  - **Troubles gastro-intestinaux** : nausées, ballonnements, flatulences...
  - **Troubles sexuels** : troubles de l'érection ou de l'éjaculation, dysménorrhée ou ménorragies…
  - **Troubles neurologiques** : conversions physiques (= troubles conversifs) ou conversions psychiques (= troubles dissociatifs)
- **TROUBLE DOULOUREUX** : symptômes algiques déclenchés ou aggravés par des facteurs psychologiques
- **HYPOCONDRIE** : crainte d'être atteint d'une maladie grave, fondée sur l'interprétation erronée de symptômes, en dépit d'une réassurance médicale appropriée après bilan
- **DYSMORPHOPHOBIE** : préoccupation centrée sur un défaut physique imaginaire

NOTIONS CLES

TROUBLE SOMATOFORME ≠ SIMULATION : un patient qui convertit ou somatise n'a pas conscience de la « facticité » de ses symptômes, au contraire du simulateur.

2.2 EVOLUTION – PRONOSTIC – COMPLICATIONS

EVOLUTION :
- **Chronicisation** des troubles avec fluctuation de l'intensité symptomatique
- **Récidives** des épisodes aigus

COMPLICATIONS :
- **Addictions** (alcool, BZP)
- **Dépression**
- **Tentatives de suicide** : « chantage au suicide » sans réel désir de mort
- **Sur-médicalisation** : hospitalisme, consultations et bilans multiples
- **Retentissement socio-professionnel** : isolement

2.3 DIAGNOSTICS DIFFRENTIELS

Conversion	Dissociation	Somatisation	Tb douloureux	Hypochondrie	Dysmorphophobie
PATHOLOGIES ORGANIQUES : *A ELIMINER SYSTEMATIQUEMENT*					
Pathologies neurologiques (SEP)	Crises partielles Abus de toxiques	Pathologies systémiques (LED)	Pathologies systémiques (LED)	∅	∅
PATHOLOGIES PSYCHIATRIQUES					
Schizophrénie	Schizophrénie	Schizophrénie Conversion	Schizophrénie Somatisation	Schizophrénie TAG, TOC EDC	Schizophrénie TCA
TROUBLE FACTICE, SIMULATIONS					

2.4 PRISE EN CHARGE THERAPEUTIQUE

MISE EN CONDITION :

- **Prise en charge ambulatoire** (sauf doute sur l'organicité ou pathologie associée : addiction, dépression, risque suicidaire) afin d'éviter les bénéfices secondaires

TRAITEMENT CURATIF :

- **Psychothérapie** adaptée à la problématique du patient :
  - **Psychothérapie de soutien**
  - **PIP/POP**
  - TCC si hypocondrie ou dysmorphophobie
- **Chimiothérapie** :
  - **Benzodiazépines anxiolytiques** (bromazépam) *per os* en cure courte si anxiété importante (risque d'addiction)
  - (ISRS si hypocondrie ou dysmorphophobie)

MESURES ASSOCIEES :

- ***Réduction des bénéfices secondaires*** (surprotection de l'entourage, arrêt de travail…)
- **Eviction de la sur-médicalisation** (renforce les symptômes)
- **Attitude de neutralité bienveillante**

SURVEILLANCE

- Suivi psychiatrique régulier
- Suivi psychologique

Item 70 | **FICHE DE SYNTHESE**

- **TROUBLE CONVERSIF : signes neurologiques non systématisés**
- **TROUBLE DISSOCIATIF : amnésie, fugue, stupeur, personnalité multiple, dépersonnalisation, déréalisation**
- **TROUBLE SOMATISATION : symptômes algiques, gastro-intestinaux, sexuels, neurologiques (conversions)**
- **Eliminer l'organicité (SEP, crises partielles, LED) et la simulation**
- **Eviter les bénéfices secondaires**

Chapitre 17

TECHNIQUES DE PSYCHOTHÉRAPIE

UE 3

Item 71

- Contextes théoriques
- Principes de base

NOTIONS CLES, ZEROS ET SYNTHESE

- **Thérapie de soutien**
- **Thérapie cognitivo-comportementale**
- **Thérapie analytique**

ITEMS ECN TRANSVERSAUX

61	Trouble schizophrénique
62	Trouble bipolaire
63	Trouble délirant persistant
64	Troubles dépressifs, troubles anxieux généralisés, troubles paniques, troubles phobiques, troubles obsessionnels-compulsifs, état de stress post-traumatique, troubles de l'adaptation, troubles de la personnalité
66	Troubles du comportement de l'adolescent
69	Troubles du comportement alimentaire
70	Troubles somatoformes

CONFERENCE DE CONSENSUS ET RECOMMANDATIONS

A ce jour, aucune conférence de consensus ne porte sur cet item.

ANNALES ECN

A ce jour, aucun dossier de l'ECN ne porte sur cet item.

Points reperes

- **La PSYCHOTHERAPIE est « l'ensemble des moyens par lesquels nous agissons sur l'esprit malade ou le corps malade, par l'intervention de l'esprit » (Porot). Il ne s'agit donc pas d'un soin de l'esprit, mais d'un soin par l'esprit.**
- **On répertorie à ce jour entre 200 et 400 techniques différentes de psychothérapie.**
- **Chacune de ces techniques est caractérisée par :**
  - **une THEORIE PSYCHOLOGIQUE expliquant le fonctionnement de l'esprit humain et la genèse de ses troubles :**
    - **Théorie PSYCHANALYTIQUE**
    - **Théories COGNITIVISTE et COMPORTEMENTALISTE**
    - **Théorie SYSTEMIQUE**
  - **et/ou des TECHNIQUES THERAPEUTIQUES plus ou moins codifiées, dont le thérapeute se sert pour tenter de soulager les symptômes de son patient ; il est habituel de distinguer les THERAPIES INDIVIDUELLES des THERAPIES COLLECTIVES.**

1 Grands courants de la pensée psychiatrique

1.1 THEORIE PSYCHANALYTIQUE *(cf. figure 1.)*

- *Principes :* l'organisme est animé de **PULSIONS** visant à soulager un état de tension (faim, sommeil, sexe…), localisées dans le **CA** (instance inconsciente de la psyché). L'assouvissement inconditionnel de ces pulsions, générateur de plaisir (**PRINCIPE DE PLAISIR**), se heurte néanmoins aux normes imposées par le milieu extérieur (**PRINCIPE DE REALITE**) et aux interdits parentaux, intégrés dans le **SURMOI** (élément censeur de la psyché) : c'est le **CONFLIT INTRAPSYCHIQUE**. Pour apaiser l'angoisse engendrée par ce conflit, le **MOI** (instance médiatrice entre Ca et Surmoi) va différer l'assouvissement de la pulsion au moyen de **MECANISMES DE DEFENSE** inconscients.
- *Application :* le symptôme du patient traduit l'existence d'un **conflit intrapsychique** inconscient, souvent constitué pendant l'enfance.
- *Exemple :* dans les troubles somatoformes, la « fabrication » d'un symptôme par la psyché est un mécanisme de défense permettant d'évacuer l'angoisse liée au conflit.

1.2 THEORIES COGNITIVISTE ET COMPORTEMENTALISTE *(cf. figure 2.)*

- *Principes :* les **COMPORTEMENTS** d'un individu sont déterminés par 2 facteurs :
  - **EMOTIONS** associées à la situation et au comportement, responsables d'un **apprentissage par CONDITIONNEMENT** :
    - **Conditionnement répondant** : création d'un comportement (= réponse conditionnelle) survenant en réponse à un stimulus neutre (= stimulus conditionnel) lorsque ce dernier a été associé à un stimulus positif ou négatif (= stimulus inconditionnel)
    - **Conditionnement opérant** : principe selon lequel un comportement spontané est répété (= renforcement) s'il induit une réponse positive, ou abandonné (= extinction) s'il induit une réponse négative
    - **Conditionnement social** : apprentissage par imitation d'un modèle
  - **COGNITIONS** associées à la situation et au comportement (**schéma mentaux de base, pensées automatiques**, **distorsions cognitives**), intervenant dans le traitement des informations recueillies sur la situation, et sous-tendant la prise de décision et la programmation des pensées et des actes
- *Application* : le symptôme du patient est un **comportement pathologique** résultant d'un **conditionnement aberrant** et/ou d'un **biais cognitif** venu perturber le traitement de l'information.
- *Exemple* : dans le TOC, les compulsions sont des comportements pathologiques renforcés car ils soulagent l'angoisse générée par les obsessions ; dans la phobie sociale, c'est la crainte du jugement d'autrui (biais cognitif) qui est à l'origine de conduites d'évitement social.

1.3 THEORIE SYSTEMIQUE

- *Principes* : l'individu seul n'existe pas ; il s'agit toujours d'un individu en interrelation avec d'autres dans un contexte donné. Les différents groupes relationnels observables (familles, amis, couple, collègues...) sont dénommés **SYSTEMES**.
- *Application* : le symptôme du patient traduit non pas une pathologie du patient, mais l'existence d'un **dysfonctionnement communicationnel ou interrelationnel du système.**
- *Exemple* : les symptômes dissociatifs observés dans la schizophrénie (comme par exemple une discordance entre discours et affect) seraient dus à des difficultés communicationnelles entre la mère et son enfant, notamment à des **injonctions paradoxales** (par exemple, une remontrance formulée avec le sourire...).

2 DIFFÉRENTS TYPES DE PSYCHOTHÉRAPIES

Les théories psychologiques décrites ci-dessus ont chacune servi de base au développement de nombreuses techniques de psychothérapies, dont une liste non exhaustive est figurée dans le tableau suivant. (Les 5 grandes techniques de psychothérapie à « connaître » pour l'ECN sont développées dans le tableau en page suivante.)

	THERAPIES INDIVIDUELLES	THERAPIES COLLECTIVES
Soutien psychologique	Thérapie de soutien	Groupes de parole Association de malades
Théorie psychanalytique	Cure-type analytique Thérapie d'inspiration psychanalytique individuelle Psychodrame psychanalytique individuel	Psychothérapie institutionnelle Thérapie d'inspiration psychanalytique familiale Psychodrame psychanalytique de groupe
Théorie cognitiviste et comportementaliste	Thérapie cognitivo-comportementale individuelle	Thérapie cognitivo-comportementale de groupe
Théorie systémique		Thérapie systémique familiale
Autres	Hypnose Thérapie à médiation corporelle Thérapie à médiation artistique …	…

NOTIONS CLES

- **Aucune psychothérapie, quelle que soit la technique utilisée, n'est remboursée par la Sécurité Sociale** (sauf si elle est pratiquée par un psychiatre).
- **La technique de psychothérapie la mieux évaluée est la TCC.**

	DEROULEMENT	TECHNIQUES THERAPEUTIQUES	INDICATIONS
Thérapie de soutien	Entretien avec le patient (pas de cadre formellement défini)	• **Ecoute, empathie, réassurance** • **Persuasion, suggestion, directivité**	Toute **personne en souffrance** psychique
Cure-type analytique	Séances de ≈ 45 minutes 2 à 4 séances/semaine Durée, fréquence, date et heure fixes Suivi souvent long (quelques années, voire à vie) **Patient allongé sur un divan** Analyste assis hors de son champ de vision, silencieux pendant la séance (pas d'interruption du cours de la pensée du patient)	• **Associations libres** : expression libre des sentiments, émotions et pensées (« comme ils viennent ») • **Transfert** : ensemble des réactions affectives ressenties par le patient vis-à-vis de son analyste, souvent « irrationnelles » (non justifiées par le comportement de ce dernier) et traduisant en fait le report sur l'analyste d'affects éprouvés lors de conflits infantiles (responsables de la symptomatologie actuelle) • **Contre-transfert** : ensemble de réactions affectives ressenties par l'analyste vis-à-vis de son patient (également irrationnelles et en lien avec ses propres conflits infantiles), dont l'analyste se sert pour identifier le conflit intrapsychique responsable des symptômes de son patient	**Troubles « névrotiques »** : • **Névroses** : troubles anxieux, troubles phobiques, TOC, troubles somatoformes • **Personnalités « névrotiques »**, **narcissiques**, **histrioniques** ***CONTRE-INDIQUEE dans les troubles « psychotiques »*** (psychoses chroniques, personnalité psychotiques ou antisociales)
Psychothérapie d'inspiration ou d'orientation psychanalytique (PIP/POP)	Séances de ≈ 45 minutes ≈ 1 séance/semaine Durée, fréquence, date et heure plus souples Suivi moins long (quelques mois à 2-3 ans) **Patient assis face au thérapeute** Thérapeute libre d'intervenir pendant la séance		**Indications plus larges que la cure-type** : • Troubles « névrotiques » *(cf.)* et psychosomatiques • Personnalités « psychotiques », antisociales, *borderline*
Thérapie cognitive et comportementale (TCC)	Séances de ≈ 45 minutes 15 à 40 séances en tout (1 à 2/semaine) Suivi bref (≈ 6 mois) **Planification**, en début de cure, du déroulement de chacune des séances : • **Analyse fonctionnelle** : détermination du problème à résoudre (comportement pathologique) et de ses origines (conditions favorisant son maintien, biais cognitifs…) • **Mise en place d'un objectif** gradué avec établissement d'un contrat thérapeutique • **Application du programme**, étape par étape • **Evaluation du résultat** de la thérapie	• **Désensibilisation** et **exposition** : confrontation en imagination (désensibilisation) puis *in vivo* (exposition) à des stimuli anxiogènes d'intensité croissante, avec apprentissage concomitant de techniques de relaxation visant à apaiser l'anxiété • **Immersion** : confrontation directe à un stimulus anxiogène maximal • ***Modeling*** : apprentissage de nouveaux comportements par imitation d'un modèle (le thérapeute) • **Relaxation** • **Affirmation de soi** et **développement des compétences sociales** • Amélioration de la **gestion des émotions** (impulsivité…) • **Remédiation cognitive** : effacement de schéma de pensée inadaptés (« cognitions erronées » : mauvaise estime de soi, perception d'un danger…) et développement de schémas plus adaptés	**Troubles du « contenu de la pensée »** : • Troubles anxieux, troubles phobiques, TOC, ESA/ESPT • Dépression • Idées délirantes, hallucinations rencontrées dans les psychoses chroniques **Troubles des « conduites instinctuelles »** : TCA, troubles du sommeil, troubles de la sexualité **Troubles des « conduites sociales »** (agressivité) rencontrés dans les psychoses chroniques, les personnalités « psychotiques », antisociales, *borderline*
Thérapie systémique familiale	Séances de ≈ 45 minutes ≈ 1 séance/semaine Déroulement de la séance variable selon la technique choisie **Présence de l'ensemble de la famille** nécessaire	• **Entretien familial** : dans lequel le thérapeute doit assurer la circulation libre de l'information et faciliter l'expression des points de vue de tous • **Enregistrements audio et vidéo d'un entretien** : permettant l'analyse de l'entretien par le thérapeute et la famille, et le décryptage des dysfonctionnements et interrelationnels • **Miroir sans tain** : dans lequel un 1er thérapeute effectue son analyse en observant l'entretien de la famille et d'un 2ème thérapeute dans une pièce séparée par un miroir sans tain • **Construction de génogramme, d'historiogramme et de cartes des réseaux** : permettant de saisir sous forme écrite les représentations du patient concernant les relations avec sa famille et les évts de vie	**Troubles psychiques pérennisés par des dysfonctionnements familiaux** : TCA

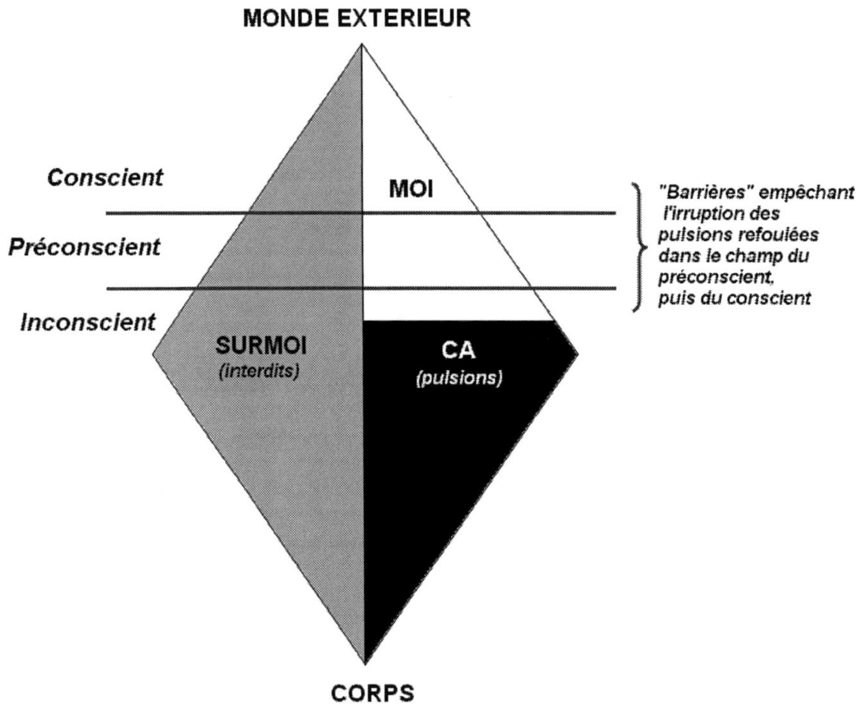

Figure 1 : Théorie psychanalytique

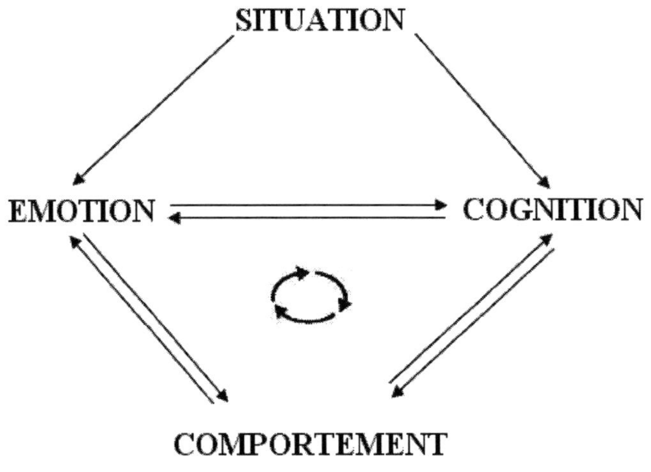

Figure 2 : Théories cognitiviste et comportementaliste

Item 71 — **FICHE DE SYNTHESE**

- **Psychothérapie de soutien : toujours**
- **TCC : si troubles anxieux ou dépressifs, troubles des conduites instinctuelles ou sociales**
- **Thérapies analytiques : si « névrose »**
- **Thérapie systémique : si trouble entretenu par l'environnement familial**
- **CONTRE-INDICATION DE LA CURE-TYPE ANALYTIQUE chez le psychotique**

Chapitre 18

PSYCHOTROPES

UE 3

Item 72

- **Prescrire et surveiller un médicament appartenant aux principales classes de psychotropes**

NOTIONS CLES, ZEROS ET SYNTHESE

- **Monothérapie à dose minimale efficace, arrêt progressif**
- **Surdosage / Tolérance / Rebond / Sevrage / Récidive**
- **Effets anticholinergiques / Effet stabilisant de membrane**
- **Grossesse / allaitement**

ITEMS ECN TRANSVERSAUX

61	Trouble schizophrénique
62	Trouble bipolaire
63	Trouble délirant persistant
64	Diagnostiquer : un trouble dépressif, un trouble anxieux généralisé, un trouble panique, un trouble phobique, un trouble obsessionnel compulsif, un état de stress post – traumatique, un trouble de l'adaptation (de l'enfant à la personne âgée), un trouble de la personnalité
108	Troubles du sommeil de l'enfant et de l'adulte
332	Principales intoxications aiguës

CONFERENCE DE CONSENSUS ET RECOMMANDATIONS

2010	AFSSAPS	Mise au point : suivi cardio-métabolique des patients traités par antipsychotiques
2009	HAS	Guide ALD n°23 : Troubles bipolaires
2009	HAS	Guide ALD n°23 : Troubles dépressifs récurrents ou persistants de l'adulte
2007	HAS	Guide ALD n°23 : Schizophrénies
2007	HAS	Guide ALD n°23 : Troubles anxieux graves
2007	HAS	Modalités d'arrêt des benzodiazépines chez le patient âgé
2006	SFTG	Prise en charge du patient adulte se plaignant d'insomnie en médecine générale
2006	AFSSAPS	Bon usage des médicaments antidépresseurs dans le traitement des troubles dépressifs et des troubles anxieux

ANNALES ECN

2010	Patiente de 24 ans présentant un délire chronique paranoïde (thème persécutif et dysmorphophobique, mécanisme hallucinatoire et syndrome d'automatisme mental), des éléments dissociatifs (néologisme, bizarrerie, hermétisme), un repli autistique ancien datant de l'adolescence avec retentissement socio-professionnel, et des troubles du comportement (hétéro-agressivité et crise suicidaire). 4) Mesures thérapeutiques immédiates ? 6) Projet thérapeutique à long terme ? 7) CAT en cas de prise de 15 kg après 1 an de traitement ?
2008	Patiente de 40 ans, consultant pour asthénie chronique, présentant une tristesse de l'humeur (avec anhédonie, désinvestissement des activités habituelles et dévalorisation), un ralentissement psychomoteur (bradyphémie), et des troubles somatiques (asthénie, insomnie matinale avec réveils précoces, aménorrhée secondaire), dans un contexte de crise suicidaire (idées suicidaires, conservation de comprimés de clomipramine, ATCD de TS secondaire à son divorce il y a 2 mois). En outre, signes d'hypercorticisme avec obésité facio-tronculaire et hyperandrogénie (hirsutisme, aménorrhée secondaire). 6) Effets secondaires de la clomipramine ?
2007	Patient de 33 ans, accueilli aux urgences pour un AVP, présentant un syndrome maniaque (exaltation de l'humeur avec familiarité, accélération psychomotrice avec logorrhée et hyperactivité, insomnie sans fatigue et désinhibition), un syndrome délirant aigu congruent à l'humeur (thèmes mégalomaniaque et persécutif, mécanismes interprétatif et intuitif) et un comportement hétéro-agressif, refusant l'hospitalisation. A noter un bref épisode de DTS. Examen normal. 7) Projet thérapeutique.
2005	Patiente de 16 ans, amenée par sa mère en consultation, présentant un trouble du comportement alimentaire (ingestion compulsive d'aliments hypercaloriques en cachette, précédée d'un craving et d'une lutte anxieuse et suivie d'une sensation de malaise physique et psychique) avec stratégies de contrôle pondéral (vomissements provoqués responsables d'hématémèse) et d'évitement des crises (éviction de la table familiale), compliqué d'un syndrome dépressif (tristesse, incurabilité) et d'idées suicidaires. ATCD d'anorexie mentale (amaigrissement, aménorrhée secondaire, dysmorphophobie et déni des troubles). Difficultés à quitter sa mère et le domicile familial. IMC normal. 7) Traitement(s) et suivi thérapeutique ?
2004	Patient de 59 ans présentant un syndrome de Korsakoff (amnésie antérograde et rétrograde, fabulations, fausses reconnaissances, anosognosie, DTS), un syndrome cérébelleux et une neuropathie sensitivomotrice longueur-dépendante dans un contexte d'alcoolisme chronique. Fugues répétées au cours de l'hospitalisation. 4) Projet thérapeutique à court, moyen et long terme.

POINTS REPERES

- **Les PSYCHOTROPES sont des « substances chimiques [...] susceptibles de modifier l'activité mentale » (perceptions, humeur, conscience) (Jean Delay). Ils sont classifiés selon le type de cette modification :**
    - **PSYCHOLEPTIQUES** : ralentissement psychique (anxiolytiques, hypnotiques, neuroleptiques, thymorégulateurs)
    - **PSYCHOANALEPTIQUES** : accélération psychique (antidépresseurs, psychostimulants)
    - **PSYCHODYSLEPTIQUES** : perturbation qualitative de l'activité psychique (alcool, hallucinogènes)
- **Les psychotropes modifient l'activité mentale en agissant au niveau des :**
    - **NEUROTRANSMETTEURS du SNC :**
        - **Groupe des MONOAMINES** :
            - **TRYPTAMINES** : sérotonine et mélatonine
            - **CATECHOLAMINES** : dopamine, noradrénaline et adrénaline
            - **HISTAMINE**
        - **Groupe des ACIDES AMINES** : GABA, glutamate
        - **Autres** : acétylcholine, NO
    - **NEUROPEPTIDES du SNC :** enképhalines, substance P
- **Les principales familles de psychotropes à connaître pour l'ECN sont :**
    - **ANTIDEPRESSEURS** (AD) :
        - **Inhibiteurs spécifiques de la recapture de la sérotonine** (ISRS)
        - **Inhibiteurs de la recapture de la sérotonine et de la noradrénaline** (IRSNa)
        - **Antidépresseurs imipraminiques**
        - **Inhibiteurs de la mono-amine oxydase** (IMAO)
    - **THYMOREGULATEURS** (TR) :
        - **Lithium**
        - **Anti-épileptiques**
    - **NEUROLEPTIQUES** (NLP) :
        - **Neuroleptiques classiques** = de 1ère génération
        - **Neuroleptiques atypiques** = de 2ème génération
    - **ANXIOLYTIQUES et HYPNOTIQUES** :
        - **Benzodiazépines** et **composés Z** (= apparentés aux BZP)
        - **Carbamates**
        - **Anti-histaminiques H1**
        - **Agonistes sérotoninergiques** (buspirone)

1 PSYCHOTROPES : POINTS COMMUNS

1.1 EFFETS SECONDAIRES COMMUINS

- Effets pharmacologiques :
  - ***Confusion***
  - **Effets anticholinergiques** (si antidépresseurs imipraminiques, neuroleptiques ou anti-histaminiques H1)
  - **Effets stabilisant de membrane** (si antidépresseurs imipraminiques ou neuroleptiques)

NOTIONS CLES

EFFETS ANTICHOLINERGIQUES (muscariniques)

- *Effets centraux :*
  - **Confusion, troubles mnésiques, agitation, délire**
- *Effets périphériques :*
  - Relaxation des muscles lisses :
    - Muscles de la paroi vésicale : ***dysurie*** et RAU
    - Muscles de la paroi digestive : ***constipation*** et occlusion fonctionnelle
    - Muscles de la paroi bronchique : **bronchodilatation**
    - Muscle sphincter de l'iris : **mydriase**
    - Muscle ciliaire du cristallin : **troubles de l'accommodation**
  - Stimulation cardiaque (effets inotrope +, chronotrope +, dromotrope +, bathmotrope +) : ***tachycardie***, **troubles du rythme**
  - Inhibition de la sécrétion glandulaire :
    - Glandes sudorales : ***sécheresse*** cutanée, **hyperthermie**
    - Glandes salivaires : sécheresse buccale
    - Glandes lacrymales : sécheresse oculaire
    - Glandes bronchiques : baisse de la production de mucus

EFFET STABILISANT DE MEMBRANE

- *Effets cardiorythmiques :*
  - Elargissement du QRS + ***élargissement du QT*** + aplatissement des ondes T
  - Troubles du rythme ventriculaires (***torsades de pointe***) ou supraventriculaires
  - Troubles de la conduction (***bradyarythmie à QRS larges***)
- *Effets cardiocirculatoires :*
  - **Hypotension** artérielle
  - **Choc cardiogénique** (par effet inotrope négatif)
  - **Choc hypovolémique** (par vasoplégie)

- Accidents d'utilisation :
  - **Surdosage / intoxication** (tous les psychotropes) : prise volontaire (TS) ou accidentelle d'une dose trop importante du psychotrope
  - **Tolérance / dépendance** (si benzodiazépines, carbamates) : nécessité d'augmenter les doses pour obtenir le même effet
  - **Sevrage** à l'arrêt (si benzodiazépines, carbamates, antidépresseurs) : apparition de symptômes adrénergiques, liés au stress de l'arrêt brutal du psychotrope
  - **Rebond** à l'arrêt (si benzodiazépines, carbamates, antidépresseurs) : réapparition de symptômes de la maladie initiale, plus sévères qu'avant l'instauration du traitement, liés à l'arrêt brutal du psychotrope
  - **Rechute ou récidive** à l'arrêt (tous les psychotropes) : ré-évolution de la maladie initiale, autorisée par l'absence de traitement
  - Réaction allergique

	Antidépresseurs	Thymorégulateurs	Neuroleptiques	Anxiolytiques
Surdosage	+	+	+	+
Dépendance				BZP, carbamates
Sevrage	+			BZP, carbamates
Rebond	+			BZP, carbamates
Récidive	+	+	+	+

1.2 CONTRE-INDICATIONS COMMUNES

- ***Grossesse, allaitement*** : précautions d'emploi propres à chaque molécule
- Association à certains médicaments, à la consommation d'alcool
- ATCD de réaction allergique

1.3 REGLES DE PRESCRIPTION COMMUNES

- Début en **monothérapie** à **dose minimale** (à demi-dose chez le sujet > 70 ans)
- **Augmentation progressive** des doses avec maintien à **dose minimale efficace**
- **Arrêt progressif** avec **décroissance par paliers** sur quelques semaines à quelques mois (sauf neuroleptiques)
- ***Jamais IV*** (sauf benzodiazépines dans de très rares cas)

2 ANTIDÉPRESSEURS

Cf. tableau page suivante.

	INHIBITEURS SELECTIFS DE LA RECAPTURE DE LA SEROTONINE	INHIBITEURS DE LA RECAPTURE DE LA SEROTONINE ET DE LA NORADRENALINE	ANTIDEPRESSEURS IMIPRAMINIQUES	INHIBITEURS DE LA MONOAMINE OXYDASE
Molécules	Fluoxétine (*Prozac®*) Paroxétine (*Deroxat®*) Citalopram (*Séropram®*) Sertraline (*Zoloft®*)	Venlaxafine (*Effexor®*) Milnacipran (*Ixel®*)	*Antidépresseurs tricycliques (ADTc) :* • Imipramine (*Tofranyl®*) • Clomipramine (*Anafranyl®*) • Amitriptyline (*Laroxyl®*) *Antidépresseurs tétracycliques* : • Miansérine (*Athymil®*)	*Inhibiteurs de la MAO-A (IMAO sélectifs) :* • Moclobémide (*Moclamine®*) *Inhibiteurs de la MAO-A et de la MAO-B (IMAO non sélectifs) :* • Iproniazide (*Marsilid®*)
Effets secondaires	*Effets sérotoninergiques et/ou noradrénergiques centraux :* • Stimulation de l'humeur : **virage maniaque** (trouble bipolaire de « type III ») • Accélération psychomotrice : agitation, **levée d'inhibition** • Troubles de la vigilance : **confusion**, coma • Troubles des conduites instinctuelles : **sommeil** (insomnie, somnolence), **alimentation** (anorexie secondaire-perte de poids), **sexualité** (troubles de la libido, troubles de l'éjaculation) • Troubles du « tonus moteur » (hyperexcitabilité) : **hypertonie-hyperréflexie, tremblements-convulsions, akathisie-incoordination motrice** (ISRS), **abaissement du seuil épileptogène** (ADTc) • Troubles hypothalamo-hypophysaires : **hypersudation**-hyperthermie-frissons, hyponatrémie par SiADH			
	Effets sérotoninergiques périphériques : • **Hypotension** (HTOS) ou HTA • **Diarrhée** • **Nausées, vomissements** *Accidents d'utilisation :* • **Surdosage/intoxication** (*cf.*) • <u>Pas</u> de tolérance/dépendance • **Rebond/rechute/récidive** à l'arrêt • **Sevrage** à l'arrêt (*cf.*)	*Effets sérotoninergiques périphériques* *Effets noradrénergiques périphériques :* • **HTA** (poussées hypertensives) • Tachycardie, troubles du rythme *Effets anticholinergiques* (rares)	*Effets* ***anticholinergiques*** *(cf.)* *Effet α1-bloquant :* **HTOS** *Effet stabilisant de membrane :* **↑ QT, TdP** *Effet anti-H1 :* somnolence *Effets sérotoninergiques périphériques* (rares)	*Effets noradrénergiques périphériques* *Effet α1-bloquant :* **HTOS** *Effets toxiques :* • Neurologiques : NORB, polynévrite des MI • Hépatiques : hépatite cytolytique
Contre-indications	**Etat maniaque** ou **délirant** Association aux **IMAO** et aux **triptans** **Grossesse** (contre-indication au 1er trimestre pour ISRS et IRSNa ; pendant toute la grossesse pour les ADTc sauf imipramine), **allaitement**			
	∅	∅	*Risque de complications anticholinergiques :* • **Adénome prostatique** • **Glaucome aigu à angle fermé** (ATCD) *Risque de complications cardiaques :* • **Troubles du rythme ou de la conduction** • **Cardiopathie** non stabilisée (IDM récent…) *Risque de crises convulsives :* • **Epilepsie**	*Risque de complications hypertensives :* • **HTA** • **Phéochromocytome** • **ATCD cardiovasculaires** (AVC) *Associations médicamenteuses :* • **Sérotoninergiques** (autres antidépresseurs) • Morphiniques et anesthésiques • Sympathomimétiques, α et β-bloquants
Bilan pré-thérapeutique	*Interrogatoire :* ATCD d'**épisodes maniaques** ou hypomaniaques, ATCD somatiques, **idées suicidaires**, conscience, sommeil, appétit, sexualité *Examen clinique :* **PA** couchée et debout, **FC**, **poids** *Examens complémentaires :* **NFS-plaquettes**, **ionogramme sanguin**, **urée-créatinine** et clairance de la créatinine, **transaminases**, **β-HCG**, **albuminémie** (chez le sujet âgé), **ECG**			
	∅	∅	**TR**, **consultation ophtalmologique** **ECG** avec mesure du QT	**BHC**
Bilan de surveillance *(tolérance)*	*Interrogatoire :* **syndrome maniaque**, **idées suicidaires**, conscience, sommeil, appétit, sexualité *Examen clinique :* **PA** couchée et debout, **FC**, **poids** / 1 semaine *Examens complémentaires :* **NFS-plaquettes**, **ionogramme sanguin**, **urée-créatinine** et clairance de la créatinine, **transaminases**, **β-HCG**, **albuminémie** (chez le sujet âgé)			
	∅	∅	**Mictions**, **transit**, état cutanéo-muqueux **ECG** avec mesure du QT Dosages plasmatiques (si réponse insuffisante, effets indésirables ou suspicion d'inobservance)	**Examen neurologique et ophtalmologique** **BHC**
Règles de prescription	Début en **monothérapie** à **dose minimale** si ADTc ou IMAO / à **dose efficace** si ISRS ou ISRNa (à demi-dose chez le sujet > 70 ans) **Augmentation progressive** des doses avec maintien à **dose minimale efficace** (cf. *item 285.*) **Arrêt progressif** avec décroissance par paliers en quelques semaines (si traitement < 1 an) à quelques mois (si traitement > 1 an)			
	Effet **inducteur enzymatique** : ajustement des posologies des médicaments métabolisés par le cytochrome p450 (AVK, lithium, pilule…)	∅	A éviter chez le sujet âgé	**Alimentation pauvre en tyramine** et en caféine si IMAO non sélectifs

NOTIONS CLES

SURDOSAGE / INTOXICATION AUX ISRS OU ISRNA

- *Etiologies – Facteurs de risque :*
  - Prise de doses excessives volontaire (TS) ou accidentelle
  - Association de plusieurs sérotoninergiques (ISRS, ISRNa, ADTc, IMAO)
- *Manifestations cliniques et paracliniques :*
  - ***Syndrome sérotoninergique*** : tableau clinique associant la plupart des effets sérotoninergiques centraux et périphériques (*cf.*)
- *Prise en charge :* ***arrêt des sérotoninergiques***

SURDOSAGE / INTOXICATION AUX ANTIDEPRESSEURS IMIPRAMINIQUES

- *Manifestations cliniques et paracliniques :*
  - Effets noradrénergiques centraux :
    - Troubles du « tonus moteur » : hypertonie-hyperréflexie pyramidale, tremblements-convulsions, abaissement du seuil épileptogène
    - Troubles de la vigilance : confusion, coma
  - Effets anticholinergiques :
    - Effets centraux = ***encéphalopathie anticholinergique***
    - Effets périphériques : RAU, occlusion fonctionnelle, mydriase, troubles de l'accommodation, tachycardie, sécheresse cutanéomuqueuse
  - Effets stabilisant de membrane : ↑ QRS, ***↑QT***, ↓ ondes T, hypotension
- *Evolution – Pronostic – Complications :*
  - ***Crises convulsives***
  - TdR (***torsade de pointes***) et TdC (***bradyarythmie à QRS larges***)
  - ***Choc*** cardiogénique et/ou vasoplégique
- *Prise en charge :*
  - Mise en condition :
    - ***Urgence thérapeutique*** : ***hospitalisation en réanimation***
    - Pose de VVP, de scope cardiotensionnel et d'oxymètre de pouls
    - Oxygénothérapie au masque ou par IOT selon SpO_2 et Glasgow
  - Traitement symptomatique : mesures de réanimation (hémodynamique)
  - Traitement curatif :
    - ***Arrêt des antidépresseurs imipraminiques***
    - ***Dosage semi-quantitatif sanguin et urinaire des imipraminiques***
    - ***Antagonisation de l'effet stabilisant de membrane*** : bicarbonates de sodium molaire ($NaHCO_3$ 8,4 ‰)
    - Epuration du toxique : **décontamination digestive** par charbon activé si intoxication < 1h, pas d'ingestion de produits caustiques et pas de risque d'inhalation (conscience normale, VAS protégées)
  - Surveillance : FC, TA, FR, SpO_2, Glasgow, examen neurologique, ECG

CONFERENCE DE CONSENSUS ET RECOMMANDATIONS

SYNDROME DE SEVRAGE EN ANTIDEPRESSEURS (AFSSAPS 2006)

- *Etiologies – Facteurs de risque :*
  - **Dose forte**
  - **Durée prolongée**
  - ***<u>Arrêt brutal ou décroissance trop rapide</u>***
  - **Demi-vie courte du médicament**
- *Manifestations cliniques :*
  - **Anxiété**, **irritabilité**, tension nerveuse
  - **Cauchemars** et autres troubles du sommeil (**insomnie** récente)
  - **Sensations vertigineuses**, troubles de l'équilibre, troubles neuro-sensoriels
  - **Syndrome pseudo-grippal** (rhinorrhée, myalgies, nausées-vomissements, diarrhée, frissons-hypersudation)
- *Evolution – Pronostic – Complications :*
  - Apparition **dans les 4 jours** suivant l'arrêt (rarement après 7 jours)
  - Rémission spontanée en ≈ 7 jours
- *Prise en charge :*
  - Traitement préventif :
    - ***<u>Diminution progressive des posologies</u>***, sur 1 à 6 mois :
      - Traitement < 1 an : arrêt en qq semaines (paliers hebdomadaires)
      - Traitement > 1 an : arrêt en qq mois (paliers mensuels)
    - Augmentation de la fréquence des consultations
  - Traitement curatif :
    - **Reprise de l'antidépresseur à la dose précédente**
    - **Décroissance plus progressive**
    - Information du patient : réassurance

3 Anxiolytiques et hypnotiques

<table>
<tr><th></th><th>BENZODIAZEPINES</th><th>CARBAMATES</th><th>ANTI-HISTAMINIQUES</th></tr>
<tr><td>Molécules</td><td>Benzodiazépines anxiolytiques :
Demi-vie courte :
• Oxazépam (Séresta®)
• Alprazolam (Xanax®)
• Lorazépam (Témesta®)
• Bromazépam (Lexomil®)
Demi-vie longue :
• Diazépam (Valium®)
• Clobazam (Urbanyl®)
• Prazépam (Lysanxia®)
• Clorazépate (Tranxène®)

Benzodiazépines hypnotiques :
Demi-vie courte :
• Triazolam (Halcion®)
• Composés Z (apparentés aux BZP) :
Zopiclone (Imovane®)
Zolpidem (Stilnox®)
Demi-vie longue :
• Estazolam (Nuctalon®)
• Flunitrazépam (Rohypno®/)

Benzodiazépines anti-épileptiques :
• Clonazépam (Rivotril®)
• Diazépam (Valium®)
• Clobazam (Urbanyl®)

Benzodiazépines anesthésiques :
• Midazolam (Hypnovel®)</td><td>Carbamates anxiolytiques :
• Méprobamate (Equanil®/)

Carbamates hypnotiques :
• Méprobamate (Mépronizine®)</td><td>Anti-histaminiques anxiolytiques et hypnotiques :
• Hydroxyzine (Atarax®)</td></tr>
<tr><td rowspan="3">Effets secondaires</td><td colspan="2">Effets GABAergiques :
• Effet anxiolytique
• Effet anti-épileptique
• Effet hypnotique et sédatif : confusion, troubles de l'attention et de la concentration, somnolence diurne, asthénie
• Effet myorelaxant : hypotonie, incoordination motrice-ataxie et vertiges, diminution des réflexes de postures, dépression respiratoire
• Effet amnésiant : amnésie antérograde, syndrome amnésie-automatisme (conduites automatiques avec amnésie post-événementielle, surtout avec BZP)</td><td rowspan="2">Effets anti-H1 :
• Somnolence diurne

Effets anticholinergiques :
• Confusion, troubles mnésiques, agitation, délire
• Dysurie, constipation
• Tachycardie, troubles du rythme
• Sécheresse cutanéo-muqueuse</td></tr>
<tr><td>Effet paradoxal :
• Réaction paradoxale (sujet âgé) : confusion, agitation, désinhibition, excitation, délire oniroïde</td><td>Effets digestifs :
• Nausées-vomissements
• Diarrhée</td></tr>
<tr><td colspan="2">Accidents d'utilisation :
• Surdosage/intoxication (cf.)
• Tolérance/dépendance
• Sevrage à l'arrêt (cf.)
• Rebond à l'arrêt :
• Rechute/récidive à l'arrêt</td><td>Accidents d'utilisation :
• Surdosage/intoxication
• <u>Pas</u> de tolérance/dépendance
• <u>Pas</u> de sevrage
• <u>Pas</u> de rebond
• <u>Pas</u> de rechute/récidive</td></tr>
<tr><td rowspan="2">Contre-indications</td><td colspan="3">Association à la consommation d'alcool et aux psychotropes (antidépresseurs, neuroleptiques, opiacés, barbituriques)
Contre-indication à la conduite automobile et à l'utilisation d'engins dangereux
Grossesse (1er trimestre pour tous ; 3ème trimestre pour BZP et carbamates : risque de DRA néonatale), allaitement</td></tr>
<tr><td colspan="2">Risque de dépression respiratoire (liés à l'effet GABAergique myorelaxant) :
• Insuffisance respiratoire aiguë et chronique (notamment BPCO)
• Syndrome d'apnée du sommeil
• Myasthénie

Risque de surdosage :
• Insuffisance hépatocellulaire (sauf oxazépam et lorazépam)</td><td>Risque de complications anticholinergiques :
• Adénome prostatique
• Glaucome aigu à angle fermé (ATCD)</td></tr>
<tr><td rowspan="2">Bilan pré-thérapeutique</td><td colspan="3">Interrogatoire : conscience, consommation d'alcool, traitements en cours, conduite automobile, profession</td></tr>
<tr><td colspan="2">ATCD somatiques (respiratoires et hépatiques)
BHC</td><td>TR, consultation ophtalmologique</td></tr>
<tr><td rowspan="2">Bilan de surveillance (tolérance)</td><td colspan="3">Interrogatoire : conscience, mémoire, qualité du sommeil et de l'éveil
Examen clinique : FR, examen neurologique</td></tr>
<tr><td>Signes de réaction paradoxale</td><td>Signes digestifs</td><td>Miction, transit, état cutanéo-muqueux</td></tr>
<tr><td rowspan="2">Règles de prescription</td><td colspan="3">Début en monothérapie à posologie minimale (à demi-dose chez le sujet > 70 ans)
(pour les BZP, choisir la molécule à la demi-vie la plus adaptée à la pathologie)
Augmentation progressive des doses avec maintien à dose minimale efficace
Arrêt progressif avec décroissance par paliers sur quelques semaines
Durée limitée à 4 semaines (pour les hypnotiques) et 12 semaines (pour les anxiolytiques)</td></tr>
<tr><td>∅</td><td>Effet inducteur enzymatique : ajustement des posologies des médicaments métabolisés par le cytochrome p450 (AVK, pilule…)</td><td>A éviter chez le sujet âgé</td></tr>
</table>

NOTIONS CLES

SURDOSAGE / INTOXICATION AUX BENZODIAZEPINES

- *Manifestations cliniques :* ***SYNDROME DE MYORELAXATION***
  - *Vigilance :* coma **calme**
  - *Tonus :* **hypotonie** profonde
  - *Pupilles :* normales
  - *Ventilation :* **dépression respiratoire** par bradypnée obstructive
- *Evolution – Pronostic – Complications :* DRA (bradypnée, inhalation)
- *Prise en charge :*
  - Mise en condition :
    - ***Urgence thérapeutique*** : ***hospitalisation en réanimation***
    - Pose de VVP, de scope cardiotensionnel et d'oxymètre de pouls
    - Oxygénothérapie au masque ou par IOT selon Glasgow
  - Traitement curatif :
    - ***Arrêt des benzodiazépines***
    - Dosage semi-quantitatif sanguin et urinaire des benzodiazépines
    - ***Antidote : flumazémil*** IV, contre-indiqué en cas de co-intoxication avec des substances pro-convulsivantes (ADTc)
  - Surveillance : FC, TA, FR, SpO_2, Glasgow, tonus musculaire

SURDOSAGE / INTOXICATION AUX CARBAMATES

- *Manifestations cliniques :*
  - *Vigilance :* coma **calme**
  - *Tonus :* **hypotonie**
  - *Pupilles :* normales
  - *Ventilation :* normale
- *Evolution – Pronostic – Complications :*
  - **Choc** vasoplégique (à faibles doses) ou cardiogénique (à fortes doses)
- *Prise en charge :*
  - Mise en condition :
    - ***Urgence thérapeutique*** : ***hospitalisation en réanimation***
    - Pose de VVP, de scope cardiotensionnel et d'oxymètre de pouls
    - Oxygénothérapie au masque ou par IOT selon Glasgow
  - Traitement symptomatique : mesures de réanimation
    - Correction des désordres hémodynamiques (remplissage vasculaire et amines vasoactives si nécessaire)
  - Traitement curatif :
    - ***Arrêt des carbamates***
    - Dosage quantitatif sanguin des carbamates
    - Pas d'antidote disponible (d'où la faible utilisation des carbamates…)
- Surveillance : FC, TA, FR, SpO_2, signes de choc, Glasgow, tonus musculaire

CONFERENCE DE CONSENSUS ET RECOMMANDATIONS

SYNDROME DE SEVRAGE EN BENZODIAZEPINES DU SUJET ÂGE (HAS 2007)

(Ces recommandations paraissent applicables au sujet jeune)

- *Etiologies – Facteurs de risque :*
  - **Dose forte**
  - **Durée prolongée**
  - ***Arrêt brutal ou décroissance trop rapide***
  - **Demi-vie courte du médicament**
  - Anxiété importante au début du sevrage
  - Association à une dépression ou une surconsommation (alcool, psychotropes)
- *Manifestations cliniques :*
  - **Anxiété**, **irritabilité**
  - **Troubles de concentration**, **confusion**, agitation, délire
  - **Céphalées**, **vertiges**, **goût métallique dans la bouche**
  - **Insomnie**, **cauchemars**
  - **Hypersudation**, **diarrhée**, **nausées**, **vomissements**, **tachycardie**
  - **Tremblements**, incoordination motrice, tension musculaire
  - **Crises convulsives** (rares)
- *Evolution – Pronostic – Complications :*
  - Apparition **entre 2 et 12 jours** suivant l'arrêt
  - Rémission spontanée en ≈ 15 jours
- *Prise en charge :*
  - Traitement préventif :
    - ***Diminution progressive des posologies***, sur 4 à 10 semaines (en débutant par une baisse de ≈ 25%)
    - Augmentation de la fréquence des consultations
  - Traitement curatif :
    - **Reprise des benzodiazépines à la dose précédente**
    - **Décroissance plus progressive**
    - Information du patient : réassurance

4 THYMORÉGULATEURS

<table>
<tr><th></th><th>LITHIUM</th><th colspan="2">ANTI-EPILEPTIQUES</th></tr>
<tr><td>Molécules</td><td>Carbonate de lithium :
• A libération immédiate (Téralithe®)
• A libération prolongée (Téralithe LP)
Gluconate de lithium (Neurolithium®)</td><td>Divalproate de sodium (Dépakote®)
Valpromide (Dépamide®)</td><td>Carbamazépine (Tégretol®)</td></tr>
<tr><td rowspan="2">Effets secondaires</td><td colspan="3">Effets neuropsychiques :
• Régulation de l'humeur : indifférence affective
• Inhibition psychomotrice : perte de l'initiative psychomotrice
• Troubles de la vigilance : confusion, sédation-somnolence, troubles mnésiques
• Troubles moteurs : tremblements, ataxie
• Troubles sensoriels : vertiges, céphalées

Effets digestifs :
• Prise de poids
• Diarrhée, nausées et vomissements, douleurs abdominales</td></tr>
<tr><td>Effets endocriniens :
• Dysthyroïdie : goitre euthyroïdien, hypothyroïdie, hyperthyroïdie
Effets rénaux :
• Néphropathie tubulo-interstitielle avec diabète insipide néphrogénique
• Néphropathie glomérulaire (rare)
Effets cardiaques :
• Troubles de la repolarisation (ondes T négatives)
Effets cutanéo-muqueux :
• Alopécie
• Acné (déclenchement/aggravation)
• Psoriasis (déclenchement/aggravation)</td><td colspan="2">Effets immuno-allergiques et toxiques :
• Cytolyse hépatique, voire hépatite cytolytique aiguë médicamenteuse
• Cytopénies : thrombopénie (divalproate de sodium, valpromide), neutropénie-agranulocytose (carbamazépine), autres cytopénies
• Toxidermies érythémateuse et bulleuse (syndrome de Lyell, PEAG)

Effets pancréatiques : (divalproate / valpromide)
• Pancréatite aiguë médicamenteuse

Effets cardiaques : (carbamazépine)
• Troubles de la conduction
Effets métaboliques :
• Hyponatrémie par SiADH</td></tr>
<tr><td rowspan="2">Contre-indications</td><td colspan="3">Association à la consommation d'alcool
Grossesse (CI au 1er trimestre : maladie d'Ebstein si lithium ; spina bifida si anti-épileptiques), allaitement</td></tr>
<tr><td>Risque de complications rénales :
• Insuffisance rénale (IRA ou IRC)
• Déshydratation, régime hyposodé
Risque de complications cardiaques :
• Troubles du rythme ou de la conduction
• Cardiopathie non stabilisée (IDM récent, insuffisance cardiaque…)
Associations médicamenteuses :
• IEC, AINS, diurétiques (surdosage)
• Carbamazépine, neuroleptiques (neurotoxicité)</td><td colspan="2">Risque de complications immuno-allergiques ou toxiques :
• Hépatite aiguë (notamment médicamenteuse) ou chronique
• ATCD d'hypoplasie médullaire
• ATCD d'allergie à la molécule

Associations médicamenteuses : (divalproate / valpromide)
• Acide valproïque, valpromide, divalproate de sodium
• Lamotrigine (risque de Lyell)
• Méfloquine

Risque de complications cardiaques : (carbamazépine)
• Bloc auriculo-ventriculaire
Associations médicamenteuses :
• IMAO</td></tr>
<tr><td rowspan="2">Bilan pré-thérapeutique</td><td colspan="3">Interrogatoire : conscience, ATCD somatiques
Examen clinique : PA couchée et debout, FC, poids, taille, IMC, périmètre abdominal
Examens complémentaires : NFS-plaquettes, VS, ionogramme sanguin, calcémie, glycémie à jeun, bilan lipidique, urée-créatinine et clairance de la créatinine, protéinurie des 24h et glycosurie, transaminases, TSH, ECG, β-HCG</td></tr>
<tr><td>Iodémie protéique (PBI) et index de thyroxine libre si hypothyroïdie</td><td>Plaquettes, bilan d'hémostase, TS
BHC</td><td>NFS
BHC</td></tr>
<tr><td rowspan="2">Bilan de surveillance (tolérance)</td><td colspan="3">Interrogatoire : conscience, mémoire
Examen clinique : PA couchée et debout, FC, poids, taille, IMC, périmètre abdominal, signes neuropsychiques (tremblements, ataxie, vertiges, céphalées)
Examens complémentaires / 1 an : NFS-plaquettes, ionogramme sanguin, glycémie, bilan lipidique, urée-créatinine et clairance de la créatinine, transaminases, TSH, ECG, β-HCG</td></tr>
<tr><td>Créatinine, protéinurie /6 mois
TSH /6 mois
Lithiémie (12h après la prise, à jeun) à J7, /3 mois et si changement de dose
(normale LI : 0,5-0,8 mEq/L)
(normale LP : 0,8-1,2 mEq/L)</td><td>Plaquettes, hémostase et TS / 6 mois
BHC si anomalies des transaminases
Lipasémie si douleurs abdominales
Dosages plasmatiques (si réponse insuffisante, effets indésirables ou suspicion d'inobservance)</td><td>NFS / 6 mois
BHC / 6 mois
Ionogramme sanguin / 6 mois
Dosages plasmatiques systématiques / 6 mois</td></tr>
<tr><td rowspan="2">Règles de prescription</td><td colspan="3">Début en monothérapie à posologie minimale adaptée au poids (à demi-dose chez le sujet > 70 ans)
Augmentation progressive des doses avec maintien à dose minimale efficace (dosages plasmatiques jusqu'à l'équilibre)
Arrêt progressif avec décroissance par paliers sur 1 mois (anti-épileptiques) à 3 mois (lithium)

Association systématique à une contraception efficace
Arrêt du thymorégulateur en cas de sismothérapie</td></tr>
<tr><td>RHD : limiter la prise de poids, éviter le régime hyposodé et la déshydratation
Liste des médicaments CI
Carnet de surveillance des lithiémies
Carte de patient sous lithium
Apprentissage de signes de surdosage</td><td>RHD : limiter la prise de poids</td><td>RHD : limiter la prise de poids
Effet inducteur enzymatique : ajustement des posologies des médicaments métabolisés par le cytochrome p450 (AVK, pilule…)</td></tr>
</table>

NOTIONS CLES

SURDOSAGE / INTOXICATION AU LITHIUM

- *Etiologies – Facteurs de risque :*
  - Prise de doses excessives volontaire (TS) ou accidentelle
  - **Déshydratation, régime hyposodé**
  - **Prise de diurétiques, AINS, IEC, ARA2**
- *Manifestations cliniques et paracliniques :*
  - **Signes neuropsychiques** :
    - Troubles de la vigilance : confusion, sédation-somnolence, coma
    - Troubles moteurs : ***tremblements amples***, syndrome cérébelleux (hypotonie, ataxie, dysarthrie, troubles de l'équilibre), fasciculations, myoclonies-crises convulsives
  - **Signes digestifs** : nausées-vomissements, ***diarrhée***, douleurs abdominales
  - **Signes rénaux** : IRA par nécrose tubulaire aiguë
  - **Signes cardiaques** : troubles du rythme ou de la conduction
- *Evolution – Pronostic – Complications :*
  - Décès : IRA, œdème cérébral, TdR/TdC, instabilité hémodynamique
  - Séquelles : syndrome cérébelleux, mouvements anormaux
- *Prise en charge :*
  - Mise en condition :
    - ***Urgence thérapeutique*** : ***hospitalisation en réanimation***
    - Pose de VVP, de scope cardiotensionnel et d'oxymètre de pouls
    - Oxygénothérapie au masque ou par IOT selon SpO_2 et Glasgow
  - Traitement symptomatique : **mesures de réanimation**
    - Correction des désordres hydro-électrolytiques
    - Correction des désordres hémodynamiques
  - Traitement curatif :
    - ***Arrêt du lithium***
    - ***Dosage de la lithiémie***
    - **Epuration du toxique** :
      - Lithiémie < 3 mEq/L : diurèse osmotique alcaline
      - Lithiémie > 3 mEq/L : épuration extra-rénale
  - Surveillance : FC, TA, FR, SpO_2, Glasgow, lithiémie, ionogramme sanguin, créatininémie, ECG

N.B. : Certains neuroleptiques atypiques (olanzapine, risperidone) peuvent également servir de thymorégulateurs *(cf. item 285.)*

5 NEUROLEPTIQUES

<table>
<tr><th></th><th>NEUROLEPTIQUES CLASSIQUES</th><th>NEUROLEPTIQUES ATYPIQUES</th></tr>
<tr><td>Molécules</td><td>Neuroleptiques sédatifs (= anti-agitation) :
• Chlorpromazine (Largactil®)
• Lévomépromazine (Nozinan®)
• Cyamémazine (Tercian®)
• Triapride (Tiapridal®)

Neuroleptiques anti-délirants (= anti-productifs) :
• Halopéridol (Haldol®)
• Sulpiride (Dogmatil®) et amisulpride (Solian®) à fortes doses

Neuroleptiques anti-déficitaires (= désinhibiteurs) :
• Pipotiazine (Piportil®)
• Fluphénazine (Moditen®)
• Sulpiride (Dogmatil®) et amisulpride (Solian®) à faibles doses</td><td>Neuroleptiques sédatifs (= anti-agitation) :
• Loxapine (Loxapac®)

Neuroleptiques anti-délirants (= anti-productifs) :
• Olanzapine (Zyprexa®)
• Risperidone (Risperdal®)

Neuroleptiques anti-déficitaires (= désinhibiteurs) :
• Aripiprazole (Abilify®)
• Clozapine (Leponex®)</td></tr>
<tr><td rowspan="2">Effets secondaires</td><td colspan="2">Effets anti-dopaminergiques centraux :
• Effet « pro-parkinsonien » : syndrome extra-pyramidal, dyskinésies précoces et tardives, dystonies, impatiences-akathisie
• Syndrome malin des neuroleptiques (cf.)
• Effet hyperprolactinémiant : gynécomastie, galactorrhée, troubles de la libido, dysménorrhée/dysfonction érectile, infertilité
Effets anticholinergiques : confusion, délire, agitation, dysurie, constipation, sécheresse cutanéo-muqueuse, tachycardie…
Effet α1-bloquant : hypotension orthostatique
Effet stabilisant de membrane : allongement du QT, torsades de pointes
Effets métaboliques : syndrome métabolique</td></tr>
<tr><td>Syndrome malin des neuroleptiques et effets anticholinergiques plus fréquents</td><td>Syndrome métabolique plus fréquent

Effets secondaires propres à la clozapine :
• Agranulocytose
• Crises comitiales</td></tr>
<tr><td rowspan="2">Contre-indications</td><td colspan="2">Association à la consommation d'alcool
Grossesse (contre-indication au 1er trimestre sauf chlorpromazine et halopéridol, autorisés), allaitement

Risques de complications anti-dopaminergiques :
• Syndrome extra-pyramidal (maladie de Parkinson)
• ATCD de syndrome malin des neuroleptiques

Risque de complications anticholinergiques :
• Adénome prostatique
• Glaucome aigu à angle fermé (ATCD)

Risque de complications cardiaques :
• Troubles du rythme ou de la conduction
• QT long (hypoK$^+$, hypoCa^{2+}, bradycardie)
• Cardiopathie non stabilisée (IDM récent, insuffisance cardiaque…)</td></tr>
<tr><td>∅</td><td>Risque de complications liées à la clozapine :
• ATCD d'agranulocytose
• Epilepsie</td></tr>
<tr><td>Bilan pré-thérapeutique</td><td colspan="2">Interrogatoire : conscience, ATCD somatiques (maladie de Parkinson)
Examen clinique : PA couchée et debout, FC, poids, taille, IMC, périmètre abdominal, T°C, examen neurologique
Examens complémentaires : NFS-plaquettes, ionogramme sanguin (kaliémie), glycémie, bilan lipidique, urée-créatinine et clairance de la créatinine, transaminases, ECG, β-HCG</td></tr>
<tr><td rowspan="2">Bilan de surveillance (tolérance)</td><td colspan="2">Interrogatoire : conscience, mouvements anormaux, mémoire, sexualité
Examen clinique : PA couchée et debout, FC, poids, taille, IMC, périmètre abdominal, T°C, examen neurologique (syndrome extra-pyramidal, rigidité musculaire), mictions et transit, état cutanéo-muqueux
Examens complémentaires :
• NFS-plaquettes, ionogramme sanguin, urée-créatinine et clairance de la créatinine, transaminases /1 an
• Bilan lipidique / 1 an
• Glycémie / 6 mois
• ECG (selon traitement et données du bilan pré-thérapeutique)
• β-HCG
• Prolactinémie (si suspicion clinique d'hyperprolactinémie)
• Dosages plasmatiques (si âges extrêmes, réponse insuffisante, effets indésirables ou suspicion d'inobservance)</td></tr>
<tr><td>∅</td><td>Clozapine : NFS rapprochées (≈ /1 mois)</td></tr>
<tr><td rowspan="2">Règles de prescription</td><td colspan="2">Début en monothérapie à posologie minimale (à demi-dose chez le sujet > 70 ans)
Augmentation progressive des doses avec maintien à dose minimale efficace
Arrêt possible <u>sans</u> décroissance par paliers</td></tr>
<tr><td>∅</td><td>Clozapine : uniquement en cas de schizophrénie résistante</td></tr>
</table>

« REFLEXES » NEUROLEPTIQUES :

- ***<u>Hyperthermie sous neuroleptiques = agranulocytose ou syndrome malin</u>***
- ***<u>Dysménorrhée sous neuroleptiques = grossesse ou hyperprolactinémie</u>***

NOTIONS CLES

SYNDROME MALIN DES NEUROLEPTIQUES

- *Etiologies – Facteurs de risque :*
  - ***Administration parentérale***
  - Introduction récente (< 15 j), mais le SMN peut se produire n'importe quand !!!
- *Manifestations cliniques :*
  - **Hyperthermie** majeure, hypersudation
  - **Hypertonie** extra-pyramidale (rigidité musculaire généralisée)
  - **Confusion**, coma
  - **Dysautonomie** : hypotension (ou HTA), tachycardie (voire troubles du rythme), tachypnée (voire détresse respiratoire aiguë)
- *Manifestations paracliniques :*
  - **Rhabdomyolyse** : élévation des enzymes musculaires (CPK, myoglobine), IRA par nécrose tubulaire aiguë, hyperK^+, hypoCa^{2+}, acidose métabolique
  - **Cytolyse hépatique**
  - **Hyperleucocytose**
- *Evolution – Pronostic – Complications :*
  - Décès : IRA, instabilité hémodynamique, TdR
  - Récidives : à la réintroduction de neuroleptiques
- *Prise en charge :*
  - Mise en condition :
    - ***Urgence thérapeutique*** : ***hospitalisation en réanimation***
    - Pose de VVP, de scope cardiotensionnel et d'oxymètre de pouls
    - Oxygénothérapie au masque ou par IOT selon SpO_2 et Glasgow
  - Traitement symptomatique : mesures de réanimation
    - Correction des désordres hydro-électrolytiques (dialyse si nécessaire)
    - Correction des désordres hémodynamiques
  - Traitement curatif :
    - ***Arrêt du neuroleptique***
    - ***Traitement myorelaxant*** : dantrolène IV
  - Mesures associées :
    - Prévention des complications de décubitus
    - ***Déclaration obligatoire à la pharmacovigilance***
    - ***Contre-indication à vie aux neuroleptiques*** appartenant à la famille chimique responsable (phénothiazines, butyrophénones...) avec remise d'une liste des médicaments contre-indiqués
    - Réintroduction des neuroleptiques : si absolue nécessité, à > 2 semaines de l'épisode, en changeant de famille chimique, à doses très faibles
  - Surveillance : T°C, FC, TA, FR, SpO_2, Glasgow, CPK, ionogramme sanguin, créatininémie, gazométrie artérielle, ECG

Item 72 **FICHE DE SYNTHESE**

POINTS COMMUNS

- **Surdosage / Dépendance / Rebond / Sevrage / Récidive**
- **Grossesse et allaitement, associations contre-indiquées**
- **Début en monothérapie à dose minimale ; augmentation progressive avec maintien à dose minimale efficace ; arrêt progressif (décroissance par paliers)**
- ***Jamais IV***

ANTIDEPRESSEURS : préférer ISRS, surveiller virage maniaque et levée d'inhibition

- **ISRS : effets sérotoninergiques (HTOS, diarrhée) + inducteur enzymatique**
- **IRSNa : effets sérotoninergiques + noradrénergiques (HTA)**
- **ADTc : effets anticholinergiques + stabilisant de membrane**
- **IMAO : effets noradrénergiques (HTA) + toxiques (NORB, cytolyse)**

ANXIOLYTIQUES et HYPNOTIQUES : préférer BZP, durée limitée (12 et 4 semaines)

- **BZP et carbamates : effet anxiolytique, anti-épileptique, sédatif et hypnotique, (confusion, somnolence), myorelaxant (hypotonie, bradypnée) et amnésiant**
- **Anti-histaminiques : effets anticholinergiques**

THYMOREGULATEURS : contraception systématique

- **Lithium : effets neuropsychiques (tremblements, confusion), rénaux (NTIC), digestifs (prise de poids, diarrhée), cardiovasculaires (ondes T négatives) ⇒ Bilan pré-lithium + mesures associées au lithium**
- **Anti-épileptiques : effets neuropsychiques (tremblements, confusion), digestifs (prise de poids, diarrhée), immuno-allergiques**

NEUROLEPTIQUES : préférer les atypiques

- **Pour tous : 4 syndromes (parkinsonien, malin, métabolique et hyperPRL)**
- **Pour clozapine : agranulocytose et crises convulsives**

Chapitre 19

ADDICTION AU TABAC

UE 3

Item 73

- **Repérer, diagnostiquer, évaluer le retentissement d'une addiction au tabac**
- **Indications et principes du sevrage thérapeutique. Argumenter l'attitude thérapeutique et planifier le suivi du patient**

NOTIONS CLES, ZEROS ET SYNTHESE

- **Usage simple / Usage nocif / Abus / Dépendance**
- **Tolérance + Sevrage**
- **Sevrage thérapeutique**
- **Entretiens motivationnels**
- **Traitement substitutif**

ITEMS ECN TRANSVERSAUX

64	Diagnostiquer : un trouble dépressif, un trouble anxieux généralisé, un trouble panique, un trouble phobique, un trouble obsessionnel compulsif, un état de stress post – traumatique, un trouble de l'adaptation (de l'enfant à la personne âgée), un trouble de la personnalité
72	Prescription et surveillance des psychotropes
287	Epidémiologie, facteurs de risque, prévention et dépistage des cancers
332	Principales intoxications aiguës

CONFERENCE DE CONSENSUS ET RECOMMANDATIONS

2007	HAS	Stratégies thérapeutiques d'aide au sevrage tabagique
2003	AFSSAPS	Recommandations de bonne pratique : les stratégies thérapeutiques médicamenteuses et non médicamenteuses de l'aide à l'arrêt du tabac

Annales ECN

2005	Patient de 74 ans, consultant pour découverte fortuite d'un anévrisme de l'aorte abdominale. ATCD personnels : intoxication tabagique à 60 PA avec BPCO, 2 embolies pulmonaires motivant une anticoagulation au long cours, HTA sous IEC. Examen clinique : 70 kg, 174 cm, toux grasse, souffle cervical gauche, anévrisme palpable. Examens complémentaires : Gly = 5,5 mmol/L, CT = 1,8 g/L, TG = 1,2 g/L, créatininémie = 160 µmol/L, ECG = séquelles de nécrose du territoire inférieur, échodoppler cervical = sténose carotidienne gauche serré. 8) Prise en charge de l'intoxication tabagique ?

Points reperes

- **Le terme d'ADDICTION désigne « l'impossibilité répétée de contrôler un comportement qui vise à produire un plaisir [...] et qui est poursuivi en dépit de ses conséquences négatives » (A. Goodman). Il n'est actuellement pas retenu dans les classifications internationales (DSM-IV-TR, CIM-10).**
- **Le comportement répété peut être :**
  - **Consommation d'une substance psycho-active = ADDICTIONS AVEC DROGUE**, parmi lesquelles figurent :
    - **Alcool**
    - **Tabac**
    - **Psychotropes et substances illicites** :
      - **Opiacés** = narcotiques
      - **Cannabis**
      - **Cocaïne**
      - **Amphétamines** (notamment ecstasy)
      - **Hallucinogènes** (notamment LSD)
  - **Autre comportement n'impliquant pas de substance psycho-active = ADDICTIONS SANS DROGUE**, parmi lesquelles figurent :
    - **Jeu pathologique**
    - **Activités sportives intensives**
    - **Activités sexuelles** (« *sexoholic* »)
    - **Activités professionnelles** (« *workoholic* »)
    - **Achats compulsifs**
    - Conduites alimentaires pathologiques : pour certains, les TCA sont une forme d'addiction
    - Compulsions et rituels : pour certains, les TOC sont une forme d'addiction

1 ADDICTIONS AVEC DROGUE : GÉNÉRALITÉS

1.1 CONDUITES ADDICTIVES

Selon le mode de consommation de la substance psycho-active, on peut classifier les conduites addictives avec drogue en :

CONFERENCE DE CONSENSUS ET RECOMMANDATIONS

GLOSSAIRE D'ADDICTOLOGIE (FFA 2004)

- **NON-USAGE d'une substance** : absence de consommation
  - **Non-usage PRIMAIRE** : lorsqu'il survient sans mésusage préalable
  - **Non-usage SECONDAIRE** : lorsqu'il survient après mésusage
    - **Abstinence** : non-usage secondaire de durée significative (> 12 mois d'après le DSM-IV-TR)
- **USAGE = USAGE SIMPLE d'une substance** : consommation caractérisée par l'absence de risques, de dommages et de dépendance
- **MESUSAGE d'une substance :** consommation caractérisée par l'existence de risques et/ou de dommages et/ou de dépendance :
  - **Usage A RISQUE** : consommation caractérisée par l'existence de risques, sans dommages ni dépendance
  - **Usage NOCIF = ABUS** : consommation caractérisée par l'existence de dommages (physique, psychique ou socio-professionnel), <u>sans dépendance</u>
  - **Usage AVEC DEPENDANCE = TOXICOMANIE** : consommation caractérisée par l'existence d'une dépendance (physique ou psychique) :
    - **DEPENDANCE PHYSIQUE**, définie par l'existence de :
      - ***<u>Tolérance</u>*** : nécessité d'augmenter la quantité consommée pour obtenir les mêmes effets
      - ***<u>Sevrage</u>*** : apparition de manifestations cliniques lors de la diminution ou de l'arrêt de la consommation
    - **DEPENDANCE PSYCHIQUE**, définie par l'existence de :
      - ***<u>Craving</u>*** : besoin impérieux de consommer la substance
      - ***<u>Perte de contrôle</u>*** : désir persistant ou efforts infructueux pour limiter la consommation
      - **Altération du fonctionnement socio-professionnel** (notamment, abandon d'autres activités au profit de la consommation ; augmentation du temps passé à se procurer la substance, la consommer ou récupérer de ses effets) ou **souffrance majeure**

1.2 SUBSTANCES PSYCHO-ACTIVES

	PRESENTATIONS	PRINCIPE ACTIF	VOIES	DEPENDANCE physique	DEPENDANCE psychique
ALCOOL	Boissons alcoolisées	Ethanol	*Per os*	+++	++
TABAC	Cigarette	Nicotine	Fumée	+++	+
OPIACES	Héroïne Morphine, codéine Buprénorphine, méthadone	Dérivés chimiques de l'opium	IV +++ Sniffée Fumée	+++	+++
CANNABIS	Herbe (*weed*) Résine (*shit*) Huile	Δ9-tétra-hydro-cannabinol (THC)	Fumée +++ *Per os*	Rare	+
COCAÏNE	Cocaïne (poudre)	Chlorhydrate de cocaïne	Sniffée +++ IV	Très rare	+++
	Crack (cristaux)	Cocaïne base (+ bicarbonate de sodium)	Fumée +++ IV		
	Freebase (cristaux)	Cocaïne base (+ ammoniaque)			

1.3 SEVRAGE

NOTIONS CLES

SYNDROME DE SEVRAGE = SYNDROME DE MANQUE

- *Physiopathologie :* hyperstimulation adrénergique liée au stress généré par l'arrêt brutale d'une substance psychoactive
- *Manifestations cliniques :*
  - Troubles psychiques :
    - Anxiété, irritabilité, labilité émotionnelle, humeur dépressive
    - Troubles du sommeil (insomnie, cauchemars)
    - Troubles cognitifs (attention, concentration, mémoire)
    - Confusion, agitation, délire
  - Troubles somatiques :
    - Nausées-vomissements, diarrhées, douleurs abdominales
    - Tachycardie
    - Hypersudation, hyperthermie, frissons
    - Tremblements, crampes, incoordination motrice (dysarthrie)
    - Mydriase
    - Syndrome pseudo-grippal (rhinorrhée, myalgies, céphalées, vertiges)
    - Crises convulsives
- *Formes cliniques :*
  - Sevrage alcoolique : intensité modérée (sémiologie spécifique)
  - Sevrage tabagique : intensité modérée
  - Sevrage en cannabis : intensité légère
  - Sevrage en opiacés : intensité majeure (prédominance des manifestations neurovégétatives et anxieuses)
  - Sevrage en cocaïne ou ecstasy : intensité légère (prédominance des manifestations dépressives)

2 ADDICTIONS AVEC DROGUE : TABAC

2.1 EPIDEMIOLOGIE

- 1/3 des adultes ; 60 000 morts par an en France
- Morbidité dépendant de la précocité et de la dose cumulée :
    - PA = Paquet/année = nombre de paquets par jour x années
- Passage de la barrière placentaire

2.2 PREVENTION

- *PRIMAIRE* : santé publique, campagne de prévention, information
- *SECONDAIRE* : *(cf 2.4)*
    - Recherche et quantification de la consommation à chaque consultation (PA)
    - Age de la première cigarette
    - Existence de signe de sevrage lors de tentatives d'arrêt
    - Intensité de la dépendance : test de Fagerström
    - Dosage du monoxyde de carbone dans l'air expiré

2.3 MANIFESTATIONS CLINIQUES – COMPLICATIONS

- **INTOXICATION AIGUE :**
    - Effet shoot nicotinique
    - Toux, irritation pharyngée
    - RGO
    - Céphalées, nausées

- **INTOXICATION CHRONIQUE :**
    - *Manifestations cliniques* :
        - **Sécheresse cutanée**, vieillissement cutané précoce, teint jaunâtre
        - Syndrome sec
        - Erosions et coloration jaunâtre des dents
    - *Coloration*

- **COMPLICATIONS :**
  - *Complications respiratoires :*
    - Bronchite chronique et emphysème, **BPCO**, IRCO
    - Déclenchement de crise d'asthme
    - Infections broncho-pulmonaires
    - **Cancer broncho-pulmonaire**
  - *Complications cardiovasculaires* :
    - **HTA**
    - **FDR cardiovasculaire** -> AOMI, IDM
    - FDR thrombo-embolique veineux
  - *Complications ORL et digestives :*
    - Otites, sinusites et cancer des VADS
    - RGO et **cancer de l'œsophage**
    - UGD, gastrite chronique
  - *Autres :*
    - Complications urologiques : **cancer de l'uretère et de la vessie**
    - Complications gynécologiques : **baisse de la fécondité** féminine
    - Complications **obstétricales** : GEU, FCS, RCIU, MFIU, MAP, PP, HRP
- **SEVRAGE :**
  - *Syndrome de sevrage (> 24 h)* :
    - Symptômes classiques de sevrage, d'intensité modérée
  - *Augmentation de l'appétit,* ***prise de poids***

2.4 PRISE EN CHARGE DIAGNOSTIQUE

CONFERENCE DE CONSENSUS ET RECOMMANDATIONS

EVALUATION INITIALE DU PATIENT TABAGIQUE (AFSSAPS 2003 + HAS 2007)

EVALUATION PSYCHOLOGIQUE :

- **Recueil de l'histoire personnelle et familiale**
- **Evaluation de la consommation tabagique** :
  - Nombre de ***paquets-années (PA)*** = nombre de paquets/jour x nombre d'années de consommation
  - Durée de consommation
  - Age de début
- **Evaluation de la dépendance nicotinique** :
  - ***Test de Fagerström*** : délai entre le réveil et la 1ère cigarette, consommation quotidienne
    - Score ≤ 4 : dépendance faible
    - Score entre 5 et 6 : dépendance moyenne
    - Score ≥ 7 : dépendance forte
  - Mesure du taux résiduel de CO expiré (non consensuel)
  - Mesure du taux urinaire ou plasmatique de cotinine (non consensuel)
- **Evaluation de la motivation au sevrage**
- **Recherche de co-addictions et de troubles psychiatriques**

EVALUATION SOMATIQUE :

- **Recueil des ATCD somatiques**
- **Recherche des complications** de l'intoxication tabagique chronique (examens cardiovasculaire, respiratoire, ORL)
- **Recherche de contre-indications** aux traitements médicamenteux

EVALUATION SOCIALE :

- Evaluation sociale (logement), familiale, professionnelle, financière

2.5 PRISE EN CHARGE THERAPEUTIQUE DE L'INTOXICATION CHRONIQUE

CONFERENCE DE CONSENSUS ET RECOMMANDATIONS

STRATEGIE DE SEVRAGE TABAGIQUE (AFSSAPS 2003 + HAS 2007)

MISE EN CONDITION : sevrage en milieu **ambulatoire**

TRAITEMENT CURATIF : ***CURE DE SEVRAGE*** = ***SEVRAGE THERAPEUTIQUE***
Prise en charge **multidisciplinaire** (médico-psycho-sociale) :

- ***ARRÊT DU TABAC***
- **PSYCHOTHERAPIE** adaptée à la problématique du patient :
  - ***Alliance thérapeutique*** entre médecin et patient, avec **contrat de soins**
  - ***Entretiens motivationnels*** : renforcement de la motivation au sevrage
  - ***Thérapie de soutien***
  - ***Outils d'aide à la motivation*** (thérapie « *self help* »)
  - ***Thérapie cognitivo-comportementale*** (individuelle ou en groupe)
- **CHIMIOTHERAPIE** :
  - **Traitements substitutifs** : ***traitement de substitution nicotinique*** (TNS) (gommes, patchs transdermiques, pastilles sublinguales, inhalateurs) débutés après le sevrage (association possible de plusieurs formes galéniques), à doses adaptées à la consommation et permettant la disparition des symptômes, arrêtés par paliers décroissants selon désir du patient (6 semaines à 6 mois)
  - **Traitements spécifiques** :
    - **Bupropion** (*Zyban®*) (antidépresseur atypique) : sauf ATCD convulsifs, trouble bipolaire, insuffisance hépatique, grossesse, débuté 1 à 2 semaines avant le sevrage, pendant 8 semaines
    - **Varénicline** (*Champix®*) (agoniste nicotinique) : sauf association avec TNS, débuté 1 à 2 semaines avant le sevrage, pendant 12 semaines
  - **Traitements symptomatiques** : rarement nécessaires

TRAITEMENT PREVENTIF des récidives :
Surveillance **multidisciplinaire** régulière pendant ≥ 6 mois :

- **SUIVI MEDICAL** : surveillance : observance du sevrage (**dépistage et traitement des causes de rechute** : dépression, prise de poids, stress, consommation d'alcool, entourage fumeur), efficacité et tolérance des traitements (signes de **surdosage nicotinique** ou de **sevrage**), complications de l'intoxication
- **SUIVI PSYCHOLOGIQUE** : **soutien psychologique**, poursuite des psychothérapies
- **SUIVI SOCIAL** : **éducation thérapeutique** (information du malade et de son entourage), prise en charge **financière** (ALD30, dossier MDPH, RSA), prise en charge **juridique** (mesure de protection si nécessaire), prise en charge **sociale** (logement) et **professionnelle** (arrêt de travail, avis médecine du travail)

CONFERENCE DE CONSENSUS ET RECOMMANDATIONS

STRATEGIE DE SEVRAGE TABAGIQUE (AFSSAPS 2003)

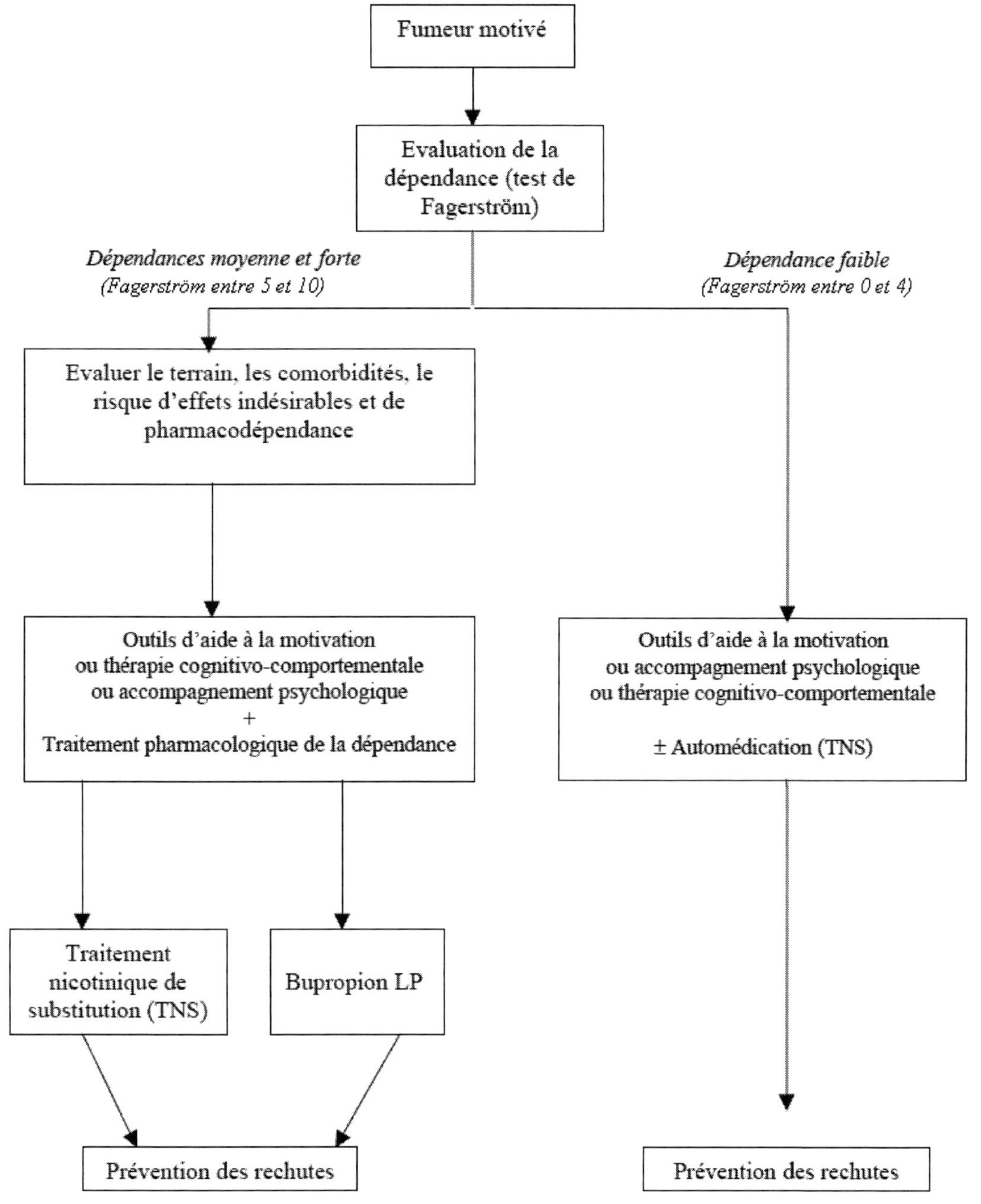

Item 73

FICHE DE SYNTHESE

GENERALITES

- **CONDUITES ADDICTIVES : Usage simple → Usage nocif → Abus → Dépendance**
- **EVALUATION psychologique (consommation, dépendance, motivation, co-addictions), somatique (complications de l'intoxication) et sociale**
- **SEVRAGE THERAPEUTIQUE : arrêt du tabac + psychothérapie (entretien motivationnel + TCC + association de malades) + chimiothérapie (substitutive / spécifique / symptomatique) + surveillance ambulatoire**

SPECIFICITES

- **TABAC : complications respiratoires, ORL, cardiovasculaires, néoplasiques, dermatologiques, gynécologiques**
  ⇒ Nombre de paquets-années + Score de Fagerström
  ⇒ Thérapie *self-help* + TNS + buproprion / varénicline

Chapitre 20

ADDICTION A L'ALCOOL

UE 3

Item 74

- **Repérer, diagnostiquer, évaluer le retentissement d'une addiction à l'alcool**
- **Expliquer les indications et principes du sevrage thérapeutique**
- **Argumenter l'attitude thérapeutique et planifier le suivi du patient**

NOTIONS CLES, ZEROS ET SYNTHESE

- **Usage simple / Usage nocif / Abus / Dépendance**
- **Tolérance + Sevrage**
- **Alcool = hydratation + BZP + B1, B6, PP**
- **Sevrage thérapeutique**
- **Entretiens motivationnels**
- **Traitement substitutif / traitement addictolytique**
- **Post-cure**

ITEMS ECN TRANSVERSAUX

64	Diagnostiquer : un trouble dépressif, un trouble anxieux généralisé, un trouble panique, un trouble phobique, un trouble obsessionnel compulsif, un état de stress post – traumatique, un trouble de l'adaptation (de l'enfant à la personne âgée), un trouble de la personnalité
72	Prescription et surveillance des psychotropes
287	Epidémiologie, facteurs de risque, prévention et dépistage des cancers
332	Principales intoxications aiguës

CONFERENCE DE CONSENSUS ET RECOMMANDATIONS

2001	ANAES	Orientations diagnostiques et prise en charge, au décours d'une intoxication éthylique aiguë, des patients admis aux urgences des établissements de soins
2001	SFA	Modalités de l'accompagnement du sujet alcoolodépendant après un sevrage
1999	SFA	Objectifs, indications et modalités du sevrage du patient alcoolodépendant

ANNALES ECN

2004	Patient de 59 ans présentant un syndrome de Korsakoff (amnésie antérograde et rétrograde, fabulations, fausses reconnaissances, anosognosie, DTS), un syndrome cérébelleux et une neuropathie sensitivomotrice longueur-dépendante dans un contexte d'alcoolisme chronique. Fugues répétées au cours de l'hospitalisation. 1) Analyse sémiologique. 2) D'autres examens complémentaires sont-ils nécessaires ? Si oui, lesquels et pourquoi ? Si non, justifier. 3) Discuter le diagnostic. 4) Projet thérapeutique à court, moyen et long terme.

POINTS REPERES

- **Le dépistage d'une alcoolo-dépendance doit être systématique par les médecins généralistes et les médecins du travail, en évaluant :**
    - **La fréquence de consommation**
    - **La quantité consommée**
    - **La notion de perte de contrôle de la consommation**
- **Poly-addiction fréquente, haut risque de dépendance aux benzodiazépines**
- **L'alcoolisme provoque la dépression plus que l'inverse**
- **<u>RECOMMANDATIONS OMS</u> :**
    - **1 verre d'alcool = 10g d'alcool**
    - **Consommation (en g) = degré d'alcool ÷ 100 x volume (en ml) x 0,8**
    - **<u>Seuil de consommation excessive</u> : 40g/j pour les hommes, 30 g/j pour les femmes**
- **Questionnaire rapide de dépistage : DETA (Diminuer, Entourage, Trop, Alcool) :**
    - **Avez-vous déjà ressenti le besoin de diminuer votre consommation de boissons alcoolisées ?**
    - **Votre entourage vous a-t-il déjà fait des remarques au sujet de votre consommation d'alcool ?**
    - **Avez-vous déjà eu l'impression que vous buviez trop ?**
    - **Avez-vous déjà eu besoin d'alcool dès le matin pour vous sentir en forme ?**
- **2 MARQUEURS utilisés pour le dépistage biologique :**
    - **Augmentation de la gamma-glutamyl-transferase**
    - **Augmentation du VGM**

1 ADDICTIONS AVEC DROGUE : ALCOOL

1.1 MANIFESTATIONS CLINIQUES – COMPLICATIONS

- **INTOXICATION AIGUE :**
  - **Ivresse simple :**
    - *Ivresse débutante* (0,2-0,8 g/L) :
      - Troubles visuels
      - Troubles cognitifs discrets (attention, jugement, mémoire)
    - *Excitation psychomotrice* (0,8-1,5 g/L) :
      - **Euphorie** et/ou tristesse
      - **Désinhibition, logorrhée**
      - Troubles cognitifs marqués (attention, jugement, mémoire)
    - *Incoordination* (> 1,5 g/L) :
      - Discours incohérent
      - Syndrome cérébelleux
      - Syndrome vestibulaire
  - **Ivresses pathologiques :**
    - *Ivresse excitomotrice = clastique* :
      - **Agitation**, impulsivité
      - Auto- et hétéro-**agressivité**
    - *Ivresse délirante* :
      - **Délire** interprétatif (persécution, jalousie, mégalomanie)
      - Délire hallucinatoire
  - **Ivresse convulsivante** : survenue d'une crise comitiale (souvent généralisée tonico-clonique)

- **COMPLICATIONS AIGUES :**
  - **Complications neurologiques :**
    - ***coma éthylique*** *(> 3 g/L) :*
      - Vigilance : coma **calme**
      - Tonus : **hypotonie**
      - Pupilles : **mydriase bilatérale aréactive**
      - Ventilation : bradypnée périphérique
      - Autres : troubles neurovégétatifs (↓ T°C, TA, FC, FR)
      - **Pas de signes de localisation neurologique**
  - **Complications digestives :**
      - Hépatite alcoolique aiguë
      - Pancréatite aiguë
      - Gastrite aiguë
  - **Complications métaboliques :**
      - **Hypoglycémie**
      - Déshydratation intracellulaire
      - Rhabdomyolyse (si coma)

- **INTOXICATION CHRONIQUE :**
  - **Manifestations cliniques :**
    - Faciès congestif ± rosacée
    - HTA, tachycardie
    - Haleine énolique
    - Parotidomégalie, langue saburrale
    - Pituite, épigastralgies, diarrhée motrice
    - Conjonctives hyperhémiques ± ictériques
    - Maladie de Dupuytren
    - Asthénie, fatigabilité musculaire

  - **Manifestations paracliniques :**
    - Elévation du VGM
    - Elévation des γGT
    - Elévation de la CDT
  - **Hyperglycémie, hypertriglycéridémie**

- **COMPLICATIONS CHRONIQUES :**
  - **Complications neurologiques :**
    - **Encéphalopathie de Gayet-Wernicke**
    - Syndrome de Korsakoff
    - Encéphalopathie de Marchiafava-Bignami
    - Encéphalopathie pellagreuse
    - Epilepsie alcoolique
    - Atrophie cérébelleuse
    - Atrophie cortico-sous-corticale (démence alcoolique)
    - **Polyneuropathie alcoolo-carentielle**
    - **NORB alcoolique**
  - **Complications digestives :**
    - Stéatose hépatique, hépatite chronique, **cirrhose** et CHC
    - **Pancréatite chronique** et cancer du pancréas
    - RGO, œsophagite, cancer de la cavité buccale et de l'œsophage
    - Gastrite chronique
  - **Complications cardiovasculaires :**
    - Cardiomyopathie dilatée
  - **Complications psychiatriques :**
    - ***Délire paranoïaque des buveurs :***
      - Mécanisme : interprétations
      - Thème : persécution ou jalousie
    - ***Psychose hallucinatoire des buveurs :***
      - Mécanisme : hallucinations
      - Thème : persécution ou jalousie
    - ***Tb de l'humeur, tb anxieux, suicide***
  - **Autres :**
    - Complications infectieuses (immunodépression)
  - **Complications obstétricales :** SAF

- **<u>SEVRAGE :</u>**
  - **Syndrome hyperesthésique-hyperémotif (> 6-12 h) :**
    - Symptômes classiques de sevrage, d'intensité modérée
    - Absence de syndrome confusionnel
    - Absence de syndrome délirant
  - **Pré-delirium tremens (> 12-24 h) :**
    - Symptômes classiques de sevrage, d'intensité modérée
    - Syndrome confusionnel
    - Absence de syndrome délirant
  - **Delirium tremens (> 48-72 h) :**
    - ***Symptômes classiques de sevrage, d'intensité majeure***
    - ***Syndrome confusionnel***
    - ***Syndrome délirant oniroïde (état confuso-onirique) :***
      - Mécanisme : pseudo-hallucinations auditives et visuelles
      - Thème : persécution et agression (zoopsies, famille, profession... à caractère terrifiant)
  - **Hallucinose des buveurs de Wernicke (< 48 h) :**
    - ***Symptômes classiques de sevrage, d'intensité modérée***
    - ***Absence de syndrome confusionnel***
    - ***Syndrome délirant :***
      - Mécanisme : hallucinations auditives, visuelles et intra-psychiques (automatisme mental)
      - Thème : persécution
  - **« Epilepsie » de sevrage (< 24 h) :**
    - Crises généralisées tonico-cloniques (le plus souvent)

NOTIONS CLES

ENCEPHALOPATHIE DE GAYET-WERNICKE

- *Physiopathologie :* ***carence en vitamine B1***, responsable de lésions du plancher du 4ème ventricule, du thalamus et des tubercules mamillaires
- *Etiologies :*
  - **Alcoolisme chronique** par apports insuffisants (anorexie), malabsorption (gastrite chronique) et hyperconsommation (régime riche en glucides)
  - **Dénutrition importante et récente**
- *Manifestations cliniques :* triade caractéristique
  - **Troubles de la vigilance** : syndrome confusionnel
  - **Troubles oculomoteurs** : nystagmus horizontal et/ou vertical, paralysie du VI
  - **Troubles de l'équilibre** : syndrome cérébelleux statique ± cinétique, hypertonie oppositionnelle
- *Manifestations paracliniques :* baisse de la vitamine B1 sanguine **(thiaminémie)**
- *Evolution – Pronostic – Complications :*
  - Sans traitement : coma, collapsus circulatoire
  - Sous traitement : séquelles possibles (**syndrome de Korsakoff**)
- *Prise en charge diagnostique :*
  - Eliminer les autres causes de confusion : TDM cérébrale, glycémie, BHC
  - Ne pas attendre les résultats pour débuter le traitement
- *Prise en charge thérapeutique :*
  - Hospitalisation en service de médecine
  - Pose de VVP + **hydratation au sérum physiologique**
  - ***Vitaminothérapie B1***, **B6**, **PP** par voie IV
  - Surveillance

Chez un alcoolique, pas de perfusion de glucose sans adjonction de B1

SYNDROME DE KORSAKOFF

- *Physiopathologie :* lésions bilatérales du circuit hippocampo-mamillo-thalamique
- *Etiologies :*
  - **Carence en B1** (séquelle d'encéphalopathie de Gayet-Wernicke)
  - **Méningo-encéphalite** (herpétique)
  - AVC des 2 artères cérébrales postérieures, tumeur de la ligne médiane…
- *Manifestations cliniques* (« FADAF ») : **fabulations**, **amnésie antérograde**, **désorientation spatio-temporelle**, **anosognosie**, **fausses reconnaissances**

DELIRIUM TREMENS en 48h en l'absence de traitement :

- **Syndrome confuso-onirique :**
  - Désorientation temporo-spatiale
  - Inversion du rythme nycthéméral
  - Trouble du comportement, agitation
- **Syndrome délirant aigu :**
  - Hallucinations visuelles : zoopsies
  - Thème : persécution, note onirique
  - Participation affective intense
  - Recrudescence vespérale
- **Troubles végétatifs :** sueurs, tachycardie, nausées, vomissements…

- **Evolution**
  - *Avec traitement* : évolution favorable
  - *En l'absence de traitement :*
    - **Déshydratation** intra et extra-cellulaire
    - **Encéphalopathies carentielles** : Gayet Wernicke, syndrome de Korsakoff
    - Auto ou hétéro-agressivité
    - Mortalité

1.2 PRISE EN CHARGE DIAGNOSTIQUE

CONFERENCE DE CONSENSUS ET RECOMMANDATIONS

REPERAGE DES MESUSAGES DE L'ALCOOL (SFA 2001)

EVALUATION PSYCHOLOGIQUE :

- **Recueil de l'histoire personnelle et familiale**
- **Evaluation de la *consommation déclarée d'alcool* (CDA)**
  en **verres standards** (1 verre standard= 10 g d'alcool)
  ou en **poids** (poids en gramme = degré d'alcool ÷ 100 x volume (en ml) x 0,8)
  - Consommation régulière, en distinguant la consommation des jours actifs (semaine) et des jours de repos (week-ends)
    - Seuil OMS chez l'homme : ≤ 3 verres standards/jour
    - Seuil OMS chez la femme : ≤ 2 verres standards/jour
  - Consommation occasionnelle (= écarts par rapport à la conso. habituelle)
    - Seuil OMS : ≤ 4 verres standards en une occasion
- **Recherche d'un mésusage de l'alcool (= usage nocif ou dépendance)** :
  - **Fréquence** et **sévérité** des conduites d'alcoolisation
  - ***Questionnaire DETA*** : diminuer / entourage / trop / alcool le matin
    - Score ≥ 2 : mésusage certain (sans préciser quel type)
    - Score ≤ 1 : mésusage peu probable mais non exclu
  - **Marqueurs biologiques**, dont l'élévation est en faveur d'un mésusage :
    - **VGM** = Volume Globulaire Moyen (Sp = 50 %)
    - **γGT =** Gamma-Glutamyl-Transférase (Sp = 85 %)
    - **CDT** = Carbohydrate Deficient Transferrine = transferrine désialylée (Sp = 90 %, se positive à partir de 6 verres par jour)
- **Evaluation de la motivation au sevrage**
- **Recherche de co-addictions et de troubles psychiatriques**

EVALUATION SOMATIQUE :

- **Recueil des ATCD somatiques**
- **Recherche des complications** de l'intoxication alcoolique chronique
- **Recherche de contre-indications** aux traitements médicamenteux

EVALUATION SOCIALE :

- Evaluation sociale (logement), familiale, professionnelle, financière, juridique

1.3 PRISE EN CHARGE THERAPEUTIQUE DE L'INTOXICATION AIGUË

IVRESSE SIMPLE :

- **Hospitalisation** en ZHTCD (« dégrisement »)
- **Isolement** dans une chambre calme, avec lumière douce
- ***Arrêt de l'alcool***
- Pose de VVP + **hydratation** au sérum physiologique
- Prévention du syndrome de sevrage et du DT : **benzodiazépines** (diazépam ou oxazépam si insuffisance hépatique) *per os*
- Prévention de l'encéphalopathie de Gayet-Wernicke : **vitaminothérapie** B1, B6, PP IV
- Surveillance

IVRESSE EXCITO-MOTRICE ou DELIRANTE :

Idem

\+ **Hospitalisation** libre si possible, sous contraintes (SPDT/SPDRE) si nécessaire, avec mesure de prévention du risque suicidaire

\+ **Neuroleptique sédatif** (loxapine) *per os* (ou IM si impossible)

COMA ETHYLIQUE :

- **Urgence** thérapeutique
- **Hospitalisation** en réanimation
- Pose de VVP, de cardioscope et d'oxymètre de pouls
- Traitement symptomatique : **mesures de réanimation** (rééquilibration hydro-électrolytique, remplissage vasculaire au sérum physiologique)
- Traitement étiologique : ***arrêt de l'alcool***
- Prévention de l'encéphalopathie de Gayet-Wernicke : **vitaminothérapie** B1, B6, PP IV
- Prévention des **complications de décubitus** : anticoagulation préventive
- **Nutrition**, prise en charge des carences
- Surveillance régulière : FC, TA, FR, SpO_2, diurèse, glycémie

NOTIONS CLES

Dans tous les cas, l'existence d'une intoxication ne devra jamais faire négliger la **recherche d'une autre cause de confusion associée** : hématome intra-crânien, hypoglycémie, crise convulsive, insuffisance hépatocellulaire, infection…

CONFERENCE DE CONSENSUS ET RECOMMANDATIONS

PRISE EN CHARGE AU DECOURS D'UNE IEA (ANAES 2001)

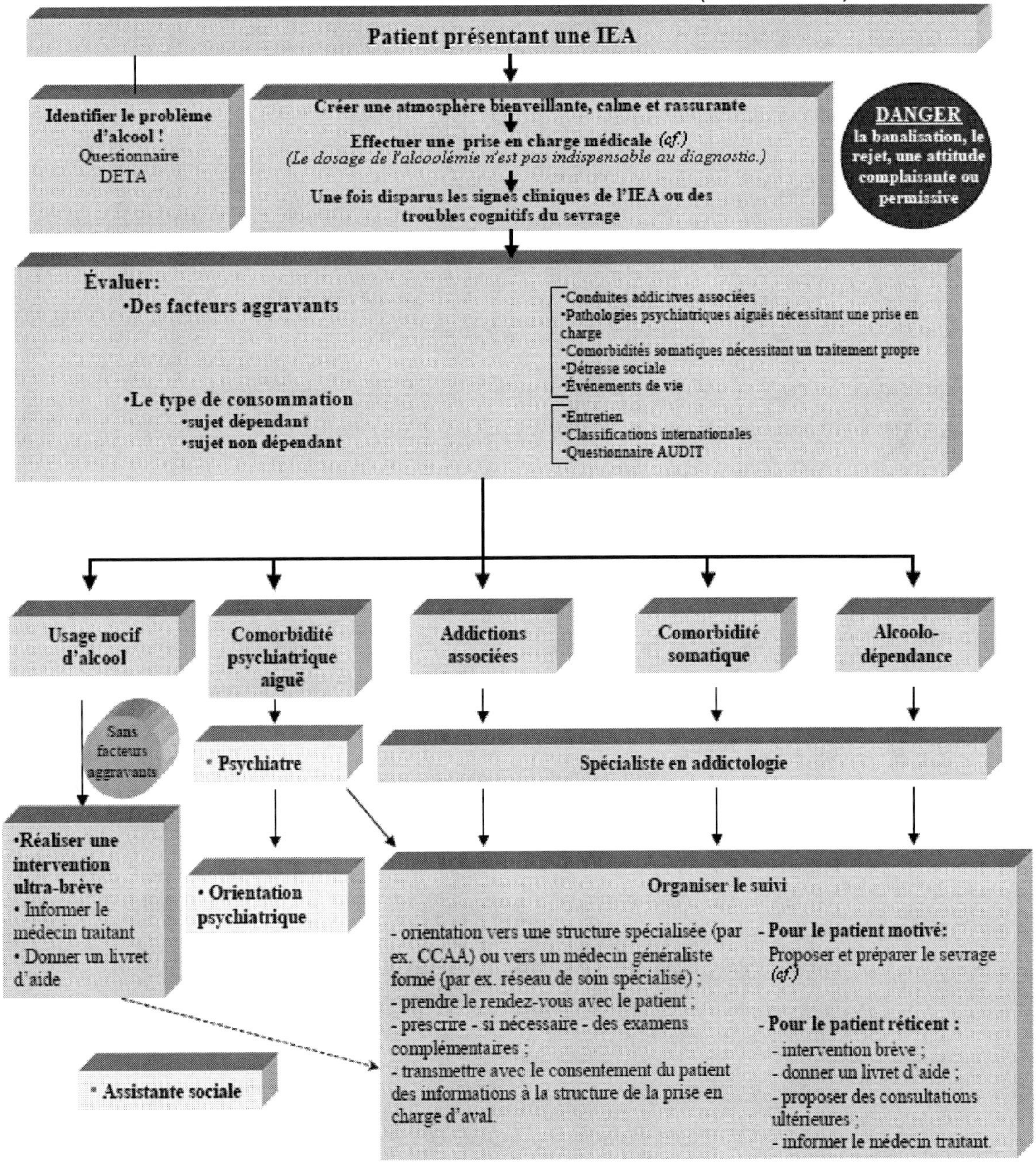

1.4 PRISE EN CHARGE THERAPEUTIQUE DE L'INTOXICATION CHRONIQUE

SEVRAGE SIMPLE :

CONFERENCE DE CONSENSUS ET RECOMMANDATIONS

STRATEGIE DE SEVRAGE ALCOOLIQUE (ANAES 1999 + ANAES 2001 + SFA 2006)

MISE EN CONDITION :

- Sevrage en milieu **ambulatoire** avec consultations à J2-3 et J7, sauf :
  - Contre-indications alcoologiques : **dépendance** sévère, **ATCD de DT ou de crise convulsive, échec d'un sevrage ambulatoire**
  - Contre-indications psychiatriques : **dépression, co-addictions**
  - Contre-indications somatiques : affection somatique sévère
  - Contre-indications socio-environnementales : désinsertion sociale majeure...
- Sevrage en milieu hospitalier ou en institution spécialisée

TRAITEMENT CURATIF : ***CURE DE SEVRAGE*** = ***SEVRAGE THERAPEUTIQUE***

Prise en charge **multidisciplinaire** (médico-psycho-sociale) en **réseaux de soins** :

- ***ARRÊT DE L'ALCOOL***
- **PSYCHOTHERAPIE** adaptée à la problématique du patient :
  - ***Alliance thérapeutique*** entre médecin et patient, avec **contrat de soins**
  - ***Entretiens motivationnels*** : renforcement de la motivation au sevrage
  - **Thérapie de soutien**
  - **Mouvements d'entraide, association de malades (alcooliques anonymes)**
  - ***Thérapie cognitivo-comportementale*** (individuelle ou en groupe), thérapie analytique, thérapie systémique
- **CHIMIOTHERAPIE** :
  - **Traitement substitutifs** : ∅
  - **Traitements spécifiques** :
    - **Hydratation** suffisante (1,5 à 2 L/j) *per os* (IV si sevrage non ambulatoire)
    - **Benzodiazépines** (diazépam ; oxazépam si IHC) *per os*, pendant 7-10j, avec arrêt après décroissance progressive
    - **Vitaminothérapie B1, B6, PP** *per os* (IV si sevrage non ambulatoire) (prévention de l'encéphalopathie de Gayet-Wernicke)
  - **Traitements symptomatiques** : rarement nécessaires

TRAITEMENT PREVENTIF des récidives :

Surveillance **multidisciplinaire** (réseaux de soins) régulière au long cours, en ambulatoire ou en hospitalisation (***post-cure***) :

- **SUIVI MEDICAL** :
  - **Traitements addictolytiques** (prévention des rechutes) :
    - **Acamprosate** (*Aotal®*) *per os*, pendant 12 mois
    - **Naltrexone** (*Revia®*) *per os*, pendant 3-6 mois
  - Surveillance : observance du sevrage (VGM, γGT, CDT), efficacité et tolérance des ttt (signes de **surdosage** ou de **sevrage**), complications de l'intoxication

- **SUIVI PSYCHOLOGIQUE** : **soutien psychologique**, poursuite des psychothérapies
- **SUIVI SOCIAL** : **éducation thérapeutique** (information du malade et de son entourage), prise en charge **financière** (ALD30, dossier MDPH, RMI), prise en charge **juridique** (mesure de protection si nécessaire), prise en charge **sociale** (logement) et **professionnelle** (arrêt de travail, avis médecine du travail)

DELIRIUM TREMENS :

CONFERENCE DE CONSENSUS ET RECOMMANDATIONS

PRISE EN CHARGE DU *DELIRIUM TREMENS* (ANAES 1999 + SFA 2006)

MISE EN CONDITION :
- **Urgence thérapeutique, médico-psychiatrique**
- **Hospitalisation** libre si possible, sous contraintes (SPDT ou SPDRE) si nécessaire, avec mesures de prévention du risque suicidaire, à proximité d'une réanimation
- **Isolement** dans une chambre calme, avec lumière douce
- **Prévention du risque suicidaire**

TRAITEMENT CURATIF :
- Pose de VVP + **réhydratation au sérum physiologique**
- **Benzodiazépines** (diazépam) :
    - Dose de charge IV jusqu'à obtention du sommeil
    - Doses d'entretien (posologie, durée et relais *per os* selon évaluation clinique)
- **Neuroleptique anti-délirant** (halopéridol) *per os* (ou IM si impossible) en cas de persistance du syndrome délirant
- **Vitaminothérapie B1, B6, PP** IV (prévention de l'encéphalopathie de Gayet-Wernicke)

TRAITEMENT ETIOLOGIQUE :
- **Recherche du facteur déclenchant** (bilan minimal recommandé) : NFS, hémostase, ionogramme sanguin, glycémie, créatininémie, CPK, ECG, radiographie thoracique
- **Traitement du facteur déclenchant**

MESURES ASSOCIEES :
- Prévention des complications de décubitus

SURVEILLANCE clinique régulière : FC, TA, Glasgow, FR, syndrome délirant

Notions cles

- Si convulsions ou DT, contre-indication formelle au traitement ambulatoire
- Si une sujet alcoolo-dépendant paraît triste, attendre 2 à 4 semaines de sevrage et évaluer la symptomatologie dépressive avant de prescrire un traitement anti-dépresseur (prescription d'emblée seulement si mélancolie ou idées suicidaires)

Item 74

Fiche de synthese

GENERALITES

- **EFFETS COGNITIFS de l'alcool :**
  - **Troubles mnésiques**
  - **Troubles de l'attention**
  - **Fonctions exécutives (prise de décision, inhibition de réponse…)**
- **PRINCIPAUX DIAGNOSTICS DIFFERENTIELS de l'intoxication alcoolique aiguë**
  - **Hypoglycémie**
  - **Hématome sous-dural**
  - **Début d'un délirium tremens**
  - **Début d'une encéphalopathie**

SPECIFICITES

- **ALCOOL : ivresse (simple / pathologique / coma éthylique) + complications neurologiques (Gayet-Wernicke / Korsakoff) et digestives (cirrhose, CHC) + complications de sevrage (*delirium tremens*)**
  ⇒ CDA + Questionnaire DETA + Marqueurs biologiques (VGM, γGT, CDT)
  ⇒ Hydratation + Benzodiazépines + B1, B6, PP + Addictolytique (acamprosate)

Chapitre 21

Item 75

ADDICTION AUX MEDICAMENTS PSYCHOTROPES

UE 3

- **Repérer, diagnostiquer, évaluer le retentissement d'une addiction aux médicaments psychotropes (benzodiazépines et apparentés)**
- **Indications et principes du sevrage thérapeutique**
- **Argumenter l'attitude thérapeutique et planifier le suivi du patient**

NOTIONS CLES, ZEROS ET SYNTHESE

- **Usage simple / Usage nocif / Abus / Dépendance**
- **Tolérance + Sevrage**
- **Sevrage thérapeutique**
- **Entretiens motivationnels**
- **Traitement substitutif**
- **Post-cure**

ITEMS ECN TRANSVERSAUX

64	Diagnostiquer : un trouble dépressif, un trouble anxieux généralisé, un trouble panique, un trouble phobique, un trouble obsessionnel compulsif, un état de stress post – traumatique, un trouble de l'adaptation (de l'enfant à la personne âgée), un trouble de la personnalité
332	Principales intoxications aiguës

CONFERENCE DE CONSENSUS ET RECOMMANDATIONS

	A ce jour, aucune conférence de consensus ne porte sur cet item.

ANNALES ECN

	A ce jour, aucun dossier de l'ECN ne porte sur cet item.

POINTS REPERES

- Les psychotropes (hypnotiques, anxiolytiques, antidépresseurs, neuroleptiques) ont une action sur le **système nerveux central**.
- La France est l'un des pays les plus consommateurs de médicaments au monde. Pour les psychotropes : 8,9 millions des 12-75 ans sont des consommateurs occasionnels et 3,8 millions sont des consommateurs réguliers (au moins un usage dans la semaine pour les adultes, au moins 10 fois par mois pour les adolescents)

1 ANTIDEPRESEURS TRICYCLIQUES

1.1 MANIFESTATIONS CLINIQUES – COMPLICATIONS

- **INTOXICATION AIGUE :**
  - **Syndrome anticholinergique (=atropinique) :**
    - **Mydriase** peu réactive bilatérale
    - **Tachycardie**
    - Dépression respiratoire
    - **Agitation**, tremblements
    - Arrêt du transit intestinal (pas de BHA)
    - Globe vésical (**RAU**)
    - Sécheresse des muqueuses
    - **Encéphalopathie** : confusion, hallucinations, syndrome pyramidal, convulsions
    - ECG : **effet stabilisant de membrane**

- **COMPLICATIONS AIGUES :**
  - **Complications psychiatriques :**
    - *Stimulation de l'humeur :* **virage maniaque**
    - *Accélération psychomotrice :* agitation, **levée d'inhibition**
    - *Troubles de la vigilance :* **confusion**, coma
    - *Troubles de conduites instinctuelles :* **sommeil** (insomnie, somnolence), **alimentation** (anorexie secondaire – perte de poids), **sexualité** (troubles de la libido, troubles de l'éjaculation)
  - **Complications neurologiques :**
    - *Troubles du « tonus moteur » (hyperexcitabilité) :* **hypertonie-hyperréflexie, tremblements-convulsions, abaissement du seuil épileptogène**
    - *Troubles hypothalamo-hypophysaires :* **hypersudation**-hyperthermie-frissons, hyponatrémie par SIADH
  - **Complications vasculaires :**
    - *Poussées hypertensives :* **HTA**

- **INTOXICATION CHRONIQUE :**
  ∅

- **COMPLICATIONS CHRONIQUES :**
  - Troubles de la mémoire
  - Difficultés de concentration
  - Aggravation de l'affaiblissement des fonctions intellectuelles lié à l'âge

- **SEVRAGE :**

CONFERENCE DE CONSENSUS ET RECOMMANDATIONS

SYNDROME DE SEVRAGE EN ANTIDEPRESSEURS (AFSSAPS 2006)

- *Etiologies – Facteurs de risque :*
  - **Dose forte**
  - **Durée prolongée**
  - ***Arrêt brutal ou décroissance trop rapide***
  - **Demi-vie courte du médicament**
- *Manifestations cliniques :*
  - **Anxiété**, **irritabilité**, tension nerveuse
  - **Cauchemars** et autres troubles du sommeil (**insomnie** récente)
  - **Sensations vertigineuses**, troubles de l'équilibre, troubles neuro-sensoriels
  - **Syndrome pseudo-grippal** (rhinorrhée, myalgies, nausées-vomissements, diarrhée, frissons-hypersudation)
- *Evolution – Pronostic – Complications :*
  - Apparition **dans les 4 jours** suivant l'arrêt (rarement après 7 jours)
  - Rémission spontanée en ≈ 7 jours
- *Prise en charge :*
  - Traitement préventif :
    - ***Diminution progressive des posologies***, sur 1 à 6 mois :
      - Traitement < 1 an : arrêt en qq semaines (paliers hebdomadaires)
      - Traitement > 1 an : arrêt en qq mois (paliers mensuels)
    - Augmentation de la fréquence des consultations
  - Traitement curatif :
    - **Reprise de l'antidépresseur à la dose précédente**
    - **Décroissance plus progressive**
    - Information du patient : réassurance

1.2 PRISE EN CHARGE THERAPEUTIQUE DE L'INTOXICATION AIGUË

NOTIONS CLES

SURDOSAGE / INTOXICATION AUX ANTIDEPRESSEURS TRICYCLIQUES

- *Prise en charge :*
  - Mise en condition :
    - ***Urgence thérapeutique*** : ***hospitalisation en réanimation***
    - Pose de VVP, de scope cardiotensionnel (toxicité cardio-vasculaire par l'effet stabilisant de membrane) et d'oxymètre de pouls
    - Oxygénothérapie au masque ou par IOT selon SpO_2 et Glasgow
  - Traitement symptomatique : mesures de réanimation (hémodynamique)
  - Traitement curatif :
    - ***Arrêt des antidépresseurs tricycliques***
    - ***Dosage semi-quantitatif sanguin et urinaire des tricycliques***
    - ***Antagonisation de l'effet stabilisant de membrane*** : bicarbonates de sodium molaire ($NaHCO_3$ 8,4 ‰)
    - Epuration du toxique : **décontamination digestive** par charbon activé si intoxication < 1h, pas d'ingestion de produits caustiques et pas de risque d'inhalation (conscience normale, VAS protégées)
  - Surveillance : FC, TA, FR, SpO_2, Glasgow, examen neurologique, ECG

2 ANXIOLYTIQUE ET HYPNOTIQUES (BENZODIAZEPINES)

2.1 MANIFESTATIONS CLINIQUES – COMPLICATIONS

- **INTOXICATION AIGUE :**
  - **Syndrome de myorelaxation :**
    - **Coma calme, hypotonique**, sans signe de localisation
    - **Hypo-réflexique**
    - Dépression ventilatoire inconstante

- **COMPLICATIONS AIGUES :**
  - **Effets GABAergiques :**
    - *Effet **anxiolytique***
    - *Effet **anti-épileptique***
    - *Effet **hypnotique** et **sédatif** :* confusion, troubles de l'attention et de la concentration, somolence diurne, asthénie
    - *Effet **myorelaxant** :* hypotonie, incoordination motrice-ataxie et vertiges, diminution des réflexes de postures, dépression respiratoire
    - *Effet **amnésiant** :* amnésie antérograde, syndrome amnésie-automatisme (conduites automatiques avec amnésie post-évènementielle)
  - **Effet paradoxal :**
    - ***Réaction paradoxale** (sujet âgé) :* confusion, agitation, désinhibition, excitation, délire oniroïde
  - **Effet pneumologique**
    - ***Détresse respiratoire aiguë*** : bradypnée, inhalation

- **INTOXICATION CHRONIQUE :**

  ∅

- **COMPLICATIONS CHRONIQUES :**
  - Troubles de la mémoire
  - Difficultés de concentration
  - Aggravation de l'affaiblissement des fonctions intellectuelles lié à l'âge

- **SEVRAGE :**

CONFERENCE DE CONSENSUS ET RECOMMANDATIONS

SYNDROME DE SEVRAGE EN BENZODIAZEPINES DU SUJET ÂGE (HAS 2007)

(Ces recommandations paraissent applicables au sujet jeune)

- *Etiologies – Facteurs de risque :*
  - **Dose forte**
  - **Durée prolongée**
  - ***Arrêt brutal ou décroissance trop rapide***
  - **Demi-vie courte du médicament**
  - Anxiété importante au début du sevrage
  - Association à une dépression ou une surconsommation (alcool, psychotropes)
- *Manifestations cliniques :*
  - **Anxiété**, **irritabilité**
  - **Troubles de concentration**, **confusion**, agitation, délire
  - **Céphalées**, **vertiges**, **goût métallique dans la bouche**
  - **Insomnie**, **cauchemars**
  - **Hypersudation**, **diarrhée**, **nausées**, **vomissements**, **tachycardie**
  - **Tremblements**, incoordination motrice, tension musculaire
  - **Crises convulsives** (rares)
- *Evolution – Pronostic – Complications :*
  - Apparition **entre 2 et 12 jours** suivant l'arrêt
  - Rémission spontanée en ≈ 15 jours
- *Prise en charge :*
  - Traitement préventif :
    - ***Diminution progressive des posologies***, sur 4 à 10 semaines (en débutant par une baisse de ≈ 25%)
    - Augmentation de la fréquence des consultations
  - Traitement curatif :
    - **Reprise des benzodiazépines à la dose précédente**
    - **Décroissance plus progressive**
    - Information du patient : réassurance

2.2 PRISE EN CHARGE THERAPEUTIQUE DE L'INTOXICATION AIGUË

NOTIONS CLES

SURDOSAGE / INTOXICATION AUX BENZODIAZEPINES

- *Prise en charge :*
  - Mise en condition :
    - ***Urgence thérapeutique*** : ***hospitalisation en réanimation***
    - Pose de VVP, de scope cardiotensionnel et d'oxymètre de pouls
    - Oxygénothérapie au masque ou par IOT selon Glasgow
  - Traitement curatif :
    - ***Arrêt des benzodiazépines***
    - Dosage semi-quantitatif sanguin et urinaire des benzodiazépines
    - ***Antidote : flumazémil*** IV , contre-indiqué en cas de co-intoxication avec des substances pro-convulsivantes (ADTc)
  - Surveillance : FC, TA, FR, SpO_2, Glasgow, tonus musculaire

3 LITHIUM

3.1 MANIFESTATIONS CLINIQUES – COMPLICATIONS

- **INTOXICATION AIGUE :**
  - **Syndrome sérotoninergique :**
    - Mydriase
    - Confusion, agitation
    - **Hyperthermie**
    - Hypersudation
    - **Myoclonie**
    - **Hyper-réflexie**
    - Tremblements
    - Diarrhée
    - Frissons

- **COMPLICATIONS AIGUES :**
  - **Complications neuropsychiatriques :**
    - *Régulation de l'humeur :* indifférence affective
    - *Inhibition psychomotrice :* perte de l'initiative psychomotrice
    - *Troubles de la vigilance :* **confusion**, sédation-somnolence, troubles mnésiques
    - *Troubles moteurs :* **tremblements,** ataxie
    - *Troubles sensoriels : vertiges, céphalées*
    - *Œdème cérébral*

- **Effets cardiaques :**
  - ***Troubles de la repolarisation** :* ondes T négatives
  - *Troubles du rythme, troubles de la conduction*
  - *Instabilité hémodynamique*
- **Effets rénaux :**
  - *Insuffisance rénale aiguë*
  - *Néphropathie tubulo-interstitielle avec* **diabète insipide néphrogénique**
  - *Néphropathie glomérulaire* (rare)

- <u>**INTOXICATION CHRONIQUE :**</u>

  ∅

- <u>**COMPLICATIONS CHRONIQUES :**</u>
  - **Effets endocriniens :**
    - ***Dysthyroïdie** :* goitre euthyroïdien, hypothyroïdie, hyperthyroïdie
  - **Effets digestifs :**
    - **Prise de poids**
    - Diarrhée, nausées, vomissements, douleurs abdominales
  - **Effets cutanéo-muqueux :**
    - Alopécie
    - Acné
    - Psoriasis

3.2 PRISE EN CHARGE THERAPEUTIQUE DE L'INTOXICATION AIGUË

NOTIONS CLES

- *Prise en charge :*
  - Mise en condition :
    - ***<u>Urgence thérapeutique</u>*** : ***<u>hospitalisation en réanimation</u>***
    - Pose de VVP, de scope cardiotensionnel et d'oxymètre de pouls
    - Oxygénothérapie au masque ou par IOT selon SpO_2 et Glasgow
  - Traitement symptomatique : **mesures de réanimation**
    - Correction des désordres hydro-électrolytiques
    - Correction des désordres hémodynamiques
  - Traitement curatif :
    - ***<u>Arrêt du lithium</u>***
    - ***<u>Dosage de la lithiémie</u>***
    - **Epuration du toxique** :
      - Lithiémie < 3 mEq/L : diurèse osmotique alcaline
      - Lithiémie > 3 mEq/L : épuration extra-rénale
  - Surveillance : FC, TA, FR, SpO_2, Glasgow, lithiémie, ionogramme sanguin, créatininémie, ECG

4 NEUROLEPTIQUES

4.1 MANIFESTATIONS CLINIQUES – COMPLICATIONS

- **INTOXICATION AIGUE :**
  - **Syndrome malin des neuroleptiques :**
    - Syndrome confusionnel
    - **Hyperthermie**
    - Sueurs
    - Rhabdomyolyse
    - Syndrome extra-pyramidal : **hypertonie** généralisée
    - **Dysautonomie**
  - **Effet stabilisant de membrane**

- **COMPLICATIONS AIGUES :**
  - **Syndrome malin des neuroleptiques**

- **INTOXICATION CHRONIQUE :**

  ∅

- **COMPLICATIONS CHRONIQUES :**
  - **Effets dopaminergiques centraux :**
    - Effet « **pro-parkinsonien** » : syndrome extra-pyramidal, dyskinésies précoces et tardives, dystonies, impatiences-akathisie
    - Effet **hyperprolactinémiant** : dynécomastie, galactorrhée, troubles de la libido, dysménorrhée/dysfonction éretile, infertilité
  - Effet α1-bloquant : **hypotension orthostatique**
  - Effet métabolique : **syndrome métabolique**

4.2 PRISE EN CHARGE THERAPEUTIQUE DU SYNDROME MALIN

NOTIONS CLES

- *Prise en charge :*
  - Mise en condition :
    - ***Urgence thérapeutique*** : ***hospitalisation en réanimation***
    - Pose de VVP, de scope cardiotensionnel et d'oxymètre de pouls
    - Oxygénothérapie au masque ou par IOT selon SpO_2 et Glasgow
  - Traitement symptomatique : mesures de réanimation
    - Correction des désordres hydro-électrolytiques (dialyse si nécessaire)
    - Correction des désordres hémodynamiques
  - Traitement curatif :
    - ***Arrêt du neuroleptique***
    - ***Traitement myorelaxant*** : dantrolène IV
  - Mesures associées :
    - Prévention des complications de décubitus
    - ***Déclaration obligatoire à la pharmacovigilance***
    - ***Contre-indication à vie aux neuroleptiques*** appartenant à la famille chimique responsable (phénothiazines, butyrophénones...) avec remise d'une liste des médicaments contre-indiqués
    - Réintroduction des neuroleptiques : si absolue nécessité, à > 2 semaines de l'épisode, en changeant de famille chimique, à doses très faibles
  - Surveillance : T°C, FC, TA, FR, SpO_2, Glasgow, CPK, ionogramme sanguin, créatininémie, gazométrie artérielle, ECG

Item 75 **FICHE DE SYNTHESE**

- Accidents d'utilisation des psychotropes :
  - **Surdosage / intoxication** (tous les psychotropes) : prise volontaire (TS) ou accidentelle d'une dose trop importante du psychotrope
  - **Tolérance / dépendance** (si benzodiazépines, carbamates) : nécessité d'augmenter les doses pour obtenir le même effet
  - **Sevrage** à l'arrêt (si benzodiazépines, carbamates, antidépresseurs) : apparition de symptômes adrénergiques, liés au stress de l'arrêt brutal du psychotrope
  - **Rebond** à l'arrêt (si benzodiazépines, carbamates, antidépresseurs) : réapparition de symptômes de la maladie initiale, plus sévères qu'avant l'instauration du traitement, liés à l'arrêt brutal du psychotrope
  - **Rechute ou récidive** à l'arrêt (tous les psychotropes) : ré-évolution de la maladie initiale, autorisée par l'absence de traitement
  - Réaction allergique

Chapitre 22

ADDICTION AU CANNABIS, A LA COCAÏNE, AUX AMPHETAMINES, AUX OPIACES, AUX DROGUES DE SYNTHESE

Item 76

UE 3

- **Repérer, diagnostiquer, évaluer le retentissement d'une addiction au cannabis, à la cocaïne, aux amphétamines, aux opiacés, aux drogues de synthèse**
- **Connaître les principes de prise en charge (sevrage thérapeutique, prévention de la rechute, réduction des risques). Connaître les traitements de substitution aux opiacés. Planifier le suivi du patient**

NOTIONS CLES, ZEROS ET SYNTHESE

- **Usage simple / Usage nocif / Abus / Dépendance**
- **Tolérance + Sevrage / *Craving* + Perte de contrôle**
- **Complications de l'injection**
- **Sevrage thérapeutique**
- **Entretiens motivationnels**
- **Traitement substitutif**
- **Post-cure**

ITEMS ECN TRANSVERSAUX

61	Trouble schizophrénique de l'adolescent et de l'adulte
63	Trouble délirant persistant
64	Diagnostiquer : un trouble dépressif, un trouble anxieux généralisé, un trouble panique, un trouble phobique, un trouble obsessionnel compulsif, un état de stress post – traumatique, un trouble de l'adaptation (de l'enfant à la personne âgée), un trouble de la personnalité
72	Prescription et surveillance des psychotropes
287	Epidémiologie, facteurs de risque, prévention et dépistage des cancers
332	Principales intoxications aiguës
362	Exposition accidentelle aux liquides biologiques

CONFERENCE DE CONSENSUS ET RECOMMANDATIONS

2010	HAS	Prise en charge des consommateurs de cocaïne
2007	INPES	Repérage précoce de l'usage nocif de cannabis
2004	FFA	Stratégies thérapeutiques pour les personnes dépendantes des opiacés : place des traitements de substitution
1998	FFP	Modalités de sevrage chez les toxicomanes dépendant des opiacés

ANNALES ECN

A ce jour, aucun dossier de l'ECN ne porte sur cet item.

POINTS REPERES

- **Le cannabis, utilisé dans plusieurs pays à visée thérapeutique, est une drogue illégale en France. Sa substance psychotrope principale est le delta9-tétrahydrocannabinol (THC). Il s'agit de la substance illicite la plus consommée en France, avec une prédominance masculine.**
- **La cocaïne est un alcaloïde obtenu à partir des feuilles de coca, qui se présente sous forme de poudre et qui est le plus souvent consommée par voie nasale (parfois intraveineuse). Elle appartient à un niveau socio-économique élevé, et elle s'associe généralement à une poly-consommation.**
- **Les opiacés sont des substances dérivées de l'opium. Les principaux sont l'héroïne, la morphine, et les dérivés morphiniques (codéine, buprénorphine).**

1 CANNABIS

1.1 MANIFESTATIONS CLINIQUES – COMPLICATIONS

- **INTOXICATION AIGUE :**
  - **Ivresse cannabique :**
    - Bien-être, relaxation, calme
    - Apathie, indifférence, passivité
    - **Euphorie**, accès de rire, logorrhée
    - Troubles sensoriels : hyperesthésie sensorielle, illusions et hallucinations (**perceptions sensorielles accrues**)
    - Troubles cognitifs : ↓ temps de réaction, ↓ mémoire à court terme
    - **Hyperhémie conjonctivale**
    - Sensation de faim

- **COMPLICATIONS AIGUES :**
  - **Complications psychiatriques :**
    - Crise d'angoisse aiguë secondaire d'origine toxique = bad trip
    - Délire aigu d'origine toxique = **pharmaco-psychose** cannabique
    - Confusion
    - Agitation
  - **Complications respiratoires :**
    - Bronchospasme

- **INTOXICATION CHRONIQUE :**
  - **Syndrome amotivationnel :**
    - Baisse de la spontanéité des actions, apathie, apragmatisme
    - Pauvreté idéatoire
    - Asthénie physique et psychique
    - Troubles cognitifs : attention, concentration, mémoire
    - Désinvestissement et marginalisation socio-professionnels

- **COMPLICATIONS CHRONIQUES :**
  - **Complications psychiatriques :**
    - **Schizophrénie** (accélération de l'entrée dans la maladie)
    - Troubles de l'humeur
    - **Troubles anxieux** (dépersonnalisation)
    - **Suicide**
  - **Autres :**
    - Complications liées au tabac (cf.)
    - Hypofertilité secondaire

- **SEVRAGE :**
  - Rare (demi-vie longue)
  - Symptômes classiques de sevrage, d'intensité légère

NOTIONS CLES

Evolutions possibles d'une PHARMACOPSYCHOSE induite par le cannabis :

- Trouble d'évolution brève, durant 8 jours à 3 mois, de début brutal
- Episode délirant résolutif à l'arrêt de l'intoxication et sous neuroleptiques
- Rechutes plus fréquentes lors de nouvelles consommations
- Mode d'entrée dans :
    - Une schizophrénie
    - Un trouble bipolaire
    - Un trouble schizo-affectif

1.2 PRISE EN CHARGE DIAGNOSTIQUE

CONFERENCE DE CONSENSUS ET RECOMMANDATIONS

EVALUATION INITIALE DU TOXICOMANE DEPENDANT AU CANNABIS (INPES 2007)

EVALUATION PSYCHOLOGIQUE :

- **Recueil de l'histoire personnelle et familiale**
- **Evaluation de la consommation de cannabis** (quantités achetées)
- **Evaluation de la dépendance au cannabis** (questionnaire CAST)
- **Evaluation de la motivation au sevrage**
- **Recherche de co-addictions et de troubles psychiatriques** (**schizophrénie**, ***évaluation du risque suicidaire***)

EVALUATION SOMATIQUE :

- **Recueil des ATCD somatiques**
- **Recherche des complications** de l'intoxication chronique au cannabis (examens cardiovasculaire, respiratoire, ORL)
- **Recherche de contre-indications** aux traitements médicamenteux

EVALUATION SOCIALE :

- Evaluation sociale (logement), familiale, professionnelle, financière, judiciaire

1.3 PRISE EN CHARGE THERAPEUTIQUE DE L'INTOXICATION CHRONIQUE

MISE EN CONDITION :

- Sevrage en **milieu ambulatoire**, avec consultation régulière en CSST (Centre de Soins Spécialisés en Toxicomanie)
- Sevrage en milieu hospitalier ou en institution spécialisée

TRAITEMENT CURATIF : *__CURE DE SEVRAGE__* = *__SEVRAGE THERAPEUTIQUE__*

Prise en charge **multidisciplinaire** (médico-psycho-sociale) en réseaux de soins:

- ***__ARRÊT DU CANNABIS__***
- **PSYCHOTHERAPIE** adaptée à la problématique du patient :
    - ***__Alliance thérapeutique__*** entre médecin et patient (**empathie**), avec **contrat de soins**
    - ***__Entretiens motivationnels__*** : renforcement de la motivation au sevrage
    - **Thérapie de soutien**
    - ***Drug counseling*** : éducation thérapeutique par des associations de malades
    - ***__TCC__*** (individuelle et/ou de groupe), **PIP/POP**, **thérapie systémique**

- **CHIMIOTHERAPIE** :
    - **Traitement substitutifs en nicotine** : substituts nicotiniques oraux, timbres transdermiques…
    - **Traitements spécifiques** : ∅
    - **Traitements symptomatiques** : anxiolytique ou antidépresseur si nécessaire

TRAITEMENT PREVENTIF des récidives :

Surveillance **multidisciplinaire** (réseaux de soins) régulière au long cours, en ambulatoire (consultations régulières en CSST) ou en hospitalisation (**__post-cure__**) :

- **SUIVI MEDICAL** :
    - **Traitements addictolytiques** : ∅
    - Surveillance : observance du sevrage (dépistage et traitement des causes de rechute), efficacité et tolérance des traitements, complications de l'intoxication
- **SUIVI PSYCHOLOGIQUE** : **soutien psychologique**, poursuite des psychothérapies
- **SUIVI SOCIAL** : **éducation thérapeutique** (information du malade et de son entourage), prise en charge **financière** (ALD30, dossier MDPH, RMI), prise en charge **juridique** (mesure de protection si nécessaire), prise en charge **sociale** (logement) et **professionnelle** (arrêt de travail, avis médecine du travail)

2 COCAINE

2.1 MANIFESTATIONS CLINIQUES – COMPLICATIONS

- **INTOXICATION AIGUE :**
  - **Manifestations psychiques :**
    - ***Rush*** : apparition rapidement progressive des symptômes
    - ***High*** : phase d'état avec :
      - Bien-être, **euphorie**
      - **Idées de grandeur**
      - Tachypsychie, **désinhibition**
      - **Hypervigilance**, accroissement des facultés cognitives (concentration)
      - Insomnie sans fatigue, anorexie, augmentation de la libido
    - ***Binge*** : envie frénétique de consommer (*craving*)
    - ***Crash*** (descente) au décours : symptômes dépressifs et anxieux, irritabilité, asthénie
  - **Manifestations somatiques :**
    - **Mydriase**
    - Tachypnée centrale
    - **Tachycardie, HTA**
    - Hyperthermie, hypersudation, frissons
    - Tremblements

- **COMPLICATIONS AIGUES :**
  - **Complications psychiatriques :**
    - **Crise d'angoisse aiguë** secondaire d'origine toxique
    - Délire aigu d'origine toxique = **pharmaco-psychose** (syndrome d'Ekbaum : hallucinations à thème de parasitose)
    - Confusion
    - **Agitation** (auto- ou hétéro-agressivité)
  - **Complications cardiovasculaires :**
    - **Poussée d'HTA** : OAP, IDM, DAo, AVC, HM, néphroangiosclérose maligne, rétinopathie stade III ou IV, éclampsie
    - **Effet stabilisant de membrane** :
      - ↑ QT, torsades de pointe
      - ↑ QRS, bradyarythmie à QRS larges
    - **Choc cardiogénique** et/ou vasoplégique
  - **Complications neurologiques :**
    - AVC hémorragique ou ischémique
    - Crises comitiales (myoclonies)
    - Coma :
      - Vigilance : coma agité
      - Tonus : hypertonie
      - Pupilles : mydriase bilatérale aréactive
      - Ventilation : tachypnée centrale

- **Complications respiratoires :**
    - Bronchospasme
    - Pneumothorax
    - Hémorragies intra-alvéolaires
    - Crack lung

- <u>INTOXICATION CHRONIQUE :</u>

  ∅

- <u>COMPLICATIONS CHRONIQUES :</u>
  - **Complications sociales :**
    - Endettement
    - Perte d'emploi
    - Désinsertion socioprofessionnelle
  - **Complications psychiatriques :**
    - Psychose chronique (paranoïaque)
    - Troubles de l'humeur
    - Troubles anxieux
    - Suicide
  - **Complications cardiovasculaires :**
    - **HTA chronique** : cardiopathie hypertensive, lacunes cérébrales, néphroangiosclérose bénigne, rétinopathie hypertensive
  - **Complications infectieuses (injection et conduites sexuelles à risque)** :
    - **VIH, VHB, VHC**, syphilis
    - Veinite, lymphangite, abcès sous-cutané
    - Septicémie, endocardite, pneumopathie à staphylocoque ou Candida
    - IST (gonocoque, Chlamydia)
  - **Complications ORL :**
    - Traumatismes de la muqueuse nasale (inhalation) : **ulcérations**
    - Infections nasosinusiennes (en rapport avec le traumatisme)

- <u>SEVRAGE :</u>
  - Rare
  - Symptômes classiques de sevrage, d'intensité très légère (passant souvent inaperçus)

2.2 PRISE EN CHARGE DIAGNOSTIQUE

CONFERENCE DE CONSENSUS ET RECOMMANDATIONS

EVALUATION INITIALE DU TOXICOMANE DEPENDANT A LA COCAÏNE (HAS 2010)

EVALUATION PSYCHOLOGIQUE :

- **Recueil de l'histoire personnelle et familiale**
- **Evaluation de la consommation et de la dépendance à la cocaïne** : âge de début de la consommation ; fréquence, voie d'administration, quantité consommée et dépenses associées, situations à risque, conduites à risque (contamination virale, IST...)
- **Evaluation de la motivation au sevrage**
- **Recherche de co-addictions et de troubles psychiatriques** (**idées délirantes** de persécution, symptômes anxieux et dépressifs, ***évaluation du risque suicidaire***)

EVALUATION SOMATIQUE :

- **Recueil des ATCD somatiques**
- **Recherche des complications** de l'intoxication chronique à la cocaïne (examens cardiovasculaire, respiratoire, dermatologique, ORL, bucco-dentaire)
- **Recherche de contre-indications** aux traitements médicamenteux

EVALUATION SOCIALE :

- Evaluation sociale (logement), familiale, professionnelle, financière, judiciaire

2.3 PRISE EN CHARGE THERAPEUTIQUE DE L'INTOXICATION CHRONIQUE

CONFERENCE DE CONSENSUS ET RECOMMANDATIONS

STRATEGIE DE SEVRAGE EN COCAÏNE (HAS 2010)

MISE EN CONDITION :
- **Sevrage en milieu hospitalier** ou en **institution spécialisée**
- Sevrage en milieu ambulatoire, avec consultation régulière en CSST

TRAITEMENT CURATIF : ***CURE DE SEVRAGE*** = ***SEVRAGE THERAPEUTIQUE***
Prise en charge **multidisciplinaire** (médico-psycho-sociale) :
- ***ARRÊT DE LA COCAÏNE***
- **PSYCHOTHERAPIE** adaptée à la problématique du patient :
  - ***Alliance thérapeutique*** entre médecin et patient, avec **contrat de soins**
  - ***Entretiens motivationnels*** : renforcement de la motivation au sevrage
  - **Thérapie de soutien**
  - ***Drug counseling*** : éducation thérapeutique par des associations de malades
  - **TCC** (individuelle et/ou de groupe), **PIP/POP**, **thérapie systémique**
- **CHIMIOTHERAPIE** :
  - **Traitement substitutifs** : ∅
  - **Traitements spécifiques** :
    - **N-acétyl-cystéine** (diminution du *craving*) *per os*, pendant 3 semaines
  - **Traitements symptomatiques** : rarement nécessaires

TRAITEMENT PREVENTIF des récidives :
Surveillance **multidisciplinaire** au long cours, avec consultations régulières en CSST :
- **SUIVI MEDICAL** :
  - **Traitements addictolytiques** (prévention des rechutes) : prescription réservée aux centres d'addictologie
    - **Topiramate** *per os*, pendant 3 mois
    - **Disulfirame** *per os*, pendant 3 mois
  - Surveillance : observance du sevrage (dépistage et traitement des causes de rechute), efficacité et tolérance des traitements (craving), complications de l'intoxication
- **SUIVI PSYCHOLOGIQUE** : **soutien psychologique**, poursuite des psychothérapies
- **SUIVI SOCIAL** : **éducation thérapeutique** (information du malade et de son entourage), prise en charge **financière** (ALD30, dossier MDPH, RMI), prise en charge **juridique** (mesure de protection si nécessaire), prise en charge **sociale** (logement) et **professionnelle** (arrêt de travail, avis médecine du travail)

3 AMPHETAMINES

3.1 DEFINITIONS

Les amphétamines sont des psychoanaleptiques, soit des « accélérateurs » du système nerveux, entraînant une euphorie, une accélération psychomotrice, et une hypervigilance.

Ils ne sont plus commercialisés en France, et le principal produit utilisé est un dérivé amphétaminique : l'ecstasy (consommée per os).

3.2 MANIFESTATIONS CLINIQUES – COMPLICATIONS

- **INTOXICATION AIGUE :**
  - **Manifestations psychiques :**
    - Apparition des effets en quelques minutes, et ce pendant 5-6 heures :
      - Bien-être, euphorie
      - Désinhibition
      - Hypervigilance
    - Plusieurs heures après :
      - Phase de dépression (« descente »), très désagréable, avec :
        - Anxiété
        - Asthénie
        - Dysphorie
  - **Manifestations somatiques :**
    - Tachycardie
    - HTA
    - Hyperthermie
    - Myoclonies

- **INTOXICATION CHRONIQUE :**

  Ø

- **COMPLICATIONS CHRONIQUES :**
  - **Syndrome délirant :**
    - Thème : persécution
    - Mécanisme : interprétatif
    - Risque hétéro-agressif

3.3 PRISE EN CHARGE THERAPEUTIQUE DE L'INTOXICATION CHRONIQUE

Il n'existe pas de prise en charge codifiée.
Les principes du sevrage sont les suivants :

- La **motivation** du patient
- La prise en charge de l'anxiété liée au sevrage (traitement symptomatique **anxiolytique**)
- Les méthodes **psychothérapiques** aménagées, adaptées à chaque patient : techniques de groupes, thérapies familiales...

4 OPIACÉS

4.1 MANIFESTATIONS CLINIQUES – COMPLICATIONS

- **INTOXICATION AIGUE :**
  - **Manifestations psychiques :**
    - Flash : plaisir intense et **euphorie**, immédiatement après l'administration
    - Bien-être profond, apaisement, somnolence et détachement du réel survenant au décours
  - **Manifestations somatiques :**
    - Myosis
    - Bradypnée centrale
    - **Bradycardie**, hypoTA, **vertiges**
    - HypoT°C, frissons
    - Hypoglycémie
    - **Nausées**, constipation, dysurie
    - Prurit

- **COMPLICATIONS AIGUES :**
  - **Surdosage en opiacés = OVERDOSE**
    - *Vigilance* : **coma calme**
    - *Tonus* : hypotonie
    - *Pupilles* : **myosis serré bilatéral**
    - *Ventilation* : **bradypnée** centrale
    - *Autres* : bradycardie, hypoTA, hypoT°C, SDRA

- **INTOXICATION CHRONIQUE :**
  - **Manifestations psychiques :**
    - **Syndrome déficitaire** : apragmatisme, émoussement affectif
    - Troubles du comportement
    - Agitation psychomotrice
  - **Manifestations somatiques :**
    - Traces d'injection
    - Lésions de grattage

- <u>**COMPLICATIONS CHRONIQUES :**</u>
  - **Complications psychiatriques :**
    - Troubles de l'humeur
    - Troubles anxieux
    - Suicide
  - **Complications infectieuses** (injection) :
    - **VIH, VHB, VHC**, syphilis
    - Veinite, lymphangite, abcès sous-cutané
    - Septicémie, endocardite, **pneumopathie** à staphylocoque ou Candida
  - **Autres :**
    - Insuffisance gonadotrope et hyperprolactinémie (aménorrhée)
    - Constipation, dysurie
    - Troubles du rythme (bradycardie)
    - **Crises convulsives**
  - **Sociales :**
    - Désinsertion socio-professionnelles
    - Marginalisation
    - Délinquance
    - Chômage

- <u>**SEVRAGE :**</u>
  - **Syndrome de sevrage (> 6-10 h) :**
    - Symptômes classiques de sevrage, d'intensité majeure

4.2 PRISE EN CHARGE DIAGNOSTIQUE

CONFERENCE DE CONSENSUS ET RECOMMANDATIONS

EVALUATION INITIALE DU TOXICOMANE DEPENDANT AUX OPIACES (FFP 1998)

EVALUATION PSYCHOLOGIQUE :

- **Recueil de l'histoire personnelle et familiale**
- **Evaluation de la consommation et de la dépendance aux opiacés** : date et circonstances de la première utilisation, doses, voies d'administration, produits de remplacements, dose maximum administrée, existence d'overdoses
- **Evaluation de la motivation au sevrage**
- **Recherche de co-addictions et de troubles psychiatriques** (***<u>évaluation du risque suicidaire</u>***)

EVALUATION SOMATIQUE :

- **Recueil des ATCD somatiques**
- **Recherche des complications** de l'intoxication chronique aux opiacés
- **Recherche de contre-indications** aux traitements médicamenteux

EVALUATION SOCIALE :

- Evaluation sociale (logement), familiale, professionnelle, financière, judiciaire

4.3 PRISE EN CHARGE THERAPEUTIQUE DE L'INTOXICATION AIGUË

OVERDOSE :

- ***<u>Urgence thérapeutique</u>*** : ***<u>hospitalisation en réanimation</u>***
- Pose de VVP, de scope cardiotensionnel et d'oxymètre de pouls
- **Libération des VADS**, mise en place d'une **canule de Guédel ;** puis **intubation orotrachéale** en séquence rapide + **ventilation assistée**
- Traitement symptomatique : **mesures de réanimation** (rééquilibration hydro-électrolytique, remplissage vasculaire au sérum physiologique)
- Traitement curatif : ***<u>arrêt des opiacés</u>*** + dosage + ***<u>antidote : naloxone</u>*** IV
- Prévention des **complications de décubitus** : anticoagulation préventive
- **SAT-VAT**
- Surveillance : FC, TA, FR, SpO_2, Glasgow, tonus musculaire

4.4 PRISE EN CHARGE THERAPEUTIQUE DE L'INTOXICATION CHRONIQUE

CONFERENCE DE CONSENSUS ET RECOMMANDATIONS

STRATEGIE DE SEVRAGE EN OPIACES (FFP 1998 + FFA 2004 + ANAES 2004)

MISE EN CONDITION :

- **Sevrage en milieu hospitalier** (médecine, psychiatrie) ou en **institution spécialisée**
- **Sevrage en milieu ambulatoire**, avec consultation / 2-3j en CSST, possible sauf :
  - Co-addictions aux psychotropes (BZP) ou à l'alcool
  - Comorbidités psychiatriques ou somatiques (VIH, hépatite)
  - Milieu socio-professionnel défavorable (travail stressant, désinsertion sociale)

TRAITEMENT CURATIF : ***CURE DE SEVRAGE*** = ***SEVRAGE THERAPEUTIQUE***

Prise en charge **multidisciplinaire** (médico-psycho-sociale) en réseaux de soins :

- ***ARRÊT DES OPIACES***
- **PSYCHOTHERAPIE** adaptée à la problématique du patient :
  - ***Alliance thérapeutique*** entre médecin et patient, avec **contrat de soins**
  - ***Entretiens motivationnels*** : renforcement de la motivation au sevrage
  - **Thérapie de soutien**
  - ***Drug counseling*, association de malades (narcotiques-anonymes)**
  - TCC (individuelle et/ou de groupe), PIP/POP, thérapie systémique : si nécess.
- **CHIMIOTHERAPIE** :
  - **Traitement substitutifs** : médicaments de substitution aux opiacés (MSO) débutés dès les 1ers symptômes de sevrage, à doses progressivement croissantes jusqu'à la posologie minimale permettant leur disparition, arrêtés par paliers décroissants selon désir du patient (qq mois à qq années !)
    - **Méthadone** (agoniste partiel morphinique) en gélules ou sirop
    - **Buprénorphine** (*Subutex®*) (agoniste partiel-antagoniste morphinique) en comprimés sublinguaux

	METHADONE	BUPRENORPHINE
Prescription	Prescription initiale hospitalière Liste des stupéfiants Durée limitée à 14 jours Délivrance pour 1 à 7 jours Ordonnance sécurisée	Prescription initiale possible en ville Liste I (mais obéit aux règles des stupéfiants) Durée limitée à 28 jours Délivrance pour 7 jours Ordonnance sécurisée
Avantages	Mésusage quasi-impossible Bonne satisfaction	Risque de surdosage faible Interactions médicamenteuses peu nombreuses (BZP)
Inconvénients	Risque de surdosage fort Interactions médicamenteuses nombreuses	Mésusage possible (IV, snif) Moindre satisfaction Risque de sevrage accéléré (en cas d'administration au décours d'une prise d'opiacés, du fait de l'effet antagoniste)

  - **Traitements spécifiques** : **clonidine** (*Catapressan®*) *per os*, pendant 8 jours avec surveillance régulière de FC et TA (antihypertenseur central, luttant contre la stimulation adrénergique responsable des symptômes de sevrage)
  - **Traitements symptomatiques** : réhydratation, antalgiques, antispasmodiques, antiémétiques, ralentisseurs du transit, sédatifs et hypnotiques (éviter BZP)

TRAITEMENT PREVENTIF des récidives :

Surveillance **multidisciplinaire** (réseaux de soins) régulière au long cours, en ambulatoire (consultations régulières en CSST) ou en hospitalisation (***post-cure***) :

- **SUIVI MEDICAL** :
  - **Traitements addictolytiques** : ∅
  - Surveillance : observance du sevrage avec dosages urinaires des opiacés, efficacité et tolérance des traitements (symptômes de sevrage ou de surdosage), ***mésusage des MSO***, complications de l'intoxication
- **SUIVI PSYCHOLOGIQUE** : **soutien psychologique**, poursuite des psychothérapies
- **SUIVI SOCIAL** : **éducation thérapeutique** (information du malade et de son entourage), prise en charge **financière** (ALD30, dossier MDPH, RMI), prise en charge **juridique** (mesure de protection si nécessaire), prise en charge **sociale** (logement) et **professionnelle** (arrêt de travail, avis médecine du travail)

5 HALLUCINOGENES

5.1 DEFINITIONS

Les amphétamines sont des psychodysleptiques. Ils entraînent une distorsion de l'état de conscience, avec altération de l'activité intellectuelle et de l'état de l'humeur, et apparition possible d'hallucinations.

La principale substance hallucinogène est le **LSD** (acide lysergique diéthylamide), per os.

5.2 MANIFESTATIONS CLINIQUES – COMPLICATIONS

- **INTOXICATION AIGUE :**
  - **Manifestations psychiques :**
    - Apparition des effets en quelques minutes à quelques heures après la prise, et ce pendant plusieurs heures :
      - Distorsions sensorielles (modification des perceptions) : intensification des sons, déformations géométriques, traînées de couleurs derrière les objets en mouvement…
      - Euphorie
      - Troubles du comportement
      - Dépersonnalisation
    - Risque de « bad trip » :
      - Distorsions sensorielles à caractère effrayant
      - Angoisse massive avec risque de raptus anxieux
      - Comportement auto ou hétéro-agressif

- **Manifestations somatiques :**
    - Tachycardie
    - HTA
    - Nausées
    - Vomissements

5.3 PRISE EN CHARGE THERAPEUTIQUE DE L'INTOXICATION CHRONIQUE

Il n'existe pas de prise en charge codifiée.

Les principes du sevrage sont les suivants :

- La **motivation** du patient
- La prise en charge de l'anxiété liée au sevrage (traitement symptomatique **anxiolytique**)
- Les méthodes **psychothérapiques** aménagées, adaptées à chaque patient : techniques de groupes, thérapies familiales…

Item 76 — **FICHE DE SYNTHESE**

- **PSYCHODYSLEPTIQUES (hallucinogènes) : cannabis, LSD, autres hallucinogènes**
- **PSYCHOANALEPTIQUES (psychostimulants) : cocaïne, amphétamines**
- **PSYCHOLEPTIQUES (sédatifs et anxiolytiques) : opiacés, sédatifs, alcool**

- **CANNABIS : ivresse cannabique + *bad trip* + pharmacopsychose cannabique + syndrome amotivationnel + schizophrénie**
  ⇒ Quantités achetées + Questionnaire CAST + Complications du tabac
- **COCAÏNE : *rush – high – binge – crash* + complications cardiovasculaires (HTA, ischémie, effet stabilisant de membrane) + complications ORL**
  ⇒ *Drug counseling* + N-acétyl-cystéine + Addictolytique (topiramate/disulfirame)
- **AMPHETAMINES : ecstasy – phase d'euphorie + phase de descente – risque à long terme de syndrome délirant interprétatif et persécutif**
- **OPIACES : flash + overdose + complications de l'injection**
  ⇒ *Drug counseling* + MSO (buprénorphine / méthadone) + clonidine
- **HALLUCINOGENES : LSD – phase de distorsion sensorielle ; risque de «bad trip»**

Chapitre 23

ADDICTIONS COMPORTEMENTALES

UE 3

Item 77

- **Diagnostiquer, évaluer le retentissement des principales addictions comportementales (jeu de hasard et d'argent, sexe, internet, achats, exercice physique) et les principes de leur prise en charge**

NOTIONS CLES, ZEROS ET SYNTHESE

- **Abus / Dépendance**
- **Entretiens motivationnels**
- **Mesures de protection des biens**
- **Retentissement socio-professionnel**

ITEMS ECN TRANSVERSAUX

64	Diagnostiquer : un trouble dépressif, un trouble anxieux généralisé, un trouble panique, un trouble phobique, un trouble obsessionnel compulsif, un état de stress post – traumatique, un trouble de l'adaptation (de l'enfant à la personne âgée), un trouble de la personnalité
72	Prescription et surveillance des psychotropes
348	Risques et conduites suicidaires

CONFERENCE DE CONSENSUS ET RECOMMANDATIONS

	A ce jour, aucune conférence de consensus ne porte sur cet item.

ANNALES ECN

	A ce jour, aucun dossier de l'ECN ne porte sur cet item.

POINTS REPERES

- **ADDICTIONS SANS DROGUE : comportement n'impliquant pas de substance psycho-active =** parmi lesquelles figurent :
    - **Jeu pathologique**
    - **Activités sportives intensives**
    - **Activités sexuelles** (« *sexoholic* »)
    - **Activités professionnelles** (« *workoholic* »)
    - **Achats compulsifs**
    - Conduites alimentaires pathologiques : pour certains, les TCA sont une forme d'addiction
    - Compulsions et rituels : pour certains, les TOC sont une forme d'addiction

1 JEU PATHOLOGIQUE

1.1 EPIDEMIOLOGIE

Prédominance masculine

Jeu à résultats immédiats : poker, machines à sous

1.2 DEFINITION

NOTIONS CLES

Pratique INADAPTEE, PERSISTANTE et REPETEE du jeu, avec ≥ 5 critères suivants :

- Préoccupation par le jeu (**CRAVING**)
- Sommes d'argent nécessaire croissant pour obtenir l'état d'excitation voulu (**TOLERANCE**)
- Efforts répétés pour tenter de contrôler la pratique du jeu (**PERTE DE CONTROLE**)
- Agitation ou irritabilité lors de la diminution ou l'arrêt de la pratique du jeu (**SEVRAGE**)
- Retourne jouer pour compenser ses pertes
- Ment à son entourage pour dissimuler l'ampleur de ses habitudes de jeu
- Actes illégaux commis pour financer la pratique du jeu
- **Retentissement** social et professionnel

1.3 COMPLICATIONS

- **PSYCHIATRIQUES** :
  - Dépression
  - Risque suicidaire
  - Addictions

- **SOCIALES** :
  - Isolement
  - Désinsertion
  - Délinquance
  - Chômage

1.3 PRISE EN CHARGE

- **Entretien motivationnel**
- Rechercher d'autres addictions
- Psychothérapie cognitivo-comportementale
- Associations de patients
- Sociothérapie
- Mesures de **PROTECTION DES BIENS** : sauvegarde de justice, tutelle, curatelle

2 ADDICTION AU SPORT

NOTIONS CLES

Pratique REPETEE d'une activité sportive stéréotypée et surinvestie :

- Besoin irrépressible d'activité physique (**CRAVING**)
- Symptômes de **SEVRAGE** en cas d'arrêt : irritabilité, anxiété…
- Souvent associé aux troubles de comportement alimentaire : **CONTROLE** du poids
- **Retentissement** social et professionnel

3 DEPENDANCE A INTERNET

Mode d'utilisation inadaptée d'internet, conduisant à une altération du fonctionnellement ou une souffrance, caractérisée par la présence des manifestations suivantes, à un moment quelconque d'une période continue de 12 mois :

- **TOLERANCE** : besoin d'augmenter son temps de connexion
- Symptômes de **SEVRAGE** si absence de connexion
- Le temps de connexion est souvent important ou a lieu pendant une période plus prolongée que prévu
- Désir persistant ou efforts infructueux pour diminuer ou contrôler le temps de connexion
- **Retentissement** socio-professionnel

4 ACHATS PATHOLOGIQUES

- *Terrain* : femmes entre 30 et 40 ans
- *Achat* : moyen auto-thérapeutique de lutter contre une détresse psychique et une tension interne
- *Objets les plus fréquemment achetés* : vêtements, chaussures
- Ne sont souvent pas utiles
- Comorbidités dépressives et/ou anxieuses fréquentes

Item 77 FICHE DE SYNTHESE

- **Les addictions sans drogue, ou addictions comportementales, s'apparentent aux addictions à une substance par l'existence :**
  - **D'un besoin impérieux avant l'action**
  - **D'une contrainte à la poursuite du comportement malgré des conséquences psychosociales négatives**

Chapitre 24

Dopage

UE 3

Item 78

- **Connaître les principales substances utilisées à des fins de dopage dans la pratique du sport.**
- **Connaître les circonstances du dépistage, la prise en charge médicale de l'utilisateur et les principes de la lutte contre le dopage dans le sport**

Notions cles, zeros et synthese

- **Abus / Dépendance**
- **Entretiens motivationnels**
- **Retentissement socio-professionnel**

Items ECN transversaux

64	Diagnostiquer : un trouble dépressif, un trouble anxieux généralisé, un trouble panique, un trouble phobique, un trouble obsessionnel compulsif, un état de stress post – traumatique, un trouble de l'adaptation (de l'enfant à la personne âgée), un trouble de la personnalité
72	Prescription et surveillance des psychotropes
253	Aptitude au sport chez l'adulte et l'enfant ; besoins nutritionnels chez le sportif
348	Risques et conduites suicidaires

Conference de consensus et recommandations

A ce jour, aucune conférence de consensus ne porte sur cet item.

Annales ECN

A ce jour, aucun dossier de l'ECN ne porte sur cet item.

Points reperes

- **Les CONDUITES DOPANTES se sont développées ces dernières années dans le monde du travail, du sport et des études.**
- **Leur objectif est de réaliser un dépassement de soi, dans une recherche constante de performance et d'efficacité.**
- **Le dopage représente aussi un moyen de prévenir l'ECHEC.**

- **Pour atteindre ce dépassement, il existe de nombreux substituts nutritifs : vitamines, oligo-éléments, compléments alimentaires (créatine), anabolisants, antiasthéniques, etc.**

- **De leur côté, les substances PSYCHOACTIVES permettent de repousser les limites (amphétamines, cocaïne), de diminuer les effets du stress (médicaments psychotropes), ou de se sociabiliser (alcool, cannabis).**

1 PRINCIPALES SUBSTANCES

1.1 DEFINITIONS

NOTIONS CLES

DOPAGE : usage d'un artifice (substance ou méthode interdits par le Comité Olympique et le Ministère de la Jeunesse et des Sports) potentiellement dangereux pour la santé des athlètes et/ou susceptible d'améliorer leurs performances

CONDUITE DOPANTE : consommation d'un produit pour affronter ou surmonter un obstacle réel ou ressenti par l'usager dans un **but de performance** (compétition sportive, examen, entretien d'embauche, prise de parole en public, situations professionnelles ou sociales difficiles)

PRINCIPALES SUBSTANCES UTILISEES :

- Stimulants (amphétamines, cocaïne, éphédrine)
- Anabolisants (dérivés de la testostérone)
- Antalgiques
- Corticoïdes
- Bêtabloquants
- Narcotiques

1.3 FACTEURS DE RISQUE

- *Sexe* : prédominance masculine
- *Age* : début à l'adolescence, adulte jeune 25-30 ans
- ***Troubles de la personnalité*** : antisociale, borderline, histrionique
- *Sports* à catégorie de poids
- *Troubles psychiatriques associés* : THADA, troubles anxieux, TCA…
- *Facteurs familiaux* : conflits, deuil, pression du milieu
- *Facteurs sociaux*

1.4 COMPLICATIONS

- **PSYCHIATRIQUES** :
  - Dépression
  - Addictions

- **IATROGENIE :**
  - En fonction de la substance

2 PRISE EN CHARGE

1.1 DEPISTAGE

Le ministère a développé un plan de lutte contre le dopage, qui comprend 3 volets :

- **Un pour le grand public** : utilisation des **médias** (sensibilisation contre le dopage via les campagnes télévisées, lors de grandes manifestations sportives…)

- **Un pour le milieu sportif :** réalisation de projets sur la prévention du dopage à destination des fédérations sportives, intégration de l'axe antidopage dans les actions financées par le CNDS (Centre National pour le Développement du Sport), création d'un guide à destination des associations sportives

- **Un pour la prévention des trafics de produits dopants :** création d'une instance nationale de concertation de lutte contre le trafic des produits dopants, redéfinition des missions des commissions régionales de prévention et de lutte contre les trafics des produits dopants, campagne d'affichage commune avec la MILDT (Mission interministérielle de lutte contre la drogue et la toxicomanie)

Le **DEPISTAGE** est le suivant :

- **CLINIQUE :**
  - Augmentation anormale de la masse musculaire
  - Augmentation anormale de la puissance musculaire : hormones de croissance, stéroïdes anabolisants
  - Bradycardie excessive, augmentation de la VO2 max : érythropoïétine (EPO)

- **PARACLINIQUE :**
  - ***<u>Dosages toxicologiques</u>***

1.2 PRISE EN CHARGE MEDICALE

Lors d'une détection de consommation de substances :

- **Définir le contexte de consommation**, l'environnement social et familial du patient, ainsi que ses motivations de consommation. Il recherchera particulièrement :
  - La nature des substances utilisées
  - La dose utilisée, la durée de la consommation, la voie d'administration
  - La présence d'effets indésirables
- **Réaliser un entretien motivationnel**
- **Etablir une relation de confiance avec le patient (empathie)**
- **Diminution progressive des doses (attention au syndrome de sevrage)**
- **Psychothérapie (soutien + cognitivo-comportementale)**

La suite de la prise en charge se fera par des organismes spécifiques :

- Les Antennes médicales de prévention du dopage (AMPD) : implantées en centre hospitalier dans chaque région (permettent des consultations anonymes et gratuites)

1.3 PRINCIPES DE LUTTE CONTRE LE DOPAGE

La lutte antidopage est codifiée par le code mondial antidopage.
L'organisation de la lutte contre le dopage vise à :

- Protéger le droit de participer à des activités sportives exemptes de dopage, promouvoir la santé et garantir ainsi l'équité et l'égalité dans le sport
- Veiller à l'harmonisation, la coordination et l'efficacité des programmes antidopage aux niveaux international et national en matière de détection, de dissuasion et de prévention du dopage

Le réseau national de lutte contre le dopage et le trafic de produits dopant est composé des organisations suivantes :

- Le Ministère des sports
- Les Directions Régionales de la Jeunesse, des Sports et de la Cohésion Sociale (DRJSCS)
- L'Agence Française de Lutte contre le Dopage (AFLD)
- Le Comité National Olympique et Sportif Français (CNOSF)
- Les fédérations sportives françaises
- L'Office Central de Lutte contre les Atteintes à l'Environnement et à la Santé Publique (OCLAESP)

FICHE DE SYNTHESE DES ADDICTIONS

	INTOXICATION AIGUË	COMPLICATIONS AIGUËS	INTOXICATION CHRONIQUE	COMPLICATIONS CHRONIQUES	SEVRAGE
Alcool	**Ivresse simple** : • Ivresse débutante (0,2-0,8 g/L) : - Troubles visuels - Troubles cognitifs discrets (attention, jugement, mémoire) • Excitation psychomotrice (0,8-1,5 g/L) : - Euphorie et/ou tristesse - Désinhibition, logorrhée - Troubles cognitifs marqués (attention, jugement, mémoire) • Incoordination (> 1,5 g/L) : - Discours incohérent - Syndrome cérébelleux - Syndrome vestibulaire **Ivresses pathologiques** : • Ivresse excitomotrice = clastique : - Agitation, impulsivité - Auto- et hétéro-agressivité • Ivresse délirante : - Délire interprétatif (persécution, jalousie, mégalomanie) - Délire hallucinatoire • Ivresse convulsivante : survenue d'une crise comitiale (souvent généralisée tonico-clonique)	**Complications neurologiques** : **coma éthylique** (> 3 g/L) : • Vigilance : coma calme • Tonus : hypotonie • Pupilles : mydriase bilat. aréactive • Ventilation : bradypnée périphérique • Autres : troubles neurovégétatifs (↓ T°C, TA, FC, FR) • Pas de signes de localisation neurologique **Complications digestives** : • Hépatite alcoolique aiguë • Pancréatite aiguë • Gastrite aiguë **Complications métaboliques** : • Hypoglycémie • Déshydratation intracellulaire • Rhabdomyolyse (si coma)	**Manifestations cliniques** : • Faciès congestif ± rosacée • HTA, tachycardie • Haleine énolique • Parotidomégalie, langue saburrale • Pituite, épigastralgies, diarrhée motrice • Conjonctives hyperhémiques ± ictériques • Maladie de Dupuytren • Asthénie, fatigabilité musculaire **Manifestations paracliniques** : • Elévation du VGM • Elévation des γGT • Elévation de la CDT • Hyperglycémie, hypertriglycéridémie	**Complications neurologiques** • Encéphalopathie de Gayet-Wernicke • Syndrome de Korsakoff • Encéphalopathie de Marchiafava-Bignami • Encéphalopathie pellagreuse • Epilepsie alcoolique • Atrophie cérébelleuse • Atrophie cortico-sous-corticale (démence alcoolique) • Polyneuropathie alcoolo-carentielle • NORB alcoolique **Complications digestives** : • Stéatose hépatique, hépatite chronique, cirrhose et CHC • Pancréatite chronique et cancer du pancréas • RGO, œsophagite, cancer de la cavité buccale et de l'œsophage • Gastrite chronique **Complications cardiovasculaires** : • Cardiomyopathie dilatée **Complications psychiatriques** : • Délire paranoïaque des buveurs : - Mécanisme : interprétations - Thème : persécution ou jalousie • Psychose hallucinatoire des buveurs : - Mécanisme : hallucinations - Thème : persécution ou jalousie • Tb de l'humeur, tb anxieux, suicide **Autres** : • Complications infectieuses (immunodépression) • Complications obstétricales : SAF	**Syndrome hyperesthésique-hyperémotif** (> 6-12 h) : • Symptômes classiques de sevrage, d'intensité modérée • Absence de syndrome confusionnel • Absence de syndrome délirant **Pré-*delirium tremens*** (> 12-24 h) : • Symptômes classiques de sevrage, d'intensité modérée • Syndrome confusionnel • Absence de syndrome délirant ***Delirium tremens*** (> 48-72 h) : • Symptômes classiques de sevrage, d'intensité majeure • Syndrome confusionnel • Syndrome délirant oniroïde (état confuso-onirique) : - Mécanisme : pseudo-hallucinations auditives et visuelles - Thème : persécution et agression (zoopsies, famille, profession… à caractère terrifiant) **Hallucinose des buveurs de Wernicke** (< 48 h) : • Symptômes classiques de sevrage, d'intensité modérée • Absence de syndrome confusionnel • Syndrome délirant : - Mécanisme : hallucinations auditives, visuelles et intra-psychiques (automatisme mental) - Thème : persécution **« Epilepsie » de sevrage** (< 24 h) : • Crises généralisées tonico-cloniques (le plus souvent)

	INTOXICATION AIGUË	COMPLICATIONS AIGUËS	INTOXICATION CHRONIQUE	COMPLICATIONS CHRONIQUES	SEVRAGE
Tabac	• **Effet shoot nicotinique** • Toux, irritation pharyngée • RGO • Céphalées, nausées	∅	**Manifestations cliniques** : • Sécheresse cutanée, vieillissement cutané précoce, teint jaunâtre • Syndrome sec • Erosions et coloration jaunâtre des dents • Coloration jaunâtre des ongles	**Complications respiratoires** : • Bronchite chronique et emphysème, BPCO, IRCO • Déclenchement de crise d'asthme • Infections broncho-pulmonaires • Cancer broncho-pulmonaire **Complications cardiovasculaires** : • HTA • FDR cardiovasculaire • FDR thrombo-embolique veineux **Complications ORL et digestives** : • Otites, sinusites et cancer des VADS • RGO et cancer de l'œsophage • UGD, gastrite chronique **Autres** : • Complications urologiques : cancer de l'uretère et de la vessie • Complications gynécologiques : baisse de la fécondité féminine • Complications obstétricales : GEU, FCS, RCIU, MFIU, MAP, PP, HRP	**Syndrome de sevrage** (> 24 h) : • Symptômes classiques de sevrage, d'intensité modérée • Augmentation de l'appétit, prise de poids
Opiacés	**Manifestations psychiques** : • ***Flash*** : plaisir intense et euphorie, immédiatement après l'administration • Bien-être profond, apaisement, somnolence et détachement du réel survenant au décours **Manifestations somatiques** : • Myosis • Bradypnée centrale • Bradycardie, hypoTA • HypoT°C, frissons • Hypoglycémie • Nausées, constipation, dysurie • Prurit	**Surdosage en opiacés = *overdose*** • *Vigilance* : coma calme • *Tonus* : hypotonie • *Pupilles* : myosis serré bilatéral • *Ventilation* : bradypnée centrale • *Autres* : bradycardie, hypoTA, hypoT°C, SDRA	**Manifestations psychiques** : • **Syndrome déficitaire** : apragmatisme, émoussement affectif • Troubles du comportement • Agitation psychomotrice **Manifestations somatiques** : • Traces d'injection • Lésions de grattage	**Complications psychiatriques** : • Troubles de l'humeur • Troubles anxieux • Suicide **Complications infectieuses** (injection) : • VIH, VHB, VHC, syphilis • Veinite, lymphangite, abcès sous-cutané • Septicémie, endocardite, pneumopathie à staphylocoque ou Candida **Autres** : • Insuffisance gonadotrope et hyperprolactinémie (aménorrhée) • Constipation, dysurie • Troubles du rythme (bradycardie)	**Syndrome de sevrage** (> 6-10 h) : • Symptômes classiques de sevrage, d'intensité majeure

	INTOXICATION AIGUË	COMPLICATIONS AIGUËS	INTOXICATION CHRONIQUE	COMPLICATIONS CHRONIQUES	SEVRAGE
Cannabis	**Ivresse cannabique** : • Bien-être, relaxation, calme • Apathie, indifférence, passivité • Euphorie, accès de rire, logorrhée • Troubles sensoriels : hyperesthésie sensorielle, illusions et hallucinations • Troubles cognitifs : ↓ temps de réaction, ↓ mémoire à court terme • Hyperhémie conjonctivale • Sensation de faim	**Complications psychiatriques** : • **Crise d'angoisse aiguë** secondaire d'origine toxique = bad trip • Délire aigu d'origine toxique = **pharmaco-psychose cannabique** • **Confusion** • Agitation **Complications respiratoires** : • Bronchospasme	**Syndrome amotivationnel** : • Baisse de la spontanéité des actions, apathie, apragmatisme • Pauvreté idéatoire • Asthénie physique et psychique • Troubles cognitifs : attention, concentration, mémoire • Désinvestissement et marginalisation socio-professionnels	**Complications psychiatriques** : • Schizophrénie (accélération de l'entrée dans la maladie) • Troubles de l'humeur • Troubles anxieux (dépersonnalisation) • Suicide **Autres** : • Complications liées au tabac *(cf.)* • Hypofertilité secondaire	Rare (demi-vie longue) • Symptômes classiques de sevrage, d'intensité légère
Cocaïne	**Manifestations psychiques** : • ***Rush*** : apparition rapidement progressive des symptômes • ***High*** : phase d'état avec : • Bien-être, euphorie • Idées de grandeur • Tachypsychie, désinhibition • Hypervigilance, accroissement des facultés cognitives (concentration) • Insomnie sans fatigue, anorexie, augmentation de la libido • ***Binge*** : envie frénétique de consommer (craving) • ***Crash*** (descente) au décours : symptômes dépressifs et anxieux, irritabilité, asthénie **Manifestations somatiques** : • Mydriase • Tachypnée centrale • Tachycardie, HTA • HyperT°C, hypersudation, frissons • Tremblements	**Complications psychiatriques** : • **Crise d'angoisse aiguë** secondaire d'origine toxique • Délire aigu d'origine toxique = **pharmaco-psychose** (syndrome d'Ekbaum : hallucinations à thème de parasitose) • **Confusion** • **Agitation** (auto- ou hétéro-agressivité) **Complications cardiovasculaires** : • Poussée d'HTA : OAP, IDM, DAo, AVC, HM, néphroangiosclérose maligne, rétinopathie stade III ou IV, éclampsie • Effet stabilisant de membrane : • ↑ QT, torsades de pointe • ↑ QRS, bradyarythmie à QRS larges • Choc cardiogénique et/ou vasoplégique **Complications neurologiques** : • AVC hémorragique ou ischémique • Crises comitiales (myoclonies) • Coma : - Vigilance : coma agité - Tonus : hypertonie - Pupilles : mydriase bilat. aréactive - Ventilation : tachypnée centrale **Complications respiratoires** : • Bronchospasme • Pneumothorax • Hémorragies intra-alvéolaires • *Crack lung*	∅	**Complications psychiatriques** : • Psychose chronique (paranoïaque) • Troubles de l'humeur • Troubles anxieux • Suicide **Complications cardiovasculaires** : • HTA chronique : cardiopathie hypertensive, lacunes cérébrales, néphroangiosclérose bénigne, rétinopathie hypertensive **Complications infectieuses** (injection et conduites sexuelles à risque) : • VIH, VHB, VHC, syphilis • Veinite, lymphangite, abcès sous-cutané • Septicémie, endocardite, pneumopathie à staphylocoque ou Candida • IST (gonocoque, Chlamydia) **Complications ORL** : • Traumatismes de la muqueuse nasale (inhalation) • Infections naso-sinusiennes (en rapport avec le traumatisme)	Rare • Symptômes classiques de sevrage, d'intensité très légère (passant souvent inaperçus) *(La dépendance à la cocaïne est principalement psychique avec un* craving *majeur pour le toxique)*

Chapitre 25

TROUBLES DU SOMMEIL

UE 4

Item 108

- **Diagnostiquer les troubles du sommeil du nourrisson, de l'enfant et de l'adulte**
- **Argumenter l'attitude thérapeutique et planifier le suivi du patient**

NOTIONS CLES, ZEROS ET SYNTHESE

- **Insomnie / hypersomnie, somnolence diurne**
- **Syndrome d'apnée du sommeil**
- **HTIC**
- **Polysomnographie**
- **Pas de prescription systématique d'hypnotiques**

ITEMS ECN TRANSVERSAUX

62	Trouble bipolaire
64	Diagnostiquer : un trouble dépressif, un trouble anxieux généralisé, un trouble panique, un trouble phobique, un trouble obsessionnel compulsif, un état de stress post – traumatique, un trouble de l'adaptation (de l'enfant à la personne âgée), un trouble de la personnalité
72	Prescription et surveillance des psychotropes
73 à 78	Addictions et conduites dopantes
204	Insuffisance respiratoire chronique

CONFERENCE DE CONSENSUS ET RECOMMANDATIONS

2012	HAS	Place et conditions de réalisation de la polysomnographie et de la polygraphie respiratoire dans les troubles du sommeil
2006	SFTG	Prise en charge du patient adulte se plaignant d'insomnie en médecine générale

ANNALES ECN

	A ce jour, aucun dossier de l'ECN ne porte sur cet item.

POINTS REPERES

- **Le SOMMEIL NORMAL de l'adulte se décline en 5 phases successives :**

PROFONDEUR		STADE	CARACTERISTIQUES CLINIQUES ET EEG	REPARTITION
EVEIL		0	Rythme α	∅
SOMMEIL LENT (« sommeil réparateur »)	LEGER	1	Rythme θ ± α Mouvements oculaires lents	50 % du sommeil total
		2	Rythme θ + fuseaux rapides + complexes K	
	PROFOND	3	Rythme δ > 30 %	25 % du sommeil total (prédominant sur les cycles de début de nuit)
		4	Rythme δ > 50 %	
SOMMEIL RAPIDE = PARADOXAL (« sommeil du rêve »)		5	Rythme θ + ondes en dents de scie Mouvements oculaires rapides (REM) + abolition du tonus musculaire + érection Rêves	25 % du sommeil total (prédominant sur les cycles de fin de nuit)
1 cycle = 90 minutes 1 nuit de sommeil = 4 à 5 cycles de profondeur croissante ≈ 6 à 10 heures				

- **Les TROUBLES DU SOMMEIL peuvent être classifiés en 2 catégories :**
  - **DYSSOMNIES** : perturbation de la qualité, de la quantité ou des horaires du sommeil ; elles-mêmes subdivisées en :
    - **Troubles de la phase de sommeil = INSOMNIES** : ressenti d'une insuffisance de l'installation ou du maintien du sommeil, ou d'une mauvaise qualité restauratrice, associée à des **retentissements diurnes** à l'état de veille (fatigue, perte de concentration, manque de mémoire, morosité ou irritabilité, erreurs dans la réalisation de tâches…)
    - **Troubles de la phase d'éveil = TROUBLES DE L'EVEIL** :
      - **SOMNOLENCE DIURNE** : trouble qualitatif de la vigilance diurne = baisse de la vigilance diurne sans endormissement
      - **HYPERSOMNIE** : trouble quantitatif de la vigilance diurne = augmentation du temps de sommeil total
    - **Troubles de l'alternance des phases d'éveil et de sommeil = TROUBLES DU RYTHME CIRCADIEN** : trouble du sommeil et de l'éveil lié à une inadéquation entre les horaires réels de sommeil et les horaires souhaités
  - **PARASOMNIES** : phénomène anormal qui survient au cours du sommeil
- **Les altérations légères et transitoires du sommeil sont fréquentes et ne nécessitent aucune prise en charge spécifique. Lorsque les troubles deviennent source d'une souffrance majeure ou d'un retentissement socio-professionnel important, ils doivent alors être pris en charge.**

1 DYSSOMNIES : INSOMNIE

1.2 DIAGNOSTICS PRINCIPAUX

CONFERENCE DE CONSENSUS ET RECOMMANDATIONS

PRINCIPAUX TYPES D'INSOMNIES (d'après SFTG 2006 et ICSD-2 2004)

INSOMNIES PRIMAIRES

- **Insomnies transitoires = insomnies d'ajustement** (< 3 mois) : insomnie occasionnelle (quelques jours à quelques semaines), réactionnelle à une situation de stress facilement identifiable (évènement de vie, affection intercurrente), survenant chez un sujet dont le sommeil est habituellement sain
- **Insomnies chroniques sans comorbidités** (> 1 mois) :
  - **Insomnie persistante primaire = insomnie psycho-physiologique** : insomnie acquise, apparaissant dans les suites d'une insomnie transitoire, causée par un conditionnement mental et physiologique s'opposant au sommeil
  - **Insomnie idiopathique** : insomnie congénitale, causée par une perturbation des mécanismes neurobiologiques régulant le cycle veille-sommeil
  - **Insomnie paradoxale = insomnie par hypnoagnosie** : causée par une mauvaise perception du sommeil, et caractérisée par la coexistence de plaintes d'insomnie et de résultats normaux d'enregistrement du sommeil

INSOMNIES SECONDAIRES

- **Insomnies chroniques avec comorbidités** (> 1 mois) :
  - **Pathologies psychiatriques** :
    - Troubles anxieux = insomnie d'endormissement
    - Dépression = insomnie matinale (réveils précoces)
    - Manie = insomnie totale (sans fatigue)
  - **Pathologies somatiques** :
    - Symptômes : douleur, polyurie
    - Pathologies endocriniennes : hyperthyroïdie
    - Pathologies digestives : RGO
    - Pathologies cardiorespiratoires : cardiopathies, troubles respiratoires
    - Pathologies neurologiques : maladie de Parkinson, SEP, maladie d'Alzheimer, épilepsie, neuropathies périphériques
- **Insomnies chroniques avec « facteur environnemental »** (> 1 mois) :
  - **Prise de toxiques perturbant le sommeil** :
    - Médicaments : théophylline, corticoïdes, L-dopa, hormones thyroïdiennes, psychotropes stimulants (méthylphénidate), hypnotiques au long cours
    - Drogues psychostimulantes : alcool, café, cocaïne, nicotine, amphétamine
    - Sevrage (alcool, BZP, hypnotiques…)
  - **Hygiène de sommeil inadéquate** : causée par des horaires, des consommations ou des activités inappropriées par rapport au sommeil

1.3 PRISE EN CHARGE DIAGNOSTIQUE

CONFERENCE DE CONSENSUS ET RECOMMANDATIONS

DEMARCHE DIAGNOSTIQUE FACE A UNE INSOMNIE (SFTG 2006)

	INTERROGATOIRE	OUTILS COMPLEMENTAIRES
DIAGNOSTIC POSITIF	• **Type** : plaintes concernant le sommeil, l'éveil • **Ancienneté**	**AGENDA DU SOMMEIL sur 1 ou 2 semaines** : • Horaires de coucher et de lever • Latence d'endormissement • Temps passé au lit • Temps de sommeil total • Nombre et durée d'éveil nocturne • Fréquence des troubles • Répercussion diurne
DIAGNOSTIC DE GRAVITE *(cf. page suivante)*	• **Fréquence** hebdomadaire • **Retentissement diurne :** fatigue, tension, irritabilité, altération de l'humeur, troubles cognitifs… • **Traitements** : déjà utilisés, en cours	
DIAGNOSTIC ETIOLOGIQUE *(cf. page suivante)*	• **Facteurs physiques** s'opposant au sommeil (bruit, lumière…) • **Modifications des repères chronologiques** (horaires du sommeil, siestes prolongées…) • **Causes d'hyperéveil** (stress, surmenage…) • **Troubles du sommeil associés :** apnées, ronflements, mouvements périodiques des membres, jambes sans repos… • **Pathologies associées :** douleur, troubles psychiques anxieux et/ou dépressifs, troubles somatiques • **Substances perturbant le sommeil :** médicaments, psychostimulants, alcool, substances illicites • **Conditionnement psycho-physiologique :** croyances, représentations ou pensées parasites • **Mauvaise perception du sommeil**	**AUTOQUESTIONNAIRES** : • Echelle de somnolence d'**Epworth** **POLYSOMNOGRAPHIE** : *(cf. infra)* Enregistrement du sommeil réalisé en laboratoire ou en ambulatoire, et mesurant plusieurs paramètres • ECG • SpO_2 • Débits aériens nasal et buccal • Mouvements thoraciques et abdominaux • EEG • EOG • EMG du menton **ACTIMETRIE = ACTIGRAPHIE** (examen de 2ème intention) : bracelet enregistreur de mouvements, relevant les rythmes d'activité et de repos qui témoignent dans une certaine mesure du rythme éveil-sommeil
	ELIMINATION SYSTEMATIQUE D'UNE ORGANICITE **(insomnies secondaires)**	

INDICATIONS DE LA POLYSOMNOGRAPHIE (SFTG 2006)

1. INSOMNIE ASSOCIEE A :	2. AUTRES SITUATIONS :
• Somnolence diurne	• Troubles du rythme circadien
• Troubles du sommeil liés à la respiration (ronflements)	• Sommeil non réparateur (sans dépression)
	• Incertitude diagnostique
• Mouvements périodiques des membres	• Echec d'un traitement bien conduit

CONFERENCE DE CONSENSUS ET RECOMMANDATIONS

AIDE AU DIAGNOSTIC DE GRAVITE : CRITERES DE SEVERITE D'UNE INSOMNIE (SFTG 2006)

SEVERITE	FREQUENCE	RETENTISSEMENT DIURNE
INSOMNIE LEGERE	1 nuit/semaine	Faible
INSOMNIE MODEREE	2-3 nuits/semaine	Moyen (fatigue, état maussade, tension, irritabilité)
INSOMNIE SEVERE	≥ 4 nuits/semaine	Fort (+ hypersensibilité diffuse, troubles de la concentration, performances psychomotrices altérées)

AIDE AU DIAGNOSTIC ETIOLOGIQUE : ARBRE DECISIONNEL (SFTG 2006)

Présence d'un facteur physique s'opposant au sommeil (bruit, lumière, température)
- oui → **Insomnie liée à un facteur environnemental :** *éliminer ce facteur, règles d'hygiène du sommeil ± hypnotique temporairement*
- non ↓

Modification des repères chronologiques (horaires de lever et coucher, siestes, horaires de travail ou de voyage, activité physique insuffisante)
- oui → **Troubles du rythme circadien :** *réajustement du cycle éveil-sommeil*
- non ↓

Causes d'hyperéveil (stress récent, surmenage, soucis, approche d'événement inhabituel)
- oui → **Insomnie d'ajustement :** *phytothérapie, anxiolytique ou hypnotique temporairement*
- non ↓

Prise de produit défavorable au sommeil ou prise trop prolongée d'hypnotique
- oui → **Insomnie médicamenteuse :** *sevrage progressif*
- non ↓

Affection médicale mal contrôlée
- oui → **Insomnie associée à une affection médicale :** *Améliorer le traitement de l'affection ± hypnotique temporairement*
- non ↓

Trouble dépressif, trouble anxieux caractérisé ou autre trouble mental
- oui → **Insomnie associée à une affection psychiatrique :** *traiter l'affection ± thérapie cognitivo-comportementale ± hypnotique temporairement*
- non ↓

Suspicion d'un trouble respiratoire, de mouvements périodiques ou de jambes sans repos liés au sommeil
- oui → **Syndrome d'apnées du sommeil, syndrome des jambes sans repos :** *adresser le patient à un centre du sommeil*
- non ↓

Associations mentales défavorables au sommeil, efforts excessifs pour dormir, tension somatisée, rumination
- oui → **Insomnie primaire psychophysiologique :** *thérapie cognitivo-comportementale ± hypnotique temporairement*

1.4 PRISE EN CHARGE THERAPEUTIQUE

CONFERENCE DE CONSENSUS ET RECOMMANDATIONS

MODALITES DU TRAITEMENT DE L'INSOMNIE (SFTG 2006)

MESURES GENERALES :

- ***REGLES ELEMENTAIRES D'HYGIENE DU SOMMEIL***
  - Dormir selon les besoins, mais pas plus ; éviter les siestes longues (> 1 h) ou trop tardives (après 16 h)
  - Adopter un horaire régulier de lever et de coucher
  - Limiter bruit, lumière et température excessive dans la chambre à coucher
  - Eviter caféine, alcool, nicotine et dîners trop copieux
  - Pratiquer exercice physique (avant 17 h) et relaxation (juste avant le coucher)
- ***FACTEURS « SYNCHRONISEURS »*** : **lumière** et **activité physique**

  En cas de difficultés d'endormissement :
  - Bien marquer le moment du réveil (activité physique, ambiance lumineuse forte)
  - Eviter la lumière forte et l'activité physique le soir

  En cas de réveil matinal trop précoce :
  - Ne pas traîner au lit quand on est réveillé
  - Favoriser l'activité physique et utiliser une ambiance lumineuse forte le soir

TRAITEMENT SYMPTOMATIQUE :

- ***CHIMIOTHERAPIE*** **= TRAITEMENT** ***HYPNOTIQUE***

  Molécules :
  - **Benzodiazépines hypnotiques** :
    - Demi-vie courte si insomnie de début de nuit (endormissement) : triazolam, composés Z (zolpidem, zopiclone)
    - Demi-vie longue si insomnie de fin de nuit (réveils précoces) : flunitrazépam
  - **Anti-histaminiques H1** (alimémazine, prométhazine)

  Posologie et mode d'administration :
  - ***Prescription non systématique*** (risque d'abus), adaptée au patient (profil d'insomnie, état physiologique, activités au décours de la prise)
  - ***Monothérapie*** systématique
  - Introduction à dose faible (très faible si sujet âgé)
  - Accroissement progressif de la dose jusqu'à **posologie minimale efficace**
  - Arrêt après **décroissance progressive** (risque de sevrage et d'effet rebond)
  - ***Durée < 4 semaines*** (période de décroissance comprise)
  - En évitant l'association avec d'autres psychotropes
  - En l'absence de pathologie respiratoire (notamment SAOS)
  - Après information du patient : éviction de la conduite automobile, de l'utilisation d'engins dangereux (surtout en début de traitement ou en cas de somnolence)

- ***PSYCHOTHERAPIE*** adaptée à la problématique du patient :
  - **Thérapie de soutien :** dédramatisation
  - ***TCC*** : techniques de **contrôle du stimulus**, de **restriction de sommeil**, de relaxation musculaire progressive, de relaxation par *biofeedback*

TRAITEMENT ETIOLOGIQUE

SURVEILLANCE régulière par le MT et/ou psychiatre :
- Suivi par MT et/ou psychiatre : observance, efficacité et tolérance du traitement ; ***indication du maintien des hypnotiques***
- Recours à un spécialiste du sommeil si :
  - Insomnies rebelles, avec ou sans escalade thérapeutique
  - Insomnies inexpliquées, atypiques ou évoquant une situation très complexe

2 DYSSOMNIES : HYPERSOMNIE ET SOMNOLENCE DIURNE

2.1 DIAGNOSTICS PRINCIPAUX

HYPERSOMNIES PRIMAIRES
- **Narcolepsie = narcolepsie-cataplexie = syndrome de Gélineau**
- ***Syndrome d'apnée du sommeil*** (SAOS)

NOTIONS CLES

NARCOLEPSIE = NARCOLEPSIE-CATAPLEXIE = SYNDROME DE GELINEAU
- *Epidémiologie :* adolescent ou adulte jeune, de sexe masculin
- *Manifestations cliniques :*
  - **Attaques de sommeil** : accès de sommeil diurnes, incontrôlables, pluriquotidiens, de courte durée, depuis au moins 3 mois
  - **Cataplexie** (pathognomonique) : perte brutale du tonus musculaire bilatérale, déclenchée par une émotion, sans altération de la conscience
  - **Hallucinations hypnagogiques** (à l'endormissement) **et hypnopompiques** (au réveil)
  - **Paralysies du sommeil** : abolition du tonus musculaire (épargnant les muscles respiratoires et oculomoteurs) durant qq secondes, lors d'un éveil nocturne
- *Manifestations polysomnographiques :*
  - Latence moyenne d'endormissement courte
  - Augmentation du sommeil paradoxal
- *Prise en charge diagnostique :* identique à la prise en charge des hypersomnies (2.2)
- *Prise en charge thérapeutique :*
  - Psychostimulants non amphétaminiques : modafinil *(action sur les attaques de sommeil)*
  - Antidépresseurs : ISRS, ADTc *(action sur la cataplexie)*

NOTIONS CLES

SYNDROME DES APNEES OBSTRUCTUVES DU SOMMEIL : SAOS

- *Définition :*
  - Fragmentation du sommeil par micro-éveils
  - Episodes d'apnées par obstruction des voies aériennes supérieures
- *Epidémiologie :* sexe masculin, 50 ans
- *Facteurs de risque :* obésité, hypertrophie amygdalienne, malformations
- *Facteurs aggravants :* alcool, tabac, benzodiazépines
- *Comorbidités* : hypothyroïdie, acromégalie, BPCO
- *Manifestations cliniques :*
  - **Symptômes nocturnes** : interrogatoire du conjoint :
    - Ronflements, pauses respiratoires, micro-éveils
    - Sueurs nocturnes, hypersialorrhée, agitation, nycturie
  - **Symptômes diurnes** :
    - Somnolence diurne
    - Céphalées matinales, asthénie matinale > vespérale
    - Troubles de concentration, troubles de la libido, irritation pharyngée
- *Complications :*
  - **De l'hypercapnie :**
    - HTA secondaire -> facteur de risque cardio-vasculaire : AVC, IDM...
    - HTAP :
      - Cœur pulmonaire chronique -> insuffisance cardiaque droite
      - Troubles du rythme, FA -> mort subite
      - Insuffisance respiratoire chronique
  - **De l'hypersomnie :**
    - Altération de la qualité de vie, handicap socioprofessionnel
    - Troubles de la vigilance -> surmortalité : accident de travail, AVP
- *Bilan :*
  - **Diagnostic positif**
    - Test de dépistage rapide : test d'**Epworth**
    - Diagnostic positif : enregistrement **polysomnographique** : index d'apnée supérieur à 5 (nombre d'apnées par heure de sommeil) ou un index d'apnée-hypopnée (IAH) supérieur à 10 (nombre total d'apnées ou d'hypopnées par heure de sommeil)
  - **Complications :**
    - ECG, ETT -> HTAP, insuffisance cardiaque
    - RxT, EFR, GDS -> insuffisance respiratoire, BPCO
    - NFS -> polyglobulie
    - Glycémie à jeun, bilan lipidique -> syndrome métabolique
  - **Etiologie :**
    - Bilan ORL -> malformations, macroglossie, hypertrophie amygdalienne

- *Prise en charge thérapeutique :*
    - **Règles hygiéno-diététiques :**
        - Régime hypocalorique si surpoids, pas d'alcool le soir
        - **Arrêt du tabac**, prise en charge des facteurs de risque cardio-vasculaires
        - Contre-indication aux benzodiazépines et somnifères
        - Règles d'hygiène du sommeil *(cf. 1.4)*
    - **Appareillage si IAH ≥ 30/H (SAOS sévère) :**
        - Ventilation en pression positive continue (C-PAP)
        - Durée ≥ 5H par nuit, TOUTES les nuits
    - **Education thérapeutique, prise en charge à 100%**
    - **Chirurgie ORL si besoin**

- **Syndrome d'impatience des membres inférieurs = syndrome des jambes sans repos** : paresthésies des MI apparaissant exclusivement au repos (au coucher, empêchant l'endormissement), soulagées par les mouvements ; souvent en rapport avec une carence en fer ou en folates
- **Syndrome de mouvements périodiques des membres** : mouvements des membres (MI) brefs, stéréotypés (en flexion), périodiques (toutes les 15-30 secondes) ; souvent en rapport avec une carence en fer ou en folates
- **Hypersomnie idiopathique** : hypersomnie de l'adulte jeune, sans cause retrouvée, marquée par un sommeil nocturne satisfaisant mais long, un réveil très difficile et une somnolence diurne excessive
- **Syndrome de Kleine-Levin** : hypersomnie + hyperphagie + désinhibition sexuelle

HYPERSOMNIES SECONDAIRES à :
- **Pathologies psychiatriques :**
    - Dépression
    - Hypersomnie post-traumatique : après TC avec PCI (isolée ou syndrome subjectif des traumatisés crâniens)
- **Pathologies somatiques :**
    - ***HTIC*** (tumeur cérébrale)
    - AVC
    - Pathologies neuro-dégénératives : maladies d'Alzheimer, de Parkinson
    - Encéphalite, en particulier la trypanosomiase africaine (« maladie du sommeil », transmise par la mouche « tsé-tsé »)
- **Prise de toxiques** perturbant le sommeil :
    - Psychotropes : hypnotiques, anxiolytiques, antidépresseurs, antipsychotiques, thymorégulateurs
    - Autres : anti-épileptiques, anti-histaminiques, myorelaxants, anti-migraineux, progestatifs, antalgiques centraux, morphiniques, AINS...

SOMNOLENCE DIURNE :

- La 1ère cause de somnolence diurne est l'**insomnie** (le sommeil manquant est rattrapé en journée)
- Toutes les causes d'**hypersomnie** altèrent la vigilance durant la phase d'éveil et sont ainsi responsables de somnolence diurne

2.2 PRISE EN CHARGE DIAGNOSTIQUE

DIAGNOSTIC POSITIF :

- Agenda du sommeil, auto-questionnaires (Epworth)

DIAGNOSTIC DES COMPLICATIONS :

- ***Retentissement socio-professionnel diurne***

DIAGNOSTIC ETIOLOGIQUE :

- ***Elimination systématique d'une organicité*** (hypersomnies secondaires, notamment **SAOS**) : ***TDM cérébrale*** au moindre doute
- Recherche d'une **insomnie**, responsable d'une somnolence diurne

NOTIONS CLES

L'existence d'une hypersomnie ou d'une somnolence diurne fait **contre-indiquer** (au moins temporairement) la **conduite automobile** et l'**utilisation d'engins dangereux**.

3 DYSSOMNIES : TROUBLE DU RYTHME CIRCADIEN

3.1 DIAGNOSTICS PRINCIPAUX

TROUBLES INTRINSEQUES DU RYTHME CIRCADIEN :

- **Syndrome de retard de phase :** caractérisé par un réveil (vers 2-3h) et un endormissement trop précoces, avec durée totale de sommeil conservée
- **Syndrome d'avance de phase :** caractérisé par un endormissement (vers 2-3h) et un réveil trop tardifs, avec durée totale de sommeil conservée
- **Syndrome hyper-nycthéméral :** caractérisé par des cycles veille-sommeil de durée supérieure à 24 heures, avec décalage progressif de l'endormissement d'environ 1 heure par jour

TROUBLES EXTRINSEQUES DU RYTHME CIRCADIEN :

- **Changement de fuseau horaire = jet-lag syndrom :** désynchronisation des cycles veille-sommeil induite par le franchissement de fuseaux horaires
- **Travail posté :** désynchronisation des cycles veille-sommeil induite par un rythme de travail en 3x8h

3.2 PRISE EN CHARGE DIAGNOSTIQUE ET THERAPEUTIQUE

La prise en charge des troubles du rythme circadien est complexe et relève du domaine du spécialiste.

4 PARASOMNIES

4.1 DIAGNOSTICS PRINCIPAUX

PARASOMNIES D'ENDORMISSEMENT :

- **Sursauts hypnagogiques =** sursaut du sommeil : myoclonies partielles ou générales survenant à l'endormissement
- **Rythmies :** manifestations rythmiques répétitives survenant à l'endormissement, chez l'enfant de 5 à 10 mois
- **Crampes nocturnes des membres inférieurs :** contractions douloureuses involontaires des muscles du mollet et/ou du pied, survenant à l'endormissement et interrompant le sommeil

PARASOMNIES DU SOMMEIL LENT LEGER :

- **Bruxisme :** grincement des dents, survenant pendant le sommeil lent léger, favorisé par l'anxiété ou un trouble de l'articulé dentaire, et potentiellement responsable d'abrasion des surfaces dentaires

PARASOMNIES DU SOMMEIL LENT PROFOND :

- **Somnambulisme :** état d'éveil dissocié, caractérisé par l'existence d'une activité motrice automatique complexe et l'état de sommeil du système relationnel (absence de contact, amnésie de l'épisode), fréquent de 8 à 12 ans. Risque d'accidents, de chutes.
- **Enurésie nocturne :** mictions répétées, involontaires chez l'enfant > 5 ans
- **Terreurs nocturnes :** survenue brutale d'un état de terreur intense (cris, agitation, manifestations neurovégétatives...) souvent en début de nuit, avec absence de contact et amnésie totale de l'épisode au réveil (si chronicité chez l'adulte, rechercher un état de stress post-traumatique), favorisée par un stress, des conflits familiaux, des antécédents familiaux...

PARASOMNIES DU SOMMEIL PARADOXAL :

- **Paralysie du sommeil :** abolition du tonus musculaire (épargnant les muscles respiratoires et oculomoteurs) durant quelques secondes, lors d'un éveil nocturne
- **Cauchemars :** rêve angoissant et désagréable, survenant surtout en fin de nuit
- **Troubles du comportement en sommeil paradoxal :** rêve associé à une activité motrice correspondante par défaut d'abolition du tonus musculaire pendant le sommeil paradoxal (surtout en fin de nuit), survenant surtout chez l'homme > 40 ans dans le cadre d'un syndrome parkinsonien

PARASOMNIES pouvant survenir à TOUS LES STADES DU SOMMEIL :

- **Somniloquies :** fait de parler pendant le sommeil

4.2 PRISE EN CHARGE DIAGNOSTIQUE ET THERAPEUTIQUE

- Mise à part l'énurésie nocturne (dont le traitement est détaillé dans l'item 32.), la plupart des parasomnies sont bénignes et ne nécessitent **aucune prise en charge spécifique**.
- En particulier, ***il ne faut jamais réveiller un enfant en proie à une terreur nocturne***

Item 108

FICHE DE SYNTHESE

INSOMNIE

- **Insomnie aiguë d'ajustement / Insomnie chronique sans comorbidités, avec comorbidités, liée à un facteur environnemental**
- **Diagnostic : agenda du sommeil, auto-questionnaire ± polysomnographie**
- **Traitement : règles d'hygiène du sommeil + facteurs synchroniseurs + TCC ± hypnotique (non systématique, en monothérapie < 4 semaines)**

HYPERSOMNIE et SOMNOLENCE DIURNE

- **Rechercher SAOS, narcolepsie et HTIC**
- **TDM cérébrale au moindre doute**
- **Contre-indication à la conduite automobile et à l'utilisation d'engins dangereux**

Chapitre 26

HANDICAP PSYCHIQUE

Item 117

UE 5

- Evaluer le handicap psychique de l'adulte. Analyser les implications du handicap en matière d'orientation professionnelle et son retentissement social
- Evaluer le handicap psychique de l'enfant et de l'adolescent en matière d'intégration scolaire et d'articulation entre le secteur sanitaire et médico-social
- Argumenter les principes d'orientation, de prise en charge et d'aide (MDPH – Auxiliaire de vie scolaire collectif et individuel, Médico-social – intégration scolaire etc...) pour les enfants porteurs de handicap psychique
- Argumenter les principes d'utilisation et de prescription des principales techniques de remédiation cognitive
- Argumenter les principes d'utilisation et de prescription des principales techniques éducatives et d'entraînement cognitif chez les enfants porteurs de handicap psychique

NOTIONS CLES, ZEROS ET SYNTHESE

- **Sauvegarde de justice / Curatelle / Tutelle**
- **Altération des facultés mentales**
- **Nécessité de soins immédiats sous surveillance hospitalière constante**
- **Certificat médical**
- **MDPH / CDAPH**

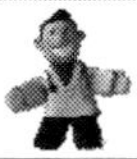

ITEMS ECN TRANSVERSAUX

9	Certificats médicaux. Décès et législation. Prélèvements d'organes et législation
54	L'enfant handicapé
61	Trouble schizophrénique
62	Trouble bipolaire
63	Trouble délirant persistant
64	Diagnostiquer : un trouble dépressif, un trouble anxieux généralisé, un trouble panique, un trouble phobique, un trouble obsessionnel compulsif, un état de stress post – traumatique, un trouble de l'adaptation (de l'enfant à la personne âgée), un trouble de la personnalité
106	Confusion, démence
346	Agitation et délire aigus

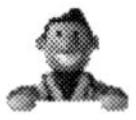

CONFERENCE DE CONSENSUS ET RECOMMANDATIONS

	A ce jour, aucune conférence de consensus ne porte sur cet item.

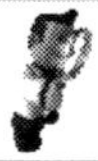

ANNALES ECN

2007	Patient de 33 ans, accueilli aux urgences pour un AVP, présentant un syndrome maniaque (exaltation de l'humeur avec familiarité, accélération psychomotrice avec logorrhée et hyperactivité, insomnie sans fatigue et désinhibition), un syndrome délirant aigu congruent à l'humeur (thèmes mégalomaniaque et persécutif, mécanismes interprétatif et intuitif) et un comportement hétéro-agressif, refusant l'hospitalisation. A noter un bref épisode de DTS. Examen normal. 8) Autres mesures médico-administratives ? Justifier. Si oui, modalités d'application et effets attendus ?
2004	Patient de 59 ans présentant un syndrome de Korsakoff (amnésie antérograde et rétrograde, fabulations, fausses reconnaissances, anosognosie, DTS), un syndrome cérébelleux et une neuropathie sensitivomotrice longueur-dépendante dans un contexte d'alcoolisme chronique. Fugues répétées au cours de l'hospitalisation. 5) Autres mesures à envisager ? Si oui, lesquelles et modalités de mise en œuvre ? Si non, justifier.

POINTS REPERES

- **Le HANDICAP MENTAL désigne la perturbation du développement ou la détérioration pathologique des fonctions cognitives.**
- **La prise en charge commune à tous les handicaps** (mental, sensoriel, moteur) **comprend 4 volets** *(cf. items 54 et 115)* **:**
  - **Prise en charge MEDICALE** (CMP, CMPP, IME, HDJ)
  - **Prise en charge SOCIALE** (foyer d'hébergement, MAS, cartes d'invalidité)
  - **Prise en charge PROFESSIONNELLE** (apprentissage, EA, ESAT) **ou SCOLAIRE** (AVS, CLIS, ULIS, SEGPA)
  - **Prise en charge FINANCIERE** (ALD 30, AAH, PCH, APL, AEEH, AJPP)
- **Dans le cas du handicap mental, s'y ajoute une prise en charge JURIDIQUE = les mesures de protection de l'adulte incapable :**
  - **SAUVEGARDE DE JUSTICE**
  - **CURATELLE**
  - **TUTELLE**
- **La loi du 5 Mars 2007 sur la protection juridique des majeurs modifie les modalités d'application des précédentes mesures, et en créé 3 nouvelles :**
  - **MANDAT DE PROTECTION FUTURE** (MPF)
  - **MANDAT D'ACCOMPAGNEMENT SOCIAL PERSONNALISE** (MASP)
  - **MANDAT D'ACCOMPAGNEMENT JUDICIAIRE** (MAJ)

1 HANDICAP PSYCHIQUE

1.1 DEFINITION

Trouble du comportement secondaire à une pathologie psychiatrique, perturbant l'adaptation sociale, avec ou sans altération des capacités intellectuelles (contrairement au handicap mental qui correspond, par définition, à un QI < 70 avec inadaptation sociale).

1.2 ETIOLOGIES

- Psychoses (schizophrénie, délire paranoïaque)
- Troubles anxieux (TOC, phobies)
- Démences (Alzheimer)

1.3 PRISE EN CHARGE

La prise en charge d'un handicap psychique doit toujours être globale et multidisciplinaire.

- Structures globales de prise en charge :
  - Maison départementale des personnes handicapées (**MDPH**)
  - Commission des droits et de l'autonomie aux personnes handicapées (**CDAPH**)

- Structures spécialisées pour les enfants :
  - Prise en charge médicale :
    - Internat (rentrent chez eux le weekend)
    - Externat (HDJ ou consultations) :
      - < 6 ans : Centre d'action médico-sociale précoce (**CAMSP)**
      - > 6 ans : Centre médico-psycho-pédagogiques (**CMPP)**
  - Prise en charge éducative :
    - < 3 ans : aucune
    - > 3 ans :
      - Handicap simple : auxiliaire de vie scolaire
      - CIS = Classe d'intégration scolaire (AERES primaire)
      - SEGPA : Section d'enseignement générale et professionnelle adaptée (AERES secondaire)
      - Centre nationale d'éducation à distance (CNED)
  - Prise en charge médicale et éducative :
    - Institut médico-éducatif (**IME**)

- Structures spécialisées pour les adultes :
  - Prise en charge médicale :
    - Hôpital de secteur
    - Centre médico-psychologique
    - HDJ
    - Centre d'accueil thérapeutique à temps partiel (**CATTP**)
  - Structures d'hébergement :
    - Maisons d'accueil spécialisées (MAS)
    - Foyers d'hébergement
    - **Appartements thérapeutiques**
  - Prise en charge socio-professionnelle :
    - Etablissement et service d'aide par le travail (**ESAT**)
    - Centres de rééducation professionnelle (CRP)

2 PRINCIPALES MESURES DE PROTECTION JURIDIQUE

		SAUVEGARDE DE JUSTICE	CURATELLE	TUTELLE
INDICATIONS		**Personne majeure ayant besoin d'être protégée dans les actes de la vie civile**	**Personne majeure ayant besoin d'être conseillée ou contrôlée dans les actes de la vie civile**	**Personne majeure ayant besoin d'être représentée de manière continue dans les actes de la vie civile**
INDICATIONS		Altération temporaire des facultés mentales Solution d'attente lors du jugement d'une curatelle ou d'une tutelle	Altération durable des facultés mentales Altération des facultés corporelles empêchant l'expression de la volonté	
INDICATIONS	*Exemples*	Bouffée délirante aiguë Manie	Schizophrénie Trouble bipolaire Alcoolisme Retard mental léger	Démence Retard mental profond
MODALITES	PROCEDURE	SAUVEGARDE MEDICALE : déclaration du médecin au Procureur de la République ou SAUVEGARDE JUDICIAIRE : décision du Juge des Tutelles lors du jugement d'une curatelle / d'une tutelle, avec déclaration au Procureur de la République	1. SAISINE DU JUGE DES TUTELLES par : - Patient - Conjoint, famille - Procureur de la République - Juge des Tutelles (auto-saisine) 2. INSTRUCTION DE LA PROCEDURE : - Certificat médical par un psychiatre expert - Audition de l'intéressé obligatoire (sauf si son état ne le permet pas) 3. JUGEMENT : - Décision d'ouverture de la curatelle / la tutelle - Nomination du curateur / du tuteur (conjoint)	
MODALITES	PRISE D'EFFET	Immédiate	Après jugement	
MODALITES	DUREE	1 an Renouvelable une fois	5 ans Renouvelable indéfiniment (réexamens systématiques au terme des 5 ans)	
MODALITES	SUPERVISEUR	∅ (Parfois : MANDATAIRE désigné par le patient ou par le juge)	CURATEUR désigné par le Juge des Tutelles	TUTEUR désigné par le Juge des Tutelles
EFFETS	DROITS CIVIQUES *(vote, éligibilité....)*	OUI	NON sauf droit de vote	NON
EFFETS	DROITS CIVILS *(mariage, testament...)*	OUI	NON sauf droit de rédaction du testament	NON
EFFETS	GESTION DU PATRIMOINE	OUI sauf mandataire	OUI sauf gestion de capitaux importants	NON
EFFETS	REVISION JURIDIQUE D'ACTES	OUI *Actes sous sauvegarde :* annulables ou réductibles par décision de justice *Actes antérieurs :* annulables	OUI *Actes sous curatelle :* annulables ou réductibles par décision de justice *Actes antérieurs :* annulables	OUI *Actes sous tutelle :* « nuls de droit » *Actes antérieurs :* annulables
CESSATION		Absence de renouvellement Déclaration médicale (disparition de la cause) Décision de radiation par le Procureur Ouverture d'une curatelle ou tutelle	Absence de renouvellement lors du réexamen systématique Procédure de mainlevée par le Juge des Tutelles (contestable par les proches) Décès	

NB : le tableau ci-dessus tient compte des modifications des conditions d'application des mesures de protection juridique de l'adulte incapable, apportées par la loi du 5 Mars 2007 et entrées en vigueur le 1er Janvier 2010.

NOTIONS CLES

L'indication d'une curatelle ou d'une tutelle, et le choix entre ces 2 procédures, relèvent du Juge des tutelles, pas du médecin : dans un dossier ECN, il ne sera donc jamais demandé de se prononcer.

CERTIFICAT MEDICAL DE SAUVEGARDE DE JUSTICE	CERTIFICAT MEDICAL DE CURATELLE	CERTIFICAT MEDICAL DE TUTELLE
M. le Procureur de la République, Je, soussigné *[identité du médecin]* docteur en médecine, certifie avoir examiné ce jour *[identité du patient]* né le *[date de naissance du patient]* domicilié à *[adresse du patient]* J'ai constaté l'altération de ses capacités personnelles le rendant incapable de pourvoir seul à ses intérêts. Il doit être placé sous sauvegarde de justice. Le malade *[peut / ne peut pas]* être entendu par le Juge des Tutelles sans que cela porte préjudice à sa santé. Fait à *[lieu de rédaction]*, le *[date]* *[Signature]*	M. le Juge des Tutelles, Je, soussigné *[identité du médecin]* docteur en médecine, certifie avoir examiné ce jour *[identité du patient]* né le *[date de naissance du patient]* domicilié à *[adresse du patient]* J'ai constaté l'altération de ses facultés mentales (description sans diagnostic). Il nécessite d'être représenté de manière continue dans les actes de la vie civile. Pour ces raisons, l'ouverture d'une curatelle paraît justifiée. Le malade *[peut / ne peut pas]* être entendu par le Juge des Tutelles sans que cela porte préjudice à sa santé. Fait à *[lieu de rédaction]*, le *[date]* *[Signature]*	M. le Juge des Tutelles, Je, soussigné *[identité du médecin]* docteur en médecine, certifie avoir examiné ce jour *[identité du patient]* né le *[date de naissance du patient]* domicilié à *[adresse du patient]* J'ai constaté l'altération de ses facultés mentales (description sans diagnostic). Il nécessite d'être représenté de manière continue dans les actes de la vie civile. Pour ces raisons, l'ouverture d'une tutelle paraît justifiée. Le malade *[peut / ne peut pas]* être entendu par le Juge des Tutelles sans que cela porte préjudice à sa santé. Fait à *[lieu de rédaction]*, le *[date]* *[Signature]*

3 NOUVELLES MESURES DE PROTECTION JURIDIQUE

		MPF	MASP	MAJ
INDICATIONS		**Personne majeure non protégée dans l'hypothèse d'une altération de ses facultés mentales**	**Personne majeure bénéficiaire de prestations sociales et incapables de les gérer seule**	**Personne majeure bénéficiaire de prestations sociales après échec d'une MASP**
MODALITES	PROCEDURE	Signature du mandat par le patient et son mandataire en présence d'un notaire	Signature d'un contrat entre le patient et le Conseil Général du département	Saisine du Juge des Tutelles par le Procureur de la République, averti par le Président du Conseil Général de l'échec d'une MASP
	PRISE D'EFFET	Lors de la perte des facultés mentales du patient (certificat médical)	Lors de la signature du contrat	Lors du jugement
	DUREE	Tant que persiste l'altération des facultés mentales	6 mois à 2 ans Renouvelable 1 fois (durée totale $\leq$ 4 ans) après évaluation médico-sociale	
	SUPERVISEUR	MANDATAIRE désigné à l'avance par le patient	CONSEIL GENERAL du département du patient	MANDATAIRE JUDICIAIRE désigné par le Juge
EFFETS		Protection du patient Protection du patrimoine	Gestion d'une partie ou de la totalité des prestations sociales du patient par le Conseil Général (pour paiement du loyer et des charges locatives)	Gestion de la totalité des prestations sociales du patient par le mandataire judiciaire (pour paiement du loyer et des charges locatives)
CESSATION		Déclaration médicale (disparition de l'altération des facultés mentales) Décès	Décision du Conseil Général Absence de renouvellement MASP > 4 ans Echec de la MASP	Décision du Juge des Tutelles Absence de renouvellement MAJ > 4 ans

Item 117 — FICHE DE SYNTHESE

- **SAUVEGARDE DE JUSTICE : sauvegarde médicale auprès du Procureur de la République, avec certificat médical descriptif constatant l'altération des facultés mentales**
- **CURATELLE et TUTELLE : à mentionner, sans se prononcer**

Chapitre 27

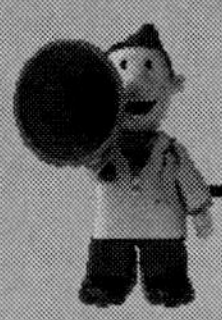

DEUIL NORMAL ET PATHOLOGIQUE

UE 5

Item 141

- **Distinguer un deuil normal d'un deuil pathologique et argumenter les principes de prévention et d'accompagnement**

NOTIONS CLES, ZEROS ET SYNTHESE

- **Dépression réactionnelle**
- **Deuil compliqué / Deuil pathologique**
- **Verbalisation**
- **Risque suicidaire**

ITEMS ECN TRANSVERSAUX

62	Trouble bipolaire
64	Diagnostiquer : un trouble dépressif, un trouble anxieux généralisé, un trouble panique, un trouble phobique, un trouble obsessionnel compulsif, un état de stress post – traumatique, un trouble de l'adaptation (de l'enfant à la personne âgée), un trouble de la personnalité
136	Soins palliatifs pluridisciplinaires
348	Risque et conduite suicidaires chez l'enfant, l'adolescent et l'adulte : identification et prise en charge

CONFERENCE DE CONSENSUS ET RECOMMANDATIONS

2009	FFP	Effets et conséquences du suicide sur l'entourage : modalités d'aide et de soutien (question 1a : deuil normal, deuil difficile, deuil compliqué, deuil pathologique)

ANNALES ECN

2008	Patient de 17 ans, amené par sa mère en consultation, présentant depuis 1 an une anorexie, un amaigrissement important (29 kg pour 1,54 m), des douleurs abdominales et des diarrhées. Prise en charge antérieure en psychiatrie (contrat de poids et séparation) et en chirurgie (appendicectomie retrouvant une iléite suspendue proche de la jonction iléo-caecale). Elève en 1ère S, travailleur, consciencieux, perfectionniste, insatisfait de ses notes pourtant élevées. ATCD de dépression (suite au décès de sa sœur handicapé, 1 an avant le début des troubles) et de divorce parental (père alcoolique). 6) Indication à poursuivre le suivi psychiatrique ?

POINTS REPERES

- **Le DEUIL est un ensemble de réactions physique, psychologiques, affectives et comportementales à la perte d'une personne aimée.**
- **On appelle TRAVAIL DE DEUIL le processus de rééquilibrage progressif permettant le détachement relatif du défunt et le réinvestissement dans la vie.**
- **Le deuil est un phénomène NORMAL, quasi-universel, spontanément résolutif, de durée < 1 an, ne nécessitant aucune prise en charge.**
- **Le DEUIL DIFFICILE est une variante du deuil normal, dans lequel le travail de deuil se déroule de façon particulièrement lente ou douloureuse, mais sans empêcher sa résolution harmonieuse.**
- **Le DEUIL est dit COMPLIQUE lorsqu'il survient des perturbations dans le déroulement du travail de deuil, empêchant sa résolution harmonieuse.**
- **Le DEUIL est dit PATHOLOGIQUE lorsqu'il survient d'un trouble psychiatrique lors du travail de deuil.**

1 DEUIL NORMAL ET DIFFICILE

1.1 DEUIL NORMAL

CONFERENCE DE CONSENSUS ET RECOMMANDATIONS

DEROULEMENT DU TRAVAIL DE DEUIL NORMAL (FFP 2009)

- 1ère **étape : *CHOC et SIDERATION*** (quelques heures à quelques jours) :
  - **Etat de choc**, de stupéfaction, voire d'**incrédulité** et de déni transitoire
  - Etat de torpeur, d'engourdissement ; ou état d'agitation
  - Comportements automatiques
  - Anorexie, insomnie, asthénie
  - Agressivité envers l'entourage ou soi-même
- 2ème **étape : *FUITE et RECHERCHE*** (6 à 10 mois) :
  - **Attitudes de recherche du défunt** :
    - Identification au défunt : imitation temporaire de ses habitudes, port de ses vêtements, préoccupations de santé identiques...
    - Activités centrées sur le défunt : conversations, visionnage de photos ou de vidéos...
    - Illusions perceptives de la présence du défunt (critiqués par l'endeuillé)
  - **Attitudes de fuite de la souffrance** : immersion dans le travail...
- 3ème **étape : DESTRUCTURATION = *VECU DEPRESSIF*** (6 à 12 mois) :
  - **Syndrome dépressif *réactionnel*** :
    - Humeur dépressive :
      - Tristesse, pleurs, douleur morale
      - Sentiment de culpabilité (sans auto-accusation majeure) et de honte
      - Sentiment de vide, d'abandon, de solitude
      - Tendance au retrait social, anhédonhie, désinvestissement socio-prof.
      - Irritabilité, anxiété
    - Ralentissement psychomoteur modéré
    - Troubles physiques : anorexie, insomnie, asthénie
  - **Culpabilité et colère envers le défunt** (= « ambivalence de l'endeuillé »)
- 4ème **étape : RESTRUCTURATION = *RECUPERATION***
  - **Redéfinition du rapport à autrui** : retour aux activités et centres d'intérêts habituels, engagement dans de nouvelles relations
  - **Redéfinition du rapport au défunt** : acceptation de la perte, remémoration du défunt possible sans tristesse intense ou durable
  - **Redéfinition du rapport à soi** : retour à un mieux-être psychique et somatique, capacité à ressentir du plaisir

Il est également possible (et plus habituel…) de décrire 3 étapes au travail de deuil :

- **Phase initiale** : phase d'impact et d'hébétude (= 1ère étape)
- **Phase centrale** : phase de dépression et de repli (= 2ème et 3ème étapes)
- **Phase de résolution** : phase de récupération (= 4ème étape)

La durée normale du travail de deuil est d'**environ 1 an**.

1.2 DEUIL DIFFICILE

CONFERENCE DE CONSENSUS ET RECOMMANDATIONS

DEUIL DIFFICILE (FFP 2009)

- Le **DEUIL DIFFICILE** est une catégorie à part, qui reste dans l'axe du deuil normal.
- Dans le deuil difficile, c'est le **vécu des différentes étapes** ou l'**élaboration du travail de deuil** qui est délicat, dans le sens où il est **plus douloureux** et **plus lent** que dans un deuil normal « classique ».
- Néanmoins, contrairement aux deuils compliqués et pathologiques, on observe *in fine* un **déroulement satisfaisant du processus de deuil** et une **résolution harmonieuse**.

1.3 PRINCIPES DE PRISE EN CHARGE

- **DEUIL NORMAL** : ***aucune prise en charge n'est nécessaire***
- **DEUIL DIFFICILE** : si nécessaire, psychothérapie de soutien, associations d'entraides, groupes de paroles

2 DEUIL COMPLIQUÉ ET PATHOLOGIQUE

2.1 DEUIL COMPLIQUE

CONFERENCE DE CONSENSUS ET RECOMMANDATIONS

DEUIL COMPLIQUE (FFP 2009)

- Le **DEUIL COMPLIQUE** désigne la survenue au cours du deuil de symptômes suffisamment sévères pour **altérer le fonctionnement socio-professionnel** de l'endeuillé **au-delà des délais normaux** des différentes phases du deuil, et **l'empêcher de recouvrer les performances et le bien-être** connus avant la perte.
- On distingue 3 types de deuils compliqués :
  - ***DEUIL DIFFERE*** : existence d'un temps de latence « asymptomatique » entre l'annonce du décès et l'émergence des réactions de deuil (persistance du déni initial de la mort, traduisant un refus inconscient de reconnaître la réalité)
  - ***DEUIL INHIBE*** : absence des symptômes normaux du deuil, avec substitution des perturbations affectives au profit de plaintes somatiques (enfants)
  - ***DEUIL CHRONIQUE*** : persistance excessive des symptômes dépressifs (« deuil sans fin »), faisant obstacle au réajustement de la personne en deuil à une vie sans le défunt

2.2 DEUIL PATHOLOGIQUE

CONFERENCE DE CONSENSUS ET RECOMMANDATIONS

DEUIL PATHOLOGIQUE (FFP 2009)

- Le **DEUIL PATHOLOGIQUE** est une situation de deuil qui se manifeste par un **trouble psychiatrique**, chez une personne parfois sans ATCD psychiatriques.
- Les principaux troubles psychiatriques concernés sont :
  - **TROUBLES DE L'HUMEUR** :
    - ***Dépression*** « endogène », présentant des caractéristiques différentes de la dépression « réactionnelle » du deuil normal *(cf. infra)*
    - **Manie** (rare)
  - **TROUBLES ANXIEUX** :
    - ***ESPT***
    - **Trouble anxieux généralisé, trouble panique**
  - **Majoration d'un TROUBLE DE LA PERSONNALITE**
  - **TROUBLES PSYCHOTIQUES** : idées délirantes, hallucinations

	SYNDROME DEPRESSIF DU DEUIL NORMAL	SYNDROME DEPRESSIF DU DEUIL PATHOLOGIQUE
Culpabilité	Limitée aux actes entrepris à l'époque du décès	Non limitée aux actes entrepris à l'époque du décès
Idées de mort	Désir de rejoindre le défunt	Désir de mort réel
Dévalorisation	∅	+++
Ralentissement psychomoteur	+	+++
Troubles perceptifs	Illusions perceptives	Hallucinations
Retentissement socioprofessionnel	+	+++

NOTIONS CLES

Par définition, d'après le DSM-IV-TR, **l'existence d'un deuil exclut le diagnostic d'épisode dépressif caractérisé**, au profit de celui de deuil pathologique.

2.3 PRINCIPES DE PRISE EN CHARGE

TRAITEMENT PREVENTIF :

FDR LIES AU PATIENT	FDR LIES AU DEFUNT	FDR LIES AU DECES
Contexte médical : • Pathologie médicale *Contexte social :* • Isolement, manque de soutien • Age extrême *Contexte psychiatrique :* • Personnalité immature • Personnalité pathologique • Maladie psychiatrique (dépression) • ATCD de deuil pathologique	• Age du défunt • Lien de parenté	• Circonstances (brutal, violent, imprévu) • Répétition de deuils

- Recherche des **facteurs de risque de deuil** compliqué et pathologique
- **Préparation au décès** de l'entourage (implication aux soins)
- **Annonce du décès** claire, sans brutalité, avec empathie
- Incitation à la **verbalisation** et l'expression des émotions
- Consultation psychiatrique de surveillance pour les sujets à risque

TRAITEMENT CURATIF :

- **Psychothérapie de soutien, associations d'entraides, groupes de paroles**
- **Traitement médicamenteux** justifié en cas de deuil pathologique

Item 141 FICHE DE SYNTHESE

- **DEUIL NORMAL : impact → dépression réactionnelle → récupération**
- **DEUIL DIFFICILE : lent et douloureux, s'achevant correctement**
- **DEUIL COMPLIQUE : différé, inhibé, chronique**
- **DEUIL PATHOLOGIQUE : dépression pathologique, ESPT**

Chapitre 28

AGITATION ET DÉLIRE AIGU

UE 11

Item 346

- **Diagnostiquer une agitation et un délire aigus**
- **Identifier les caractéristiques d'urgence de la situation et planifier leur prise en charge pré-hospitalière et hospitalière (posologies)**

NOTIONS CLES, ZEROS ET SYNTHESE

- **Agitation / Délire**
- **Causes somatiques / toxiques / psychiatriques (élimination)**
- **Eliminer l'organicité**
- **Glycémie capillaire**
- **TDM cérébrale**
- **Urgence thérapeutique**

ITEMS ECN TRANSVERSAUX

11	Soins psychiatriques sans consentement
61	Trouble schizophrénique de l'adolescent et de l'adulte
63	Trouble délirant persistant
73 à 78	Addictions et conduites dopantes
106	Confusion, démence
117	Le handicap psychique
332	Principales intoxications aiguës
338	État confusionnel et trouble de conscience chez l'adulte et chez l'enfant

CONFERENCE DE CONSENSUS ET RECOMMANDATIONS

2003	FFP	Schizophrénies débutantes : diagnostic et modalités thérapeutiques

ANNALES ECN

2007	Patient de 33 ans, accueilli aux urgences pour un AVP, présentant un syndrome maniaque (exaltation de l'humeur avec familiarité, accélération psychomotrice avec logorrhée et hyperactivité, insomnie sans fatigue et désinhibition), un syndrome délirant aigu congruent à l'humeur (thèmes mégalomaniaque et persécutif, mécanismes interprétatif et intuitif) et un comportement hétéro-agressif, refusant l'hospitalisation. A noter un bref épisode de DTS. Examen normal. 1) Principaux symptômes à relever dans cette observation ? 3) Diagnostic(s) à envisager devant l'ensemble du tableau clinique ? 7) Projet thérapeutique.

POINTS REPERES

- **L'AGITATION est un état d'hyperactivité motrice (marquée par la production exagérée et incohérente d'actes moteurs parfois violents) et psychique (marquée par une tachypsychie et une perte du contrôle des actes et de la pensée).**
- **Le DELIRE est un trouble du contenu de la pensée, caractérisé par la présence d'idées en opposition évidente avec la réalité. Il est AIGU lorsqu'il date de moins de 6 mois.**
- **Confusion, agitation et délire sont souvent associés, mais ne doivent pas être confondus.**

1 AGITATION

1.1 ETIOLOGIES

CAUSES ORGANIQUES
Globalement identiques à celles des syndromes confusionnels
CAUSES TOXIQUES
Globalement identiques à celles des syndromes confusionnels
CAUSES PSYCHIATRIQUES
<u>CAUSES PSYCHIATRIQUES</u> : ***<u>diagnostics d'élimination</u>*** • **Troubles PSYCHOTIQUES :** - Episode psychotique aigu (BDA) - Poussée de psychose chronique • **Troubles de l'HUMEUR** : - Etat maniaque - Mélancolie anxieuse • **Troubles ANXIEUX** : - Crise d'angoisse aiguë - ESPT (état confuso-onirique) • **Troubles de la PERSONNALITE** : - Personnalité histrionique (agitation théâtrale) - Personnalités borderline et antisociale (intolérance à la frustration)

NOTIONS CLES

AGITATION ET CONFUSION

- **Toute agitation n'est pas confuse et toute confusion n'est pas agitée** ; cependant, l'agitation et la confusion répondant aux mêmes mécanismes, leur association est fréquente.
- Le syndrome confusionnel n'étant que très rarement d'origine psychiatrique, **l'association de l'agitation à une confusion est très en faveur d'une étiologie organique**.

1.2 PRISE EN CHARGE DIAGNOSTIQUE

Prise en charge diagnostique globalement identique à celle des syndromes confusionnels

1.3 PRISE EN CHARGE THERAPEUTIQUE

MISE EN CONDITION :

- ***Urgence thérapeutique***
- **Hospitalisation** : non systématique, selon l'étiologie suspectée, libre si possible, sous contraintes (SPDT/SPDRE) si nécessaire, avec mesures de prévention du risque suicidaire
- **Isolement** dans une chambre calme, avec lumière douce, en présence de soignants
- **Mesures de protection** : retrait des objets dangereux, verrouillage des portes…

MESURES GENERALES :

- Arrêt de tout médicament agitateur en prévenant le sevrage

TRAITEMENT SYMPTOMATIQUE :

- ***Tentative de communication*** : réassurance, dédramatisation, dans un contexte d'écoute et d'empathie
- Réhydratation hydro-électrolytique : si nécessaire
- **Traitement sédatif** : *per os* (IM si refus)
  - ***Neuroleptique sédatif*** (loxapine 50 mg) en 1ère intention (sauf agitation alcoolique ou agitation anxieuse sans signes délirants)
  - **Benzodiazépines anxiolytiques** (diazépam 10 mg) si agitation alcoolique ou agitation anxieuse sans signes délirants
- ***Contention physique*** : en dernier recours, si risque auto-/hétéro-agressif ou opposition majeure aux soins (refus du dialogue…)
  - Sur prescription médicale
  - Par du personnel qualifié en nombre suffisant
  - Sous surveillance régulière
  - Avec réévaluation pluriquotidienne de la nécessité de la contention

TRAITEMENT ETIOLOGIQUE : indispensable

MESURES ASSOCIEES :

- ***Anticoagulation préventive si contention > 24h***
- Appel de la police si patient dangereux

SURVEILLANCE clinique : rapprochée

- Glasgow, état de conscience
- FC, TA, SpO_2, FR
- Signes de MTEV si contention

2 DÉLIRE AIGU

2.1 ETIOLOGIES

CAUSES ORGANIQUES = ETAT CONFUSO-ONIRIQUE
Les délires aigus d'origine organique sont souvent des productions oniriques associées à un syndrome confusionnel ⇒ **Les causes organiques de délire aigus sont les causes d'état confuso-onirique**
CAUSES TOXIQUES = PHARMACO-PSYCHOSE
Globalement identiques à celles des syndromes confusionnels
CAUSES PSYCHIATRIQUES = « VRAIS » DELIRES AIGUS
CAUSES PSYCHIATRIQUES • **Troubles PSYCHOTIQUES :** - Episode psychotique aigu : bouffée délirante aiguë *(cf. section 4.)* - Poussée de psychose chronique : poussée processuelle de schizophrénie • **Troubles de l'HUMEUR** : - Manie délirante - Mélancolie délirante

NOTIONS CLES

DELIRE ET CONFUSION

- Les délires d'origine organique sont en fait des productions oniriques (« pseudo-délires ») rencontrés au cours du syndrome confusionnel : **l'association du délire à une confusion est très en faveur d'une étiologie organique**.
- **Un syndrome délirant d'origine toxique est qualifié de pharmaco-psychose** : le syndrome confusionnel y est fréquent mais non systématique.
- **Les délires de cause psychiatriques ne sont classiquement jamais associés à un syndrome confusionnel**, car celui-ci ne répond que rarement à des causes non somatiques.

2.2 MANIFESTATIONS CLINIQUES

Tout syndrome délirant peut se caractériser à l'aide de 6 paramètres :

- **ANCIENNETE** : date d'apparition du syndrome délirant
  - **Délire aigu** : < 6 mois
  - **Délire chronique** : > 6 mois
- **MECANISME** : mode de production des idées délirantes
  - **Intuition** et **imagination** : idées fausses « ressenties » (intuition) ou « sues » (imagination), sans explication les sous-tendant
  - **Interprétation** : explication fausse apportée à un fait objectivable
  - **Hallucination** : perception sans objet à percevoir
    - Hallucinations **sensorielles = psychosensorielles** : visuelles, olfactives, gustatives, auditives (sons) et acoustico-verbales (voix extérieures), tactiles (sensibilité externe) et cénesthésiques (sensibilité interne)
    - Hallucinations **psychiques = intrapsychiques** (voix intérieures) dans le cadre d'un automatisme mental *(cf. ci-après)*
  - **Illusion** : perception altérée d'un objet réel, non reconnue comme anormale (de fait, les illusions ne font pas *stricto sensu* partie des syndromes délirants : on parle de pseudo-délire)
- **SYSTEMATISATION = STRUCTURE** : caractère cohérent ou non du délire
  - **Délire systématisé** : idées délirantes cohérentes entre elles
    - Délire systématisé **en réseau** : idées délirantes présentes dans tous les domaines de la vie psychique
    - Délire systématisé **en secteur** : idées délirantes présentes dans un seul domaine de la vie psychique
  - **Délire non systématisé** : idées délirantes incohérentes entre elles
- **PARTICIPATION AFFECTIVE** : humeur du patient en rapport au délire
  - **Intensité de la participation affective** : pauvre, intense
  - **Congruence de la participation affective** (adaptation de l'humeur aux thèmes du délire) : congruent, non congruent
- **ADHESION** (degré de conviction du patient aux idées délirantes, lors de l'épisode délirant) et **CRITIQUE** (capacité du patient à reconnaître le caractère absurde des idées délirantes, au décours de l'épisode délirant) : **totale** ou **médiocre**

NOTIONS CLES

SYNDROME D'AUTOMATISME MENTAL

- *Etiologies :* bouffée délirante aiguë, schizophrénie, psychose hallucinatoire chronique
- *Manifestations cliniques :*
  - Ancienneté : aigu ou chronique (selon l'étiologie)
  - Mécanisme : **hallucinations intrapsychiques**
  - Thème : **syndrome d'influence** (écho de la pensée, vol de la pensée, commentaire des actes)

2.3 PRISE EN CHARGE DIAGNOSTIQUE

Prise en charge diagnostique globalement identique à celle des syndromes confusionnels

2.4 PRISE EN CHARGE THERAPEUTIQUE

MISE EN CONDITION :

- ***Urgence thérapeutique***
- ***Hospitalisation*** : systématique, libre si possible, sous contraintes (SPDT/SPDRE) si nécessaire, avec mesures de prévention du risque suicidaire
- **Isolement** dans une chambre calme, avec lumière douce, en présence de soignants
- **Mesures de protection** : retrait des objets dangereux, verrouillage des portes...

TRAITEMENT SYMPTOMATIQUE :

- **Traitement *anti-psychotique*** :
  - ***Neuroleptique atypique*** (olanzapine) *per os* (IM si refus) (à éviter si état confuso-onirique, car majorent la confusion)
- **Psychothérapie de soutien**

TRAITEMENT ETIOLOGIQUE :

- Traitement d'une pathologie somatique si état confuso-onirique
- Arrêt de toute substance potentiellement responsable en prévenant le sevrage si pharmaco-psychose
- Traitement anti-psychotique prolongé si BDA *(cf. ci-dessous)*
- Traitement thymorégulateur si manie délirante
- Traitement antidépresseur si mélancolie délirante

MESURES ASSOCIEES :

- ***Mesures de protection juridique : sauvegarde de justice***
- Appel de la police si patient dangereux

SURVEILLANCE clinique : rapprochée

- Glasgow, état de conscience
- FC, TA, SpO_2, FR
- Suivi psychiatrique régulier au décours

3 BOUFFÉE DÉLIRANTE AIGUË

3.1 EPIDEMIOLOGIE

- La bouffée délirante aiguë (BDA) est la principale cause de délire aigu.
- *Sex-ratio* = 1
- Sujet jeune (15-25 ans)
- Pas d'antécédents psychiatriques (parfois personnalité pathologique : borderline, schizoïde, schizotypique...)

3.2 ETIOLOGIES

- BDA « primitive » : sans facteur déclenchant
- BDA « secondaire » : avec facteur déclenchant (stress, deuil, rupture, voyage...)

3.3 MANIFESTATIONS CLINIQUES

« PSYCHOSE AIGUË POLYMORPHE » :

- *Ancienneté :* aigu (< 6 mois)
- *Mécanisme :* riches et polymorphes
- *Thème :* riches et polymorphes
- *Systématisation :* ∅
- *Participation affective :* intense
- *Adhésion :* totale

NOTIONS CLES

Dans une authentique BDA, il n'y a pas ***pas de syndrome confusionnel*** associé

3.4 EVOLUTION – PRONOSTIC – COMPLICATIONS

EVOLUTION :

CONFERENCE DE CONSENSUS ET RECOMMANDATIONS

MODES EVOLUTIFS DES PSYCHOSES DELIRANTES AIGUËS (FFP 2003)

- Episode isolé (25 %)
- Récidives de BDA (25%)
- Evolution chronique (50%), sous 3 formes possibles :
  - Schizophrénie (1/3)
  - Trouble schizo-affectif (1/3) : syndrome dissociatif avec décompensation maniaque ou dépressive
  - Trouble bipolaire (1/3)

FACTEURS DE MAUVAIS PRONOSTIC :

CONFERENCE DE CONSENSUS ET RECOMMANDATIONS

FACTEURS PREDICTIFS D'UNE EVOLUTION CHRONIQUE (FFP 2003)

- Moindre intensité de la symptomatologie
- Mono morphisme ou pauvreté de la symptomatologie
- Emoussement des affects
- Attitude de retrait ou d'isolement
- Difficultés de contact avec l'entourage
- Apragmatisme
- Bizarreries du comportement
- Discordance ou désorganisation de la pensée
- Mauvaise insertion familiale, professionnelle ou scolaire
- ATCD psychiatriques personnels ou familiaux

3.4 PRISE EN CHARGE DIAGNOSTIQUE

Prise en charge diagnostique globalement identique à celle des délires aigus

3.5 PRISE EN CHARGE THERAPEUTIQUE

Prise en charge thérapeutique globalement identique à celle des délires aigus

CONFERENCE DE CONSENSUS ET RECOMMANDATIONS

TRAITEMENT DE LA BOUFFEE DELIRANTE AIGUË (FFP 2003)

- Traitement étiologique :
  - **Neuroleptique atypique** (olanzapine 5 à 20 mg) PO (IM si refus), poursuivi à dose minimale efficace **pendant 1 à 2 ans** (12 mois si premier épisode ; 18 mois si deuxième épisode)
  - **Psychothérapie de soutien**
- Suivi psychiatrique prolongé

Item 346

FICHE DE SYNTHESE

AGITATION

- **Causes organiques, toxiques ou psychiatriques**
- **Bilan somatique systématique (ionogramme, HGT, TDM cérébrale)**
- **Traitement symptomatique (isolement + communication + neuroleptique sédatif + contention physique avec anticoagulation) et étiologique**

DELIRE AIGU

- **Causes organiques (onirisme), toxiques (pharmacopsychose) ou psychiatriques (essentiellement BDA)**
- **Caractéristiques : ancienneté, mécanisme, thème, systématisation, participation affective, adhésion/critique**
- **Bilan somatique systématique (ionogramme, HGT, TDM cérébrale)**
- **Traitement symptomatique (isolement + neuroleptique atypique + sauvegarde de justice) et étiologique**

BOUFFEE DELIRANTE AIGUË

- **Facteur déclenchant ou non**
- **Psychose aiguë polymorphe (mécanismes et thèmes riches) sans confusion**
- **Evolution : épisode isolé (25%), récidive (25%), chronicisation (50% : schizophrénie, délire chronique non schizophrénique, trouble bipolaire)**
- **Traitement : neuroleptique atypique pendant > 1 an**

Un état délirant est toujours non systématisé

Chapitre 29

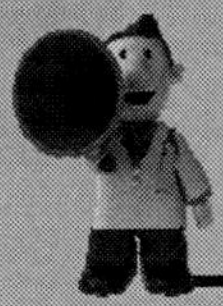

CRISE D'ANGOISSE AIGUË ET ATTAQUE DE PANIQUE

UE 11

Item 347

- **Diagnostiquer une crise d'angoisse aiguë et une attaque de panique**
- **Identifier les situations d'urgence et planifier leur prise en charge pré-hospitalière et hospitalière (posologies)**

NOTIONS CLES, ZEROS ET SYNTHESE

- **Dépersonnalisation, déréalisation**
- **Trouble panique, agoraphobie**
- **Risque suicidaire**
- **Eliminer l'organicité**
- **Isolement, relaxation, réassurance**
- **Anxiolytiques**

ITEMS ECN TRANSVERSAUX

64	Diagnostiquer : un trouble dépressif, un trouble anxieux généralisé, un trouble panique, un trouble phobique, un trouble obsessionnel compulsif, un état de stress post – traumatique, un trouble de l'adaptation (de l'enfant à la personne âgée), un trouble de la personnalité
73 à 78	Addictions et conduites dopantes
224	Thrombose veineuse profonde et embolie pulmonaire
238	Hypoglycémie chez l'enfant et chez l'adulte
184	Hypersensibilité et allergies respiratoires chez l'enfant et chez l'adulte. Asthme, rhinite
235	Palpitations

CONFERENCE DE CONSENSUS ET RECOMMANDATIONS

A ce jour, aucune conférence de consensus ne porte sur cet item.

ANNALES ECN

A ce jour, aucun dossier de l'ECN ne porte sur cet item.

POINTS REPERES

- **La PEUR est une émotion normale d'alerte et de crainte face à un danger.**
- **Les termes d'angoisse et d'anxiété désignent tous deux une sensation de peur excessive par rapport aux dangers éventuels :**
  - **l'ANGOISSE est la composante somatique de cette peur**
  - **l'ANXIETE est la composante psychique de cette peur**
- **Le terme de CRISE D'ANGOISSE AIGUË désigne un état d'anxiété et d'angoisse extrêmement intenses, de durée brève.**
- **Le terme d'ATTAQUE DE PANIQUE en est un synonyme, mais est plus spécifiquement réservé aux crises d'angoisse aiguës survenant dans le cadre d'un trouble panique.**
- **Les crises d'angoisse aiguë sont plus fréquentes chez la femme jeune.**

1 CLINIQUE DE LA CRISE D'ANGOISSE AIGUË

1.1 ETIOLOGIES

CRISES D'ANGOISSE AIGUËS PRIMITIVES :

- Survenue spontanée, sur sujet sain

CRISES D'ANGOISSE AIGUËS SECONDAIRES à :

- **Psychoses** : BDA, schizophrénie
- **Névroses** : troubles anxieux (en particulier : trouble panique)
- **Troubles de l'humeur** : dépression (mélancolie anxieuse)
- **Intoxications** :
  - Alcool, cannabis (« *bad trip* »), LSD, cocaïne
  - Corticoïdes, dérivés
  - Caféine
- **Syndrome de sevrage** : alcool, opiacés, BZP

1.2 MANIFESTATIONS CLINIQUES

Survenue **brutale**, d'intensité maximale en moins de 10 mn, durant environ 20-30 mn

- **MANIFESTATIONS PSYCHIQUES** = ANXIETE :
    - ***Déréalisation*** : sentiment d'irréalité
    - ***Dépersonnalisation*** : sentiment d'être détaché de soi
    - **Peur de mourir**, sensation de catastrophe imminente
    - **Peur de devenir fou**, de perdre le contrôle de soi (en rapport avec la dépersonnalisation)
- **MANIFESTATIONS SOMATIQUES** = ANGOISSE : multiples et aspécifiques, liées à l'hypocapnie induite par l'hyperventilation
    - **Végétatives** : frissons ou bouffées de chaleur, tremblements
    - **Cardiovasculaires** : douleurs thoraciques, palpitations, HTA
    - **Respiratoires** : polypnée, sensation d'étouffement ou d'étranglement
    - **Abdominales** : gêne à la déglutition (« boule dans la gorge »), douleur abdominale (« nœuds dans l'estomac »), nausées, vomissements, diarrhée
    - **Neurologiques** : vertiges, paresthésies
- **MANIFESTATIONS COMPORTEMENTALES** :
    - **Stupeur** (« **sidération anxieuse** ») ou agitation
    - ***Raptus anxieux*** : acte auto/hétéro-agressif visant à fuir l'angoisse devenue intolérable

1.3 EVOLUTION – PRONOSTIC – COMPLICATIONS

EVOLUTION :

- Guérison
- Récidives (= trouble panique)

COMPLICATIONS :

- ***Trouble panique et/ou agoraphobie***
- ***Conduites suicidaires*** (raptus anxieux)
- Dépression
- Conduites addictives

1.4 DIAGNOSTICS DIFFERENTIELS

Ces pathologies peuvent mimer les symptômes de l'attaque de panique (et donc constituer un diagnostic différentiel), mais aussi être à l'origine d'une authentique crise d'angoisse aiguë (constituant alors une étiologie).

- **Pathologies cardiovasculaires** : IDM, troubles du rythme (maladie de Bouveret), crise aiguë d'HTA, OAP…
- **Pathologies respiratoires** : crise d'asthme, EP…
- **Pathologies neurologiques** : crise d'épilepsie (temporale), AVC…
- **Pathologies endocriniennes** : hypoglycémie, hyperthyroïdie, phéochromocytome, insuffisance surrénale aiguë, diabète, hypercalcémie…

2 PRISE EN CHARGE DE LA CRISE D'ANGOISSE AIGUË

2.1 PRISE EN CHARGE DIAGNOSTIQUE

NOTIONS CLES

La crise d'angoisse aiguë est un diagnostic d'élimination.
⇒ TOUJOURS ELIMINER UNE ETIOLOGIE ORGANIQUE

- **EXAMEN CLINIQUE** : complet
- **EXAMENS COMPLEMENTAIRES** au moindre doute *(systématique à l'ECN)* :
  - NFS
  - Ionogramme avec ***glycémie***
  - Calcémie
  - ECG
  - TSH
  + Selon contexte clinique (TDM cérébrale, recherche de toxiques urinaires, PL...)

2.2 PRISE EN CHARGE THERAPEUTIQUE

MISE EN CONDITION

- **Hospitalisation** si :
  - Etiologie organique
  - Pathologie psychiatrique sous-jacente
  - Inefficacité du traitement
  - Complications (risque suicidaire = raptus anxieux)
- **Isolement au calme** avec éviction des éléments anxiogènes

TRAITEMENT SYMPTOMATIQUE

- **« Psychothérapie »**
  - **Réassurance** : innocuité de la crise, imminence de son achèvement
  - **Relaxation** : contrôle de la respiration pour lutter contre l'hyperventilation
- **Chimiothérapie** : si échec des autres mesures thérapeutiques
  - **Benzodiazépines anxiolytiques** : alprazolam (Xanax®) *per os* 0,25 mg
  - **Neuroleptiques sédatifs** (cyamémazine) *per os* (ou IM) si résistance aux benzodiazépines ou agitation

TRAITEMENT ETIOLOGIQUE

SURVEILLANCE

- Suivi psychiatrique ultérieur
- Suivi psychologique (risque de passage à l'acte auto-agressif)

Item 347

FICHE DE SYNTHESE

- ***Clinique*** **: psychique (dépersonnalisation, déréalisation), somatique (végétatives, cardiorespiratoires), comportementale (raptus anxieux)**
- ***Complications*** **: trouble panique, suicide, dépression, addiction**
- ***Diagnostics différentiels*** **: éliminer l'organicité**
- ***Traitement*** **: isolement au calme + réassurance, relaxation + BZP**

Notes personnelles

Chapitre 30

RISQUE ET CONDUITE SUICIDAIRES

UE 11

Item 348

- **Savoir détecter les situations à risque suicidaire chez l'enfant, chez l'adolescent et chez l'adulte**
- **Argumenter les principes de la prévention et de la prise en charge**

NOTIONS CLES, ZEROS ET SYNTHESE

- **Mesure de prévention du risque suicidaire en milieu hospitalier**
- **Risque de récidive**
- **Facteurs de risque + Niveau d'urgence**
- **Elaboration d'une alternative au suicide**

ITEMS ECN TRANSVERSAUX

61	Trouble schizophrénique de l'adolescent et de l'adulte
62	Trouble bipolaire
63	Trouble délirant persistant
64	Diagnostiquer : un trouble dépressif, un trouble anxieux généralisé, un trouble panique, un trouble phobique, un trouble obsessionnel compulsif, un état de stress post – traumatique, un trouble de l'adaptation (de l'enfant à la personne âgée), un trouble de la personnalité
73 à 78	Addictions et conduites dopantes

CONFERENCE DE CONSENSUS ET RECOMMANDATIONS

2000	FFP	La crise suicidaire : reconnaître et prendre en charge
1998	ANAES	Prise en charge hospitalière des adolescents après une tentative de suicide

ANNALES ECN

2010	Patiente de 24 ans présentant un délire chronique paranoïde (thème persécutif et dysmorphophobique, mécanisme hallucinatoire et syndrome d'automatisme mental), des éléments dissociatifs (néologisme, bizarrerie, hermétisme), un repli autistique ancien datant de l'adolescence avec retentissement socio-professionnel, et des troubles du comportement (hétéro-agressivité et crise suicidaire). 1) Diagnostic le plus probable ? 4) Mesures thérapeutiques immédiates ?
2008	Patiente de 40 ans, consultant pour asthénie chronique, présentant une tristesse de l'humeur (avec anhédonie, désinvestissement des activités habituelles et dévalorisation), un ralentissement psychomoteur (bradyphémie), et des troubles somatiques (asthénie, insomnie matinale avec réveils précoces, aménorrhée secondaire), dans un contexte de crise suicidaire (idées suicidaires, conservation de comprimés de clomipramine, ATCD de TS secondaire à son divorce il y a 2 mois). 1) Diagnostic psychiatriques ? Eléments en faveur ? 2) Facteurs de risque suicidaire ?
2005	Patiente de 16 ans, amenée par sa mère en consultation, présentant un trouble du comportement alimentaire (ingestion compulsive d'aliments hypercaloriques en cachette, précédée d'un craving et d'une lutte anxieuse et suivie d'une sensation de malaise physique et psychique) avec stratégies de contrôle pondéral (vomissements provoqués responsables d'hématémèse) et d'évitement des crises (éviction de la table familiale), compliqué d'un syndrome dépressif (tristesse, incurabilité) et d'idées suicidaires. ATCD d'anorexie mentale (amaigrissement, aménorrhée secondaire, dysmorphophobie et déni des troubles). Difficultés à quitter sa mère et le domicile familial. IMC normal. 1) Diagnostic ? 7) Traitement(s) et suivi thérapeutique ?

POINTS REPERES

- **Le terme de CONDUITE SUICIDAIRE regroupe plusieurs notions** :
  - **IDEES SUICIDAIRES** : désir de mort, pouvant aboutir à un passage à l'acte suicidaire (on parle de sujet suicidaire)
  - **EQUIVALENTS SUICIDAIRES** : conduites à risque mettant en danger la vie du sujet (rapports non protégés, addictions...), sans que celui-ci en ait nécessairement conscience
  - **PASSAGE A L'ACTE SUICIDAIRE** : tentative de suicide ou suicide
  - **TENTATIVES DE SUICIDE** : acte par lequel le sujet met consciemment sa vie en danger sans aboutir à la mort (on parle de sujet suicidant)
  - **SUICIDE** : mort volontaire (on parle de sujet suicidé)

1 CLINIQUE DE LA CRISE SUICIDAIRE

1.1 EPIDEMIOLOGIE

- **1ère cause de mortalité des 25-34 ans**
- **2ème cause de mortalité des 15-24 ans** (après les AVP)

TENTATIVE DE SUICIDE	SUICIDE
20 000 / an	12 000 / an
Femme	Homme
Sujet jeune	Sujet âgé *(mais sujets jeunes en ↑)*
IMV, phlébotomie	Pendaison, armes à feu, IMV

1.2 MANIFESTATIONS CLINIQUES

La **CRISE SUICIDAIRE** est une crise psychique dans laquelle le suicide apparaît au patient comme l'unique recours à ses difficultés.

CONFERENCE DE CONSENSUS ET RECOMMANDATIONS

RECONNAISSANCE DE LA CRISE SUICIDAIRE (FFP 2000)

La crise suicidaire doit être suspectée devant l'association de 3 critères :

- ***Expression d'idées ou d'intentions suicidaires*** : directe ou indirecte, verbale ou non verbale (dessin, textes)
- ***Manifestations de la crise psychique*** : marquant une **RUPTURE avec l'ETAT ANTERIEUR, début BRUTAL**
  - *Manifestations précoces :*
    - **Attitudes de détresse** : anxiété, tristesse et pleurs, isolement et repli sur soi, anhédonie et aboulie (désinvestissement des activités), troubles des conduites instinctuelles (sommeil, alimentation) et du comportement (irritabilité et agressivité, impulsivité, surconsommation de toxiques), troubles mnésiques
    - **Distorsions cognitives** : sentiment de désespoir, de dévalorisation, de culpabilité, d'échec, d'inutilité
  - *Manifestations ultérieures :* souffrance psychique intense, désespoir, réduction du sens des valeurs, cynisme, goût pour le morbide…
  - *Manifestations ultimes* (risque suicidaire majeur) *:*
    - **Recherche du moyen létal**
    - **Comportements de départ** (préparatifs du décès : rédaction de lettres…)
    - **Accalmie soudaine** (= syndrome pré-suicidaire de Ringel : soulagement procuré par une résolution suicidaire ferme)
- ***Contexte de vulnérabilité*** : dépression, affections psychiatriques, personnalité, alcoolisme, toxicomanie, histoire familiale, évènements de vie… *(cf. facteurs de risque)*

1.3 FORMES CLINIQUES

La crise suicidaire présente des **spécificités propres à l'âge** du patient.

CONFERENCE DE CONSENSUS ET RECOMMANDATIONS

PARTICULARITES DE LA CRISE SUICIDAIRE SELON L'ÂGE (ANAES 2000)

	ENFANT	ADOLESCENT	ADULTE	SUJET ÂGE
Expression d'idées suicidaires	Rare	Fréquente Souvent banalisée	Peu fréquente	Rare Souvent banalisée
Manifestations de la crise psychique	Fléchissement scolaire Isolement, désinvest. des jeux Hyperactivité Blessures à répétition (conduites à risque) Troubles de communication Troubles des apprentissages Encoprésie Plaintes somatiques Préoccupations morbides (dessins…)	Fléchissement scolaire Marginalisation, fugues Hyperactivité, TOP, TC TCA et addictions Auto-/hétéro-agressivité	Ennui Sentiment de perte de contrôle et de rôle, d'échec, d'injustice Difficultés relationnelles (familiales, sociales, prof…) Isolement social Dés-/sur-investissement prof. AT et consultations à répétition	Attitude de repli sur soi Refus des aliments Refus des soins Manque de communication Perte d'initiatives Perte d'intérêt pour les activités habituelles
Contexte de vulnérabilité	Isolement affectif Bouleversement familial Entrée au collège Maltraitance	Adolescence Isolement affectif Rupture sentimentale Echec scolaire Conflit d'autorité	Problèmes conjugaux, sociaux, professionnels Toxicomanie Violence	Dépression Maladies somatiques graves Conflits Changement d'environnement

1.4 EVOLUTION – PRONOSTIC – COMPLICATIONS

La principale complication de la crise suicidaire est le **passage à l'acte suicidaire** (avant TS) ou sa **récidive** (après TS). L'**évaluation du risque de passage à l'acte** passe par 2 dimensions :

- **RECHERCHE DES FACTEURS DE RISQUE** :

CONFERENCE DE CONSENSUS ET RECOMMANDATIONS

FACTEURS DE RISQUE DE PASSAGE A L'ACTE SUICIDAIRE (ANAES 2000)

FACTEURS DE RISQUE		
PRIMAIRES	**SECONDAIRES**	**TERTIAIRES**
Troubles psychiatriques **ATCD personnels ou familiaux** **Impulsivité** **Intention suicidaire exprimée**	**Pertes parentales précoces** **Isolement social** **Chômage** **Difficultés financières** **Evènements de vie négatifs**	**Sexe masculin** **Adolescence ou sénescence** **Périodes de vulnérabilité (fêtes, période prémenstruelle…)**
⇒ relatifs au sujet *accessibles au traitement* *à forte valeur prédictive (VP)*	*⇒ relatifs à l'environnement* *non accessibles au traitement* *à faible VP en l'absence de fact. prim.*	*⇒ inhérents au sujet* *non modifiables* *∅ VP en l'absence de fact. prim. et second.*

EVENEMENTS DE VIE

Les évènements de vie sont définis comme des changements extérieurs au sujet, et sont classifiés en :

- **Evènements de vie PREDISPOSANTS** = facteurs secondaires (pertes parentales précoces, maltraitance dans l'enfance, abus sexuels…)
- **Evènements de vie PRECIPITANTS** : conflits interpersonnels (problème sentimentaux, disciplinaires, violence, hostilité, déception)

FACTEURS PROTECTEURS

Entourage de qualité
Prise en charge thérapeutique

- **EVALUATION DU NIVEAU D'URGENCE** :

CONFERENCE DE CONSENSUS ET RECOMMANDATIONS

NIVEAU D'URGENCE DE LA CRISE SUICIDAIRE (ANAES 2000)

- L'évaluation du niveau d'urgence de la crise suicidaire (= de l'imminence du passage à l'acte) se fait sur 6 critères :
  - **Degré d'intentionnalité**
  - **Niveau de souffrance**
  - **Moyens létaux à disposition**
  - **Qualité de l'entourage**
  - **Degré d'impulsivité**
  - **Evénement précipitant**
- Ces 6 critères permettent la classification de la crise suicidaire en 3 **niveaux d'urgence** croissants :

URGENCE FAIBLE	URGENCE MOYENNE	URGENCE ELEVEE
Intentionnalité suicidaire floue Absence de scénario Recherche de solutions alternatives	Intentionnalité établie Scénario élaboré, sans date établie Suicide perçu comme seule issue à la crise	Résolution suicidaire forte Scénario élaboré et planifié à brève échéance Suicide perçu comme seule issue à la crise
Souffrance psychique certaine Recherche de communication Relation de confiance avec le praticien	Souffrance psychique importante Demande d'aide	Souffrance psychique importante patente ou complètement tue
Pas d'accès à un moyen létal	Pas d'accès à un moyen létal	Accès à un moyen létal
Entourage de qualité	Isolement social	Isolement social majeur
Stabilité affective et psychomotrice	Equilibre émotionnel fragile	Froideur affective ou émotivité importante Ralentissement majeur ou agitation extrême Impulsivité majeure

NOTIONS CLES

EVALUATION DU RISQUE DE PASSAGE A L'ACTE : moyen mnémotechnique

- **S** : niveau de Souffrance
- **U** : Utilisation de moyens létaux à disposition
- **I** : Intentionnalité
- **C** : Conduites suicidaires (antécédents personnels ou familiaux)
- **I** : Impulsivité
- **D** : Dépression et autres troubles psychiatriques sous-jacents
- **E** : Evènement précipitant
- **R** : Rupture de soins
- **A** : Antécédents de TS
- **S** : Soutien de l'entourage

2 PRISE EN CHARGE DE LA CRISE SUICIDAIRE

2.1 PRISE EN CHARGE DIAGNOSTIQUE

Le patient en crise suicidaire doit répondre à une ***évaluation pluri-disciplinaire*** triple.

CONFERENCE DE CONSENSUS ET RECOMMANDATIONS

EVALUATION INITIALE DES ADOLESCENTS SUICIDANTS (ANAES 1998)

(Ces recommandations paraissent applicables à l'adulte)

- ***Evaluation somatique*** :
  - **Gravité du geste suicidaire** (en cas de passage à l'acte)
  - **Recherche d'une intoxication aiguë** (alcoolémie, dosage de toxiques)
  - Etat nutritionnel et staturo-pondéral
  - Comorbidités somatiques
  - Hygiène de vie
- ***Evaluation psychologique*** : par un psychiatre
  En tête-à-tête, au calme, le plus précoce possible
  Phase d'écoute empathique, puis phase d'entretien directif
  - **Contexte du geste suicidaire** : modalités, intentionnalité, but, facteur déclenchant, antécédents personnels ou familiaux de TS
  - **Santé mentale** : troubles psychiatriques, consommation de toxiques
  - **Biographie** : évènements de vie (maltraitance, abus sexuels...)
  - **Mode de vie et insertion sociale** : situation socio-professionnelle, degré d'autonomie, conduites à risque, projets socio-professionnels
- ***Evaluation sociale*** : par assistante sociale
  - **Qualité de l'entourage**
  - Situation socio-professionnelle et financière
  - Suivi social en cours

⇒ **Rechercher une urgence somatique (*intoxication*)**
⇒ **Evaluer le risque suicidaire (facteurs de risque + niveau d'urgence)**
⇒ **Distinguer crise psycho-sociale et pathologie psychiatrique**

NOTIONS CLES

ATTITUDE A ADOPTER DURANT L'ENTRETIEN AVEC UN SUICIDAIRE

- **Ne pas juger**
- **Ne pas dramatiser**
- **Ne pas minimiser**
- **Poser des questions simples, sans ambiguïté**

2.2 PRISE EN CHARGE THERAPEUTIQUE

MISE EN CONDITION :

- **Hospitalisation** libre si possible, sous contraintes (SPDT/SPDRE) si nécessaire :
  - Systématique après passage à l'acte suicidaire
  - Selon critères d'hospitalisation avant passage à l'acte suicidaire

CONFERENCE DE CONSENSUS ET RECOMMANDATIONS

CRITERES D'HOSPITALISATION D'UNE CRISE SUICIDAIRE (FFP 2000 + ANAES 1998)

- **Niveau d'urgence élevé**
- **Insécurité sévère en ambulatoire** (refus de coopérer en ambulatoire, trouble du jugement, confrontation avec les évènements précipitants...)
- **Adolescent suicidant** (systématique pendant ≥ 48h)
- Patient suicidaire présentant une intoxication aiguë
- Froideur affective, perplexité anxieuse sans distanciation émotionnelle
- Pathologie psychiatrique sous-jacente

A l'ECN, on ne reprochera jamais l'hospitalisation systématique d'un suicidaire

- ***Mesures de protection en milieu hospitalier*** = prévention du passage à l'acte (si patient suicidaire) ou de la récidive (si patient suicidant) :
  - **Limitation d'accès aux moyens létaux** *(fenêtres verrouillées, inventaire, pyjama...)*
  - **Surveillance rapprochée**
  - **Séparation des situations précipitantes**

TRAITEMENT CURATIF : prise en charge ***multi-disciplinaire*** (médico-psycho-sociale)

- ***Prise en charge somatique*** :
  - Traitement des **conséquences somatiques du geste suicidaire**
  - Traitement d'une comorbidité somatique éventuelle (**intoxication** aiguë)
- ***Prise en charge psychologique*** :
  - **Entretien psychiatrique** :
    - Etablissement d'une relation de confiance
    - Elaboration d'une ***alternative au suicide***
    - Elaboration d'un projet thérapeutique à court et long terme
    - Thérapie de soutien
  - **Traitement symptomatique** :
    - Benzodiazépine anxiolytique (bromazépam) si anxiété
    - Neuroleptique sédatif (halopéridol) si agitation
  - **Traitement étiologique** d'une pathologie psychiatrique sous-jacente
  - **Education thérapeutique** du patient (CAT en cas de nouvelle crise suicidaire : verbalisation, lignes d'écoute d'urgence, consultation) et de l'entourage (apprentissage des signes d'alerte, incitation à la verbalisation)
- ***Prise en charge sociale*** :
  - Aides **sociales**, financières et professionnelles adaptées
  - Signalement administratif ou judiciaire en cas de maltraitance

SURVEILLANCE :

Prise en charge multi-disciplinaire, continue et permanente (à long terme si FDR primaire, pendant ≥ 1 an si FDR secondaires ou tertiaires), en secteur ambulatoire (CMP, CMPP) par :

- **Entourage** : apprentissage des signes d'alerte, incitation à la verbalisation
- **Médecin traitant**
- **Psychologue** : psychothérapie de soutien (± TCC : résolution des problèmes)
- **Psychiatre** : réévaluations régulières (dont la 1ère est systématique à 24-48h)
- **Assistante sociale**

NOTIONS CLES

Le principal paramètre à surveiller après une crise suicidaire est le RISQUE DE PASSAGE A L'ACTE (si patient suicidaire) ou de RECIDIVE (si patient suicidant).

Item 348 — **FICHE DE SYNTHESE**

- **CRISE SUICIDAIRE = expression d'idées suicidaires + manifestations de la crise psychique + contexte de vulnérabilité**
- **RISQUE SUICIDAIRE = facteurs de risque primaires/secondaires/tertiaires + niveau d'urgence ⇒ S.U.I.C.I.D.E.R.A.S.**
- **Ne pas oublier que la plupart des symptômes de la crise suicidaire sont banals et peu spécifiques. C'est leur regroupement et leur apparition brutale en rupture avec l'état antérieur qui doivent alerter.**
- **Prise en charge pluridisciplinaire (médico-psycho-sociale) : hospitalisation avec mesures de protection + élaboration d'une alternative au suicide**

Lexique

Aboulie	Perte d'initiative, perte d'envie
Anhédonie	Perte de la sensation de plaisir
Akathisie	Impatience motrice, incapacité à rester sans bouder
Apragmatisme	Incapacité à entreprendre des actions du fait de l'absence d'intention et d'une incapacité de planification des tâches
Athymhormie	Perte de l'élan vital
Barbarisme	Emploi d'un mot inexistant à la place d'un autre
Barrage	Suspension brutale du discours (qq sec à mn), traduisant une rupture de la pensée. Reprise spontanée du discours sur un thème identique ou différent
Catalepsie	Pas de mouvement spontané, maintien « cireux » des attitudes imposées
Diffluence	Pensée floue, désorganisée, sans fil conducteur, émaillée de nombreux coq-à-l'âne
Echolalie	Répétition en écho des dernières paroles de l'interlocuteur
Echomimie	Répétition en écho des dernières mimiques de l'interlocuteur
Fadings	Extinction progressive du flux des paroles ou des idées, suivie après un temps d'une reprise du discours
Glossolalie	Langage entièrement nouveau, propre au patient
Néologisme	Emploi de mots inexistants pour qualifier un concept flou connu du patient seul
Paralogisme	Emploi impropre d'un terme existant
Psychoéducation	Objectifs : - Prévenir les rechutes - Réduire le risque suicidaire - Améliorer la qualité de vie - Améliorer l'adhésion au traitement
Rationalisme morbide	Etablissement de liens de causalité déficients, absurdes
Schizophasie	Langage incohérent, hermétique
Syndrome d'influence	Conviction délirante d'influer sur les pensées et actes de l'entourage (ex : « le diable me force à me jeter sous le métro »)
Syndrome de référence	Conviction délirante que les évènements survenant autour de soi sont en référence directe au contenu émotionnel et psychique de l'instant, ou qu'ils s'adressent électivement à soi
Thérapie cognitivo-comportementale	Etapes : - Relaxation - Désensibilisation en imaginaire et in vivo - Prévention de la réponse anxieuse - Technique d'affirmation de soi

Abréviations

ABREVIATIONS	DETAILS
AAH	Allocation adulte handicapé
ADTc	Antidépresseur tricyclique
AEEH	Allocation d'éducation de l'enfant handicapé
AFSSAPS	Agence française de sécurité sanitaire des produits de santé
AJPP	Allocation journalière de présence parentale
ALD	Affection de longue durée
ANAES	Agence nationale d'accréditation et d'évaluation en santé
ANM	Académie nationale de médecine
APL	Aide personnalisée au logement
AVP	Accident de la voie publique
AVS	Auxiliaire de vie scolaire
BDA	Bouffée délirante aiguë
BZP	Benzodiazépines
CAMSP	Centre d'action médico-sociale précoce
CATTP	Centre d'accueil thérapeutique à temps partiel
CDT	Carbohydrate deficient transferrine
CFTMEA	Classification française des troubles mentaux de l'enfant et de l'adolescent
CHRS	Centre d'hébergement et de réinsertion sociale
CIM-10	Classification internationale des maladies, 10ème édition
CLIS	Classe d'intégration scolaire
CMI	Certificat médical initial
CMP	Centre médico-psychologique
CMPP	Centre médico-psycho-pédagogique
CSP	Code de Santé Publique
CSST	Centre de soins spécialisés pour toxicomanes
DSM-IV-TR	Diagnostic and Statistical Manual of mental disorders, 4th Edition, Text Revision
DT	*Delirium tremens*
DTS	Désorientation temporo-spatiale
EA	Entreprise adaptée
ECT	Electro-convulsivo-thérapie
EDC	Episode dépressif caractérisé
ESA	Etat de stress aigu
ESAT	Etablissement et service d'aide par le travail
ESPT	Etat de stress post-traumatique

FDR	Facteur de risque
FFA	Fédération Française d'Addictologie
FFP	Fédération Française de Psychiatrie
HAS	Haute autorité de santé
HDJ	Hôpital de jour
IEA	Intoxication éthylique aiguë
IHC	Insuffisance hépatocellulaire
IMAO	Inhibiteur de la mono-amine oxydase
IME	Institut médico-éducatif
IMV	Intoxication médicamenteuse volontaire
INPES	Institut national de prévention et d'éducation pour la santé
IRSNa	Inhibiteur de la recapture de la sérotonine et de la noradrénaline
ISRS	Inhibiteur sélectif de la recapture de la sérotonine
IST	Infection sexuellement transmissible
MAI	Maladie auto-immune
MAS	Maison d'accueil spécialisée
MDPH	Maison départementale des personnes handicapées
NLP	Neuroleptique
PCH	Prestation de compensation du handicap
PEC	Prise en charge
PHC	Psychose hallucinatoire chronique
PIP/POP	Psychothérapie d'inspiration / orientation psychanalytique
PP	Psychose paranoïaque
SEGPA	Section d'enseignement général et professionnel adapté
SFA	Société française d'alcoologie
SFTG	Société de formation thérapeutique du généraliste
SPDRE	Soins psychiatriques sur décision du représentant de l'état
SPDT	Soins psychiatriques à la demande d'un tiers
TAG	Trouble anxieux généralisé
TC	Trouble des conduites
TCA	Trouble du comportement alimentaire
TCC	Thérapie comportementale et cognitive
TDAH	Trouble déficitaire de l'attention-hyperactivité
TED	Trouble envahissant du développement
TOC	Trouble obsessionnel compulsif
TOP	Trouble oppositionnel avec provocation
TP	Trouble panique
TS	Tentative de suicide
ULIS	Unité localisée pour l'inclusion scolaire
ZHTCD	Zone d'hospitalisation de très courte durée

Mon cahier de bord

MA FICHE BILAN			1E TOUR		
CHAPITRE	N° ITEM	DIFFICULTES RENCONTREES	CLASSIFICATION DU CHAPITRE		
			ACQUIS	A REVOIR	A REFAIRE
1					
2					
3					
4					
5					
6					
7					
8					
9					
10					
11					
12					
13					
14					
15					
16					
17					
18					
19					
20					
21					
22					
23					
24					
25					
26					
27					
28					
29					
30					

MA FICHE BILAN					2E TOUR
CHAPITRE	N° ITEM	DIFFICULTES RENCONTREES	CLASSIFICATION DU CHAPITRE		
			ACQUIS	A REVOIR	A REFAIRE
1					
2					
3					
4					
5					
6					
7					
8					
9					
10					
11					
12					
13					
14					
15					
16					
17					
18					
19					
20					
21					
22					
23					
24					
25					
26					
27					
28					
29					
30					

Ma fiche bilan					3e Tour
CHAPITRE	N° ITEM	DIFFICULTES RENCONTREES	CLASSIFICATION DU CHAPITRE		
			ACQUIS	A REVOIR	A REFAIRE
1					
2					
3					
4					
5					
6					
7					
8					
9					
10					
11					
12					
13					
14					
15					
16					
17					
18					
19					
20					
21					
22					
23					
24					
25					
26					
27					
28					
29					
30					

MA FICHE BILAN			4E TOUR		
CHAPITRE	N° ITEM	DIFFICULTES RENCONTREES	CLASSIFICATION DU CHAPITRE		
			ACQUIS	A REVOIR	A REFAIRE
1					
2					
3					
4					
5					
6					
7					
8					
9					
10					
11					
12					
13					
14					
15					
16					
17					
18					
19					
20					
21					
22					
23					
24					
25					
26					
27					
28					
29					
30					